图说武当秘技系列（二）

武当道家导引功

向云平　著

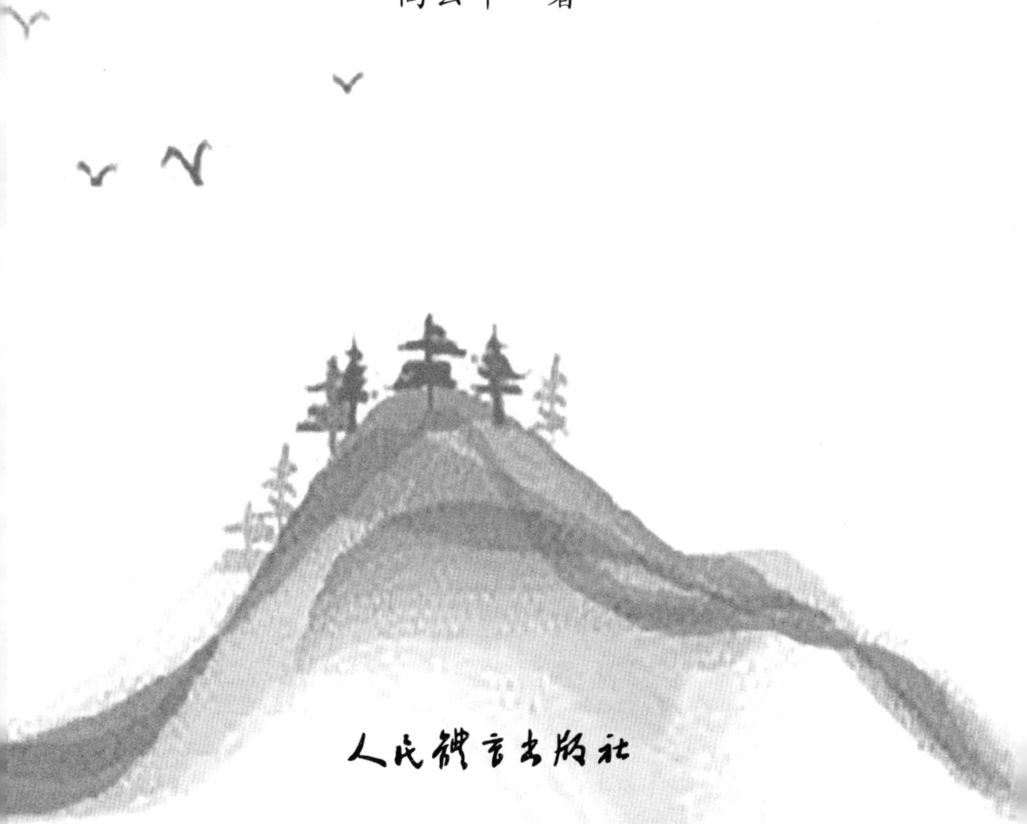

人民体育出版社

图书在版编目（CIP）数据

武当道家导引功 / 向云平著. -- 北京：人民体育出版社, 2025. -- (图说武当秘技系列). -- ISBN 978-7-5009-6560-2

Ⅰ. R247.4

中国国家版本馆CIP数据核字第20241MX987号

*

人民体育出版社出版发行
三河兴达印务有限公司印刷
新　华　书　店　经　销

*

880×1230　32开本　9.375印张　249千字
2025年4月第1版　　2025年4月第1次印刷
印数：1—3,000册

*

ISBN 978-7-5009-6560-2
定价：45.00元

社址：北京市东城区体育馆路8号（天坛公园东门）
电话：67151482（发行部）　　邮编：100061
传真：67151483　　邮购：67118491
网址：www.psphpress.com

丛书绘图组

高　翔　　丁亚丽

高　绅　　李梦瑶

总 序

2017年，中共中央办公厅、国务院办公厅印发了《关于实施中华优秀传统文化传承发展工程的意见》（以下简称《意见》），并发出通知，要求各地区各部门结合实际认真贯彻落实，体现了党和政府对中华优秀传统文化的重视。

在国民教育方面，《意见》提出，加强中华优秀传统文化相关学科建设，重视保护和发展具有重要文化价值和传承意义的“绝学”、冷门学科。在保护传承文化遗产方面，《意见》提出，推动民族传统体育项目的整理研究和保护传承。

中华武术有着数千年的发展历史，是中华民族在社会实践中创造的宝贵财富，是中华文化的重要组成部分。武当武术作为“内家之宗”，在武术爱好者中具有较高的认知度。正是基于此，我们策划了这套“图说武当秘技系列”丛书。

本套丛书种类齐全，既有养生法，又有技击术，还有大力功，精心选取与展现了丰富多彩的武当诸派秘技；注重练法，注重实效，突出“图说”，简明扼要，便于阅读和学习。丛书编写者都是武当武术相关的专家、学者、教授，他们既有自身体验，又有教学经验，既有很高的技术水平，又有很深的学术造诣。当然，不足之处在所难免，欢迎读者批评指正，以利今后进一步充实与完善。

内容提要

无极导引功，由无极拳精简演化而来，“不分阴阳，不分内外；不讲意守，不讲行气；不拘时辰，不拘场地”，属武当无极拳的基础功法。练之可大补真元气，提高免疫力，复归健康体。

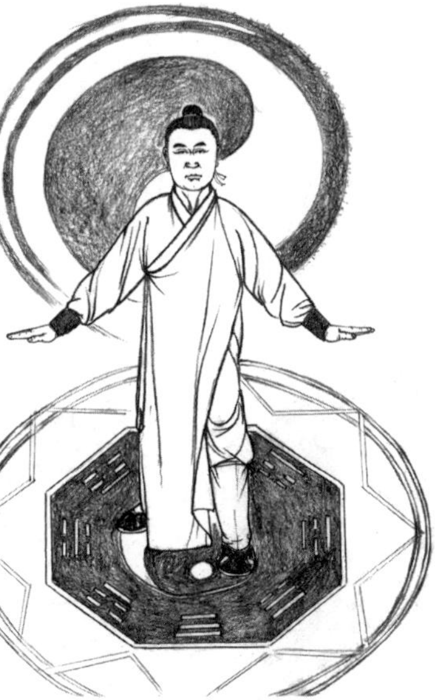

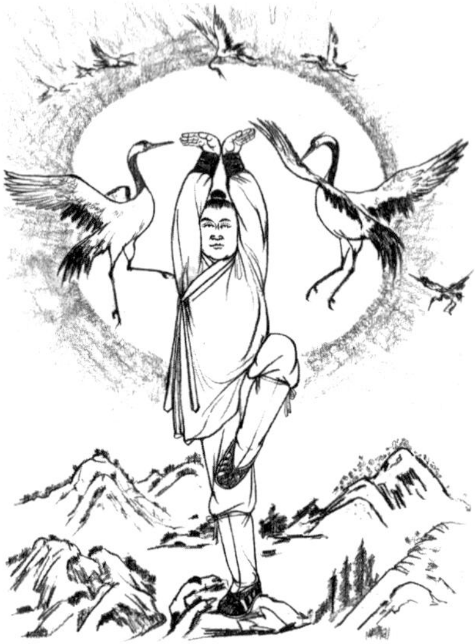

鹤形导引功，仅有8式，练法精简，架式美观，动作舒展。练之可抻筋拔骨，活血通络，疏导诸脏，使人浑身轻松；亦可转换心境，醒脑明目，开胸顺气，使人精神愉快。

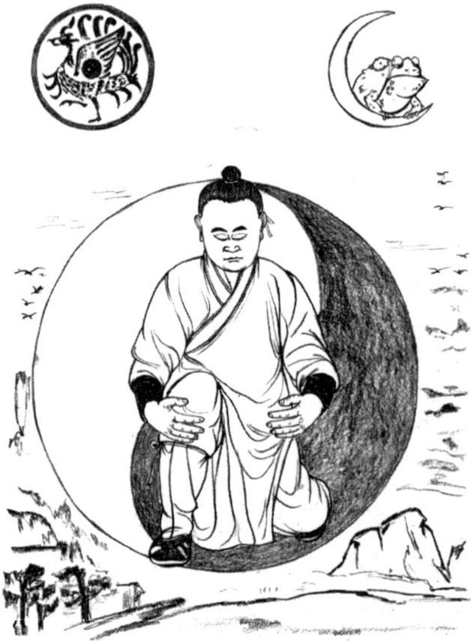

三合导引功，象形取意，各有偏重。龟形功动作屈蓄，劲法内敛，练之可镇神定意，柔筋养形；鹤形功动作舒展，劲法顺达，练之可益气增力，提高体能；蛇形功动作多变，劲法灵活，练之可轻灵腰身，活骨利节。

两仪导引功，“妙合阴阳，故名两仪”，是一套非常优秀的武当道家导引功。此功练法独特，动作较多，运动量较大，强身效果明显，而且融合内功，意守丹田，深吸长呼，注重内外兼修。

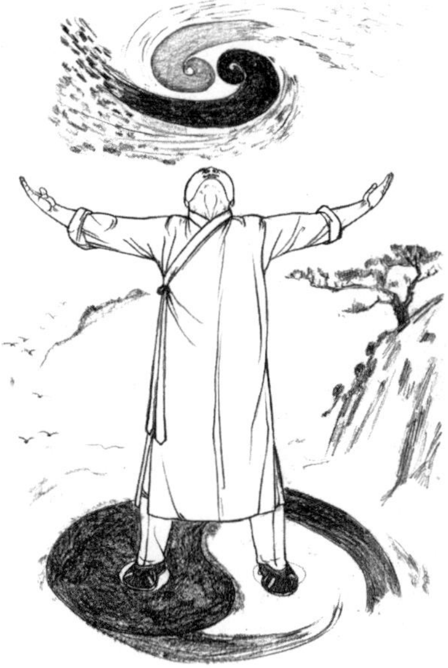

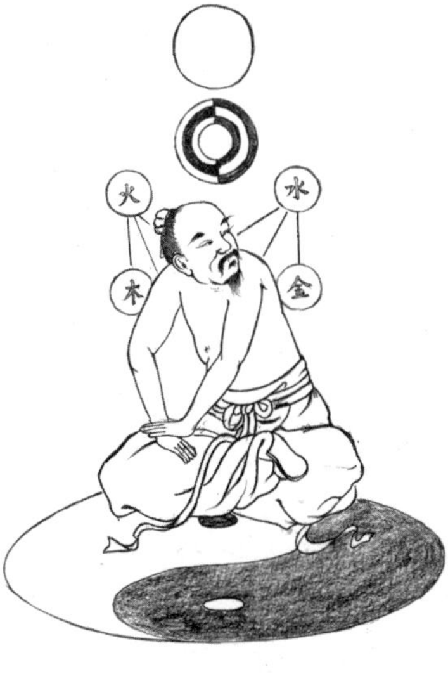

节气导引功，相传为道教养生家陈抟所创。此功共24式，多为坐功。每个节气一式，讲究“天人合一”，“以时行功，以经治病”，按照不同的节气习练不同的功法，疏通相应的经络，疗治相关的疾病。

目 录

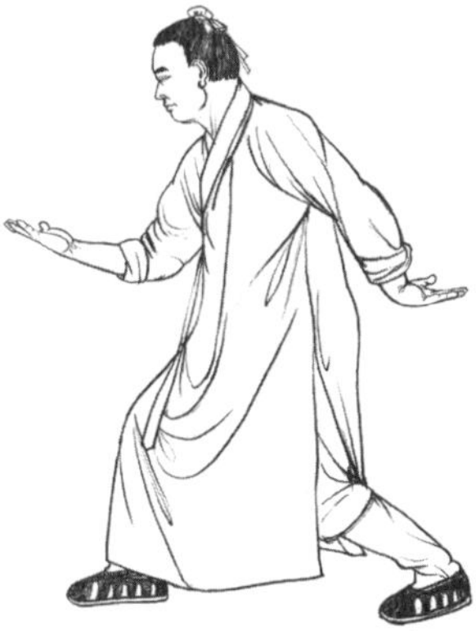

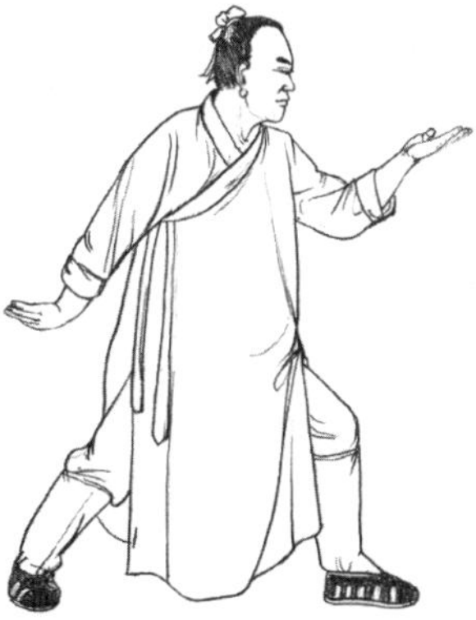

第二章　武当道家鹤形导引功（8式）/ 48

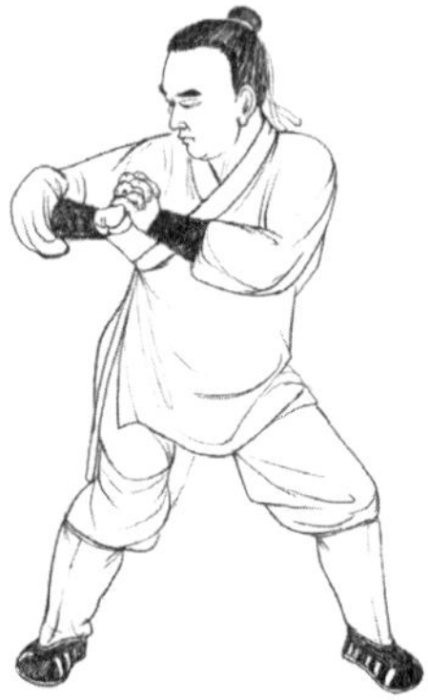

第三章　武当道家三合导引功（13式）/ 104

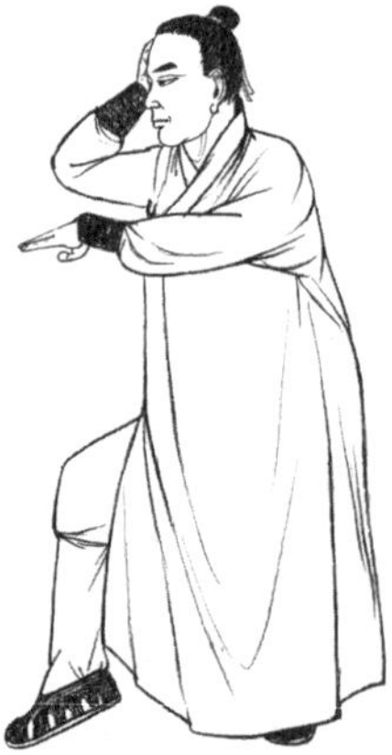

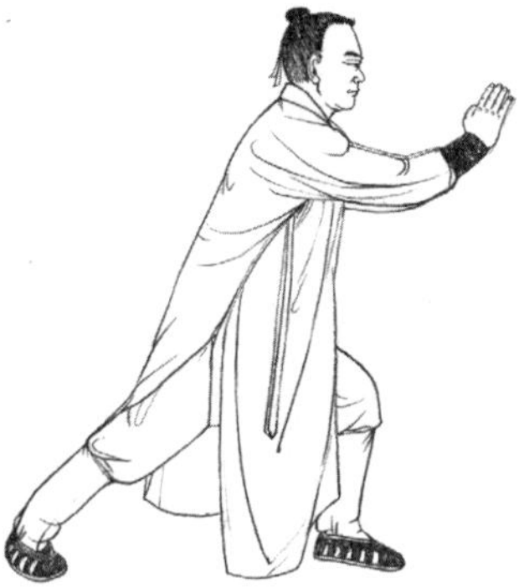

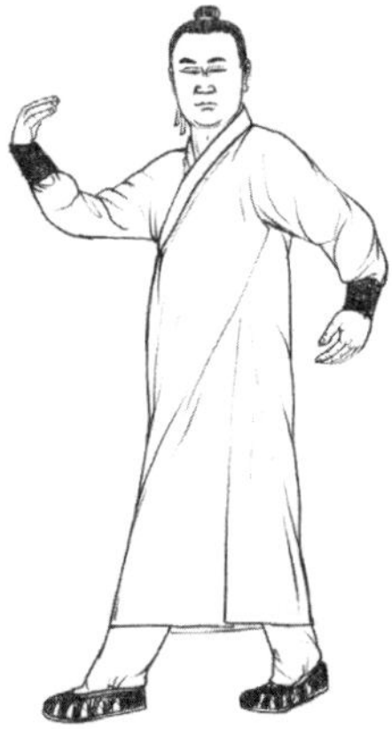

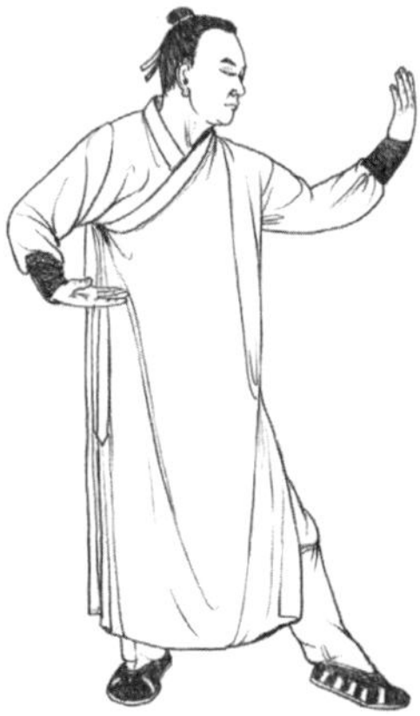

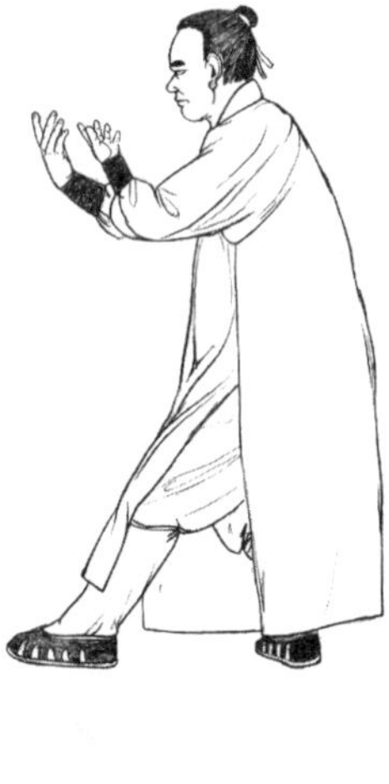

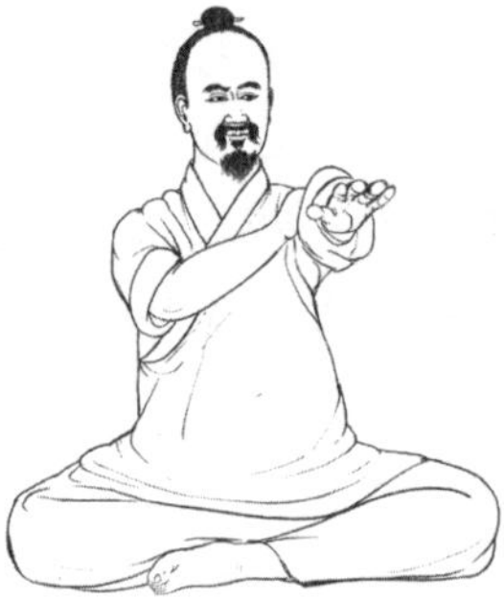

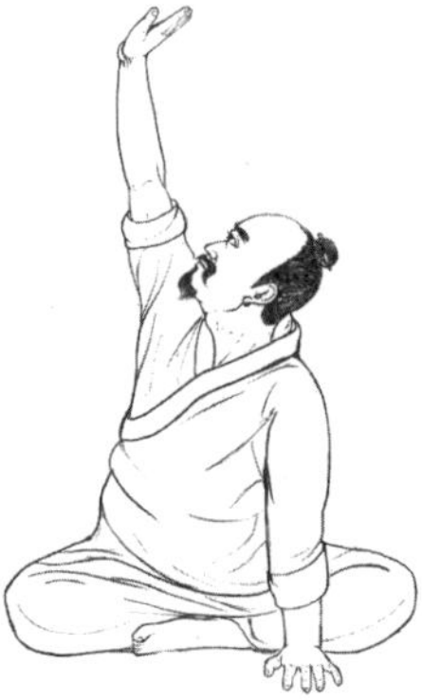

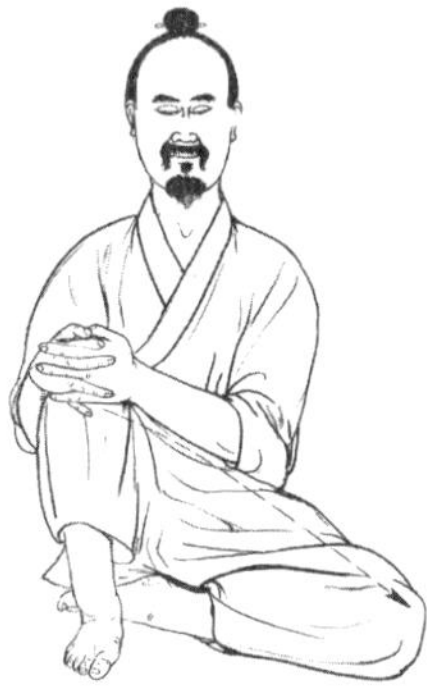

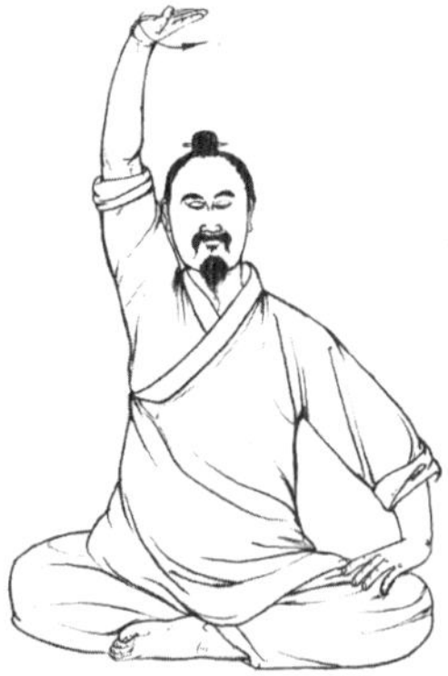

第一章

武当道家无极导引功（12式）

抱道氏《无极拳谱图说序文》记载："无极拳者，张三丰祖师最后之组织，与太极、八卦合为一部大道也。""谓之先天可，谓之天地人本源之象，亦无不可者也。夫内功足者，外功余矣，柔道用者，刚道化矣。老子重柔，三丰祖师致柔，道道相传，故我拳之运动纯任自然，缓缓以行之，若不用力者。迨夫久习成熟，力亦不期而自至焉。"无极拳据传由武当祖师张三丰所创，尔后辗转流传开来。

无极导引功，由无极拳精简演化而来，"不分阴阳，不分内外；不讲意守，不讲行气；不拘时辰，不拘场地"，属武当无极拳的基础功法。

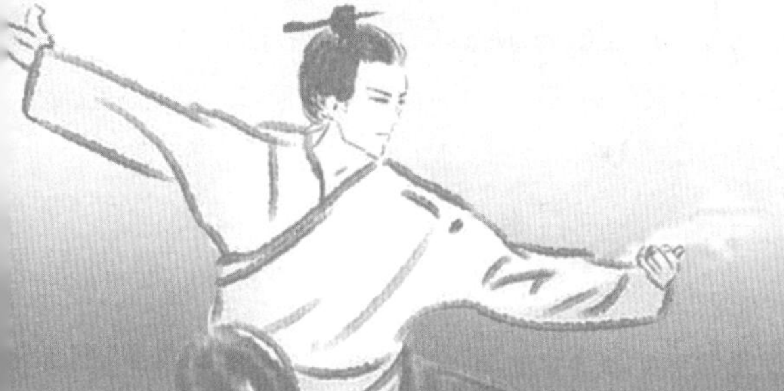

此功诸式，专为养生，纯任自然；方法简单，便于自学；练习方便，不易出偏；运动量小，非常适合体弱者或有疾病者。练之可大补真元气，提高免疫力，复归健康体。

此功练习之时，宜随自然之势，要用“无极真劲”。全身放松，动作徐缓，用力轻柔。不要勉强用力，不要故意加力，不用笨拙之劲，不使猛暴之劲。“无极道法，自然运化”，乃无极导引之要窍所在。

第一式　青龙撼柱

【功法分解】

1. 两脚并步，正身站立；两手垂于体侧。目视前方。（图1-1）

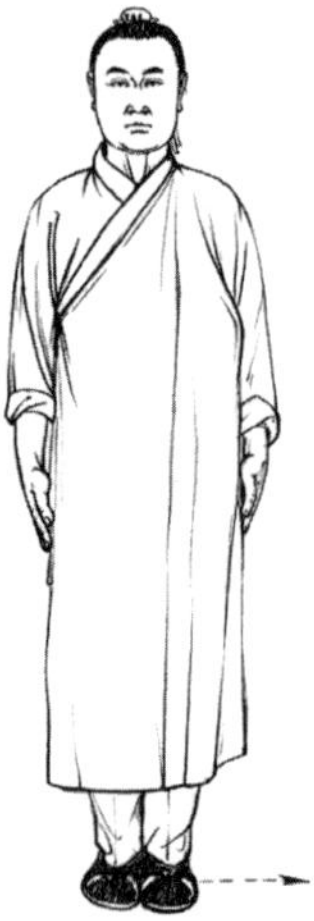

图1-1

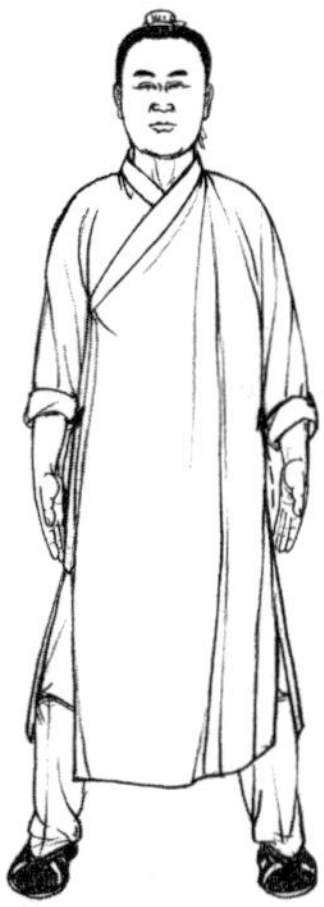

图1-2

2. 左脚向左横开一步，成大开步（两脚间距超两肩）。（图1-2）

3. 两手提起，以虎口叉住腰部，拇指在前，余四指在后，中指腹按压于腰眼穴。（图1-3）

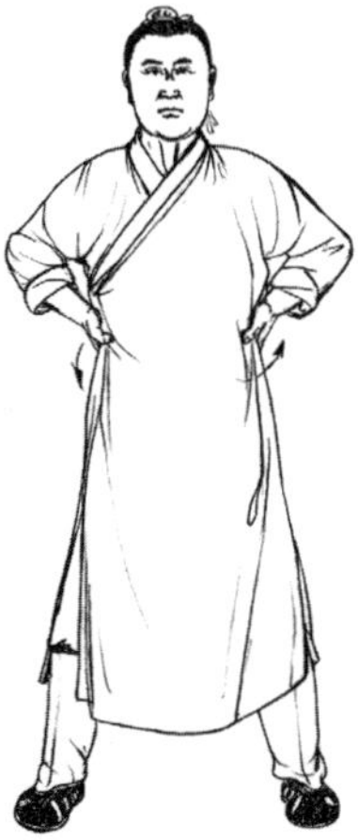

图1-3

4. 腰胯由左向后、向右、向前旋转，缓缓而行，数圈即止（次数自定）。目视前下方。（图1-4）

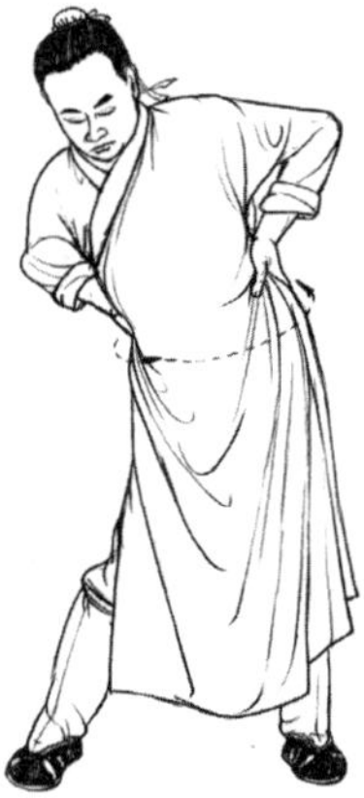

图1-4

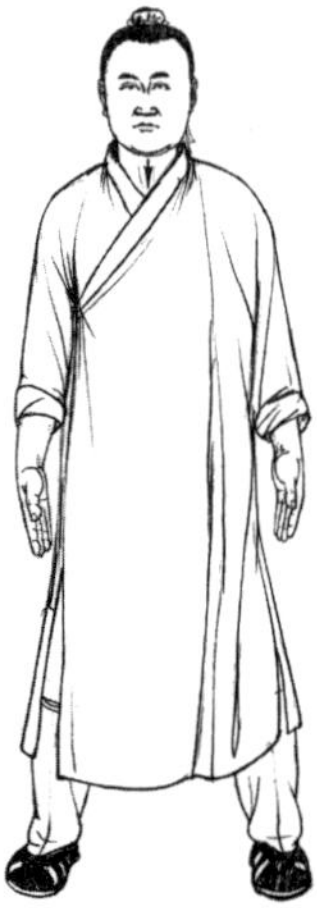

图1-5

5. 反向练习。腰胯从右向后、向左、向前旋转数圈。（图略）

6. 接着，放下两手，垂于体侧。目视前方。（图1-5）

7. 头向下低，下颌内收，抻拉后侧颈筋。目随头动。（图1–6）

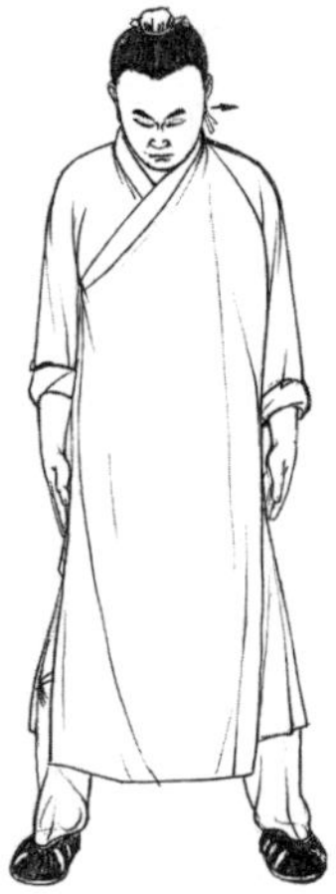

图1–6

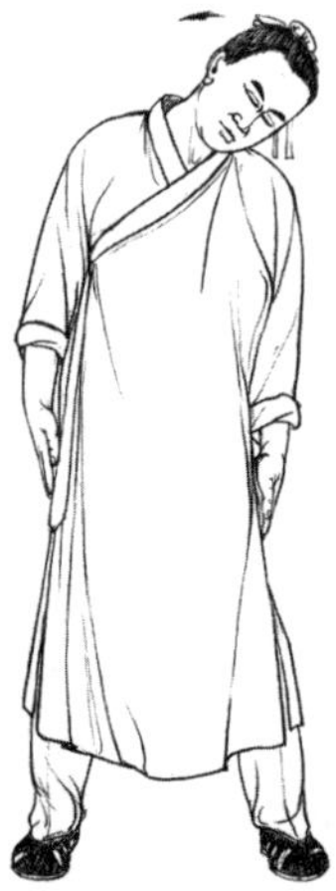

图1–7

8. 头部向左压向左肩，抻拉右侧颈筋。（图1–7）

9. 头部后转，面部仰起，抻拉前侧颈筋。（图1–8）

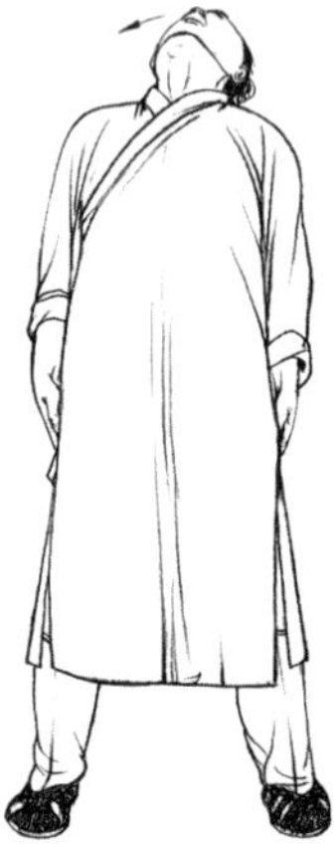

图1–8

10. 头部向右压向右肩，抻拉左侧颈筋。（图1–9）

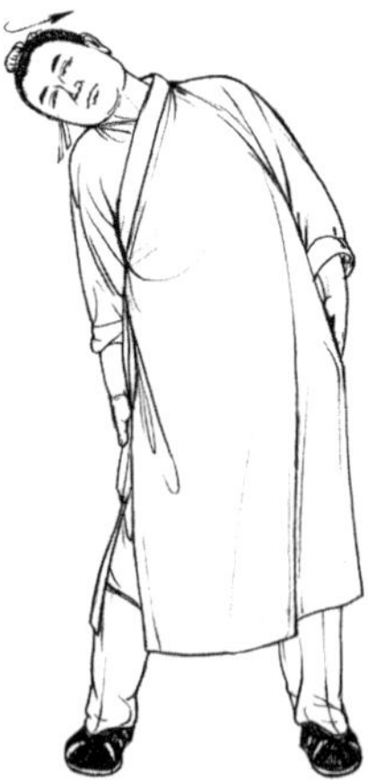

图1–9

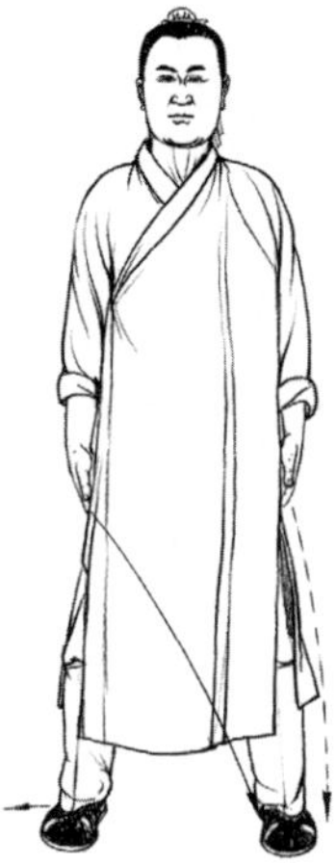

图1–10

11. 第8至10动可反复练习，次数自定。

12. 反向练习，方法同上。（图略）

13. 头颈转正。目视前方。（图1–10）

第二式　风摆荷叶

【功法分解】

1. 接上式。上体向左前下俯；两掌直臂下伸，置于左脚前上方，掌背向前，指尖向下。目视两掌。（图1–11）

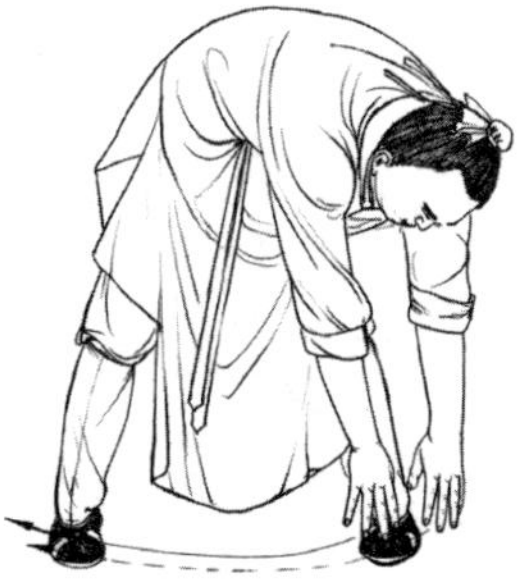

图1–11

2. 身向右转；两掌摆向右脚前上方。目随手动。（图1–12）

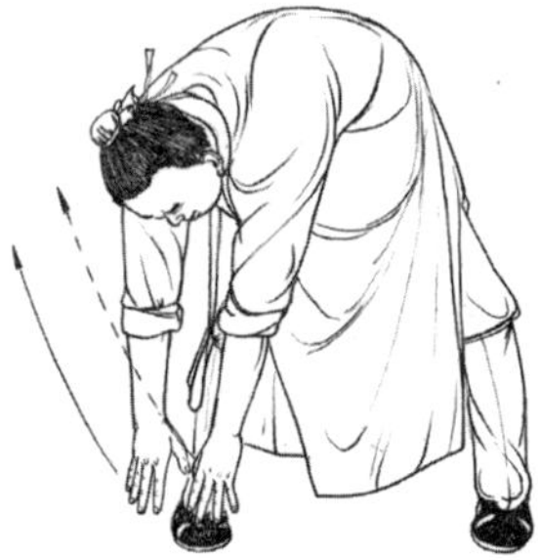

图1–12

3. 身向左转；两掌摆向左脚前上方。即第2动反向姿势。（图略）

4. 如此左右来回，摆动数次，然后练下动。

5. 两掌向右上摆；身体上起。（图1–13）

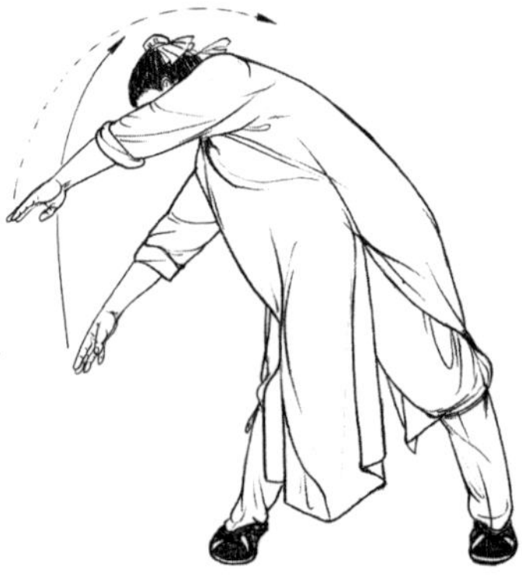

图1–13

6. 两掌继续向上、向左摆动，掌心向上，指尖向后；身向左转，头向后仰。目光上视。（图1–14）

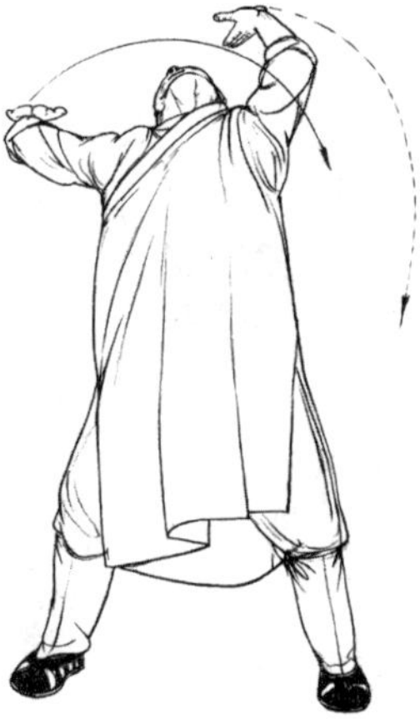

图1–14

7. 两掌向左下落；身向左俯。（图1–15）

8. 原路返回，即反向练习。（图略）

9. 如此左右摆转，反复数次，再行收势。

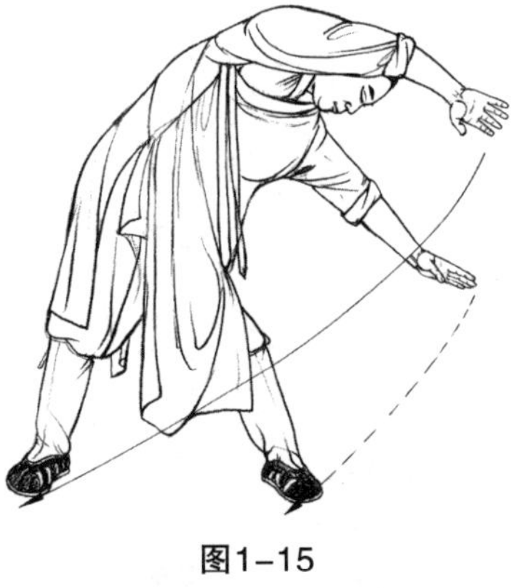

图1–15

10. 上体前俯；两掌向右下落，前伸于两脚之前，掌心向后，指尖向下。目光下视。（图1–16）

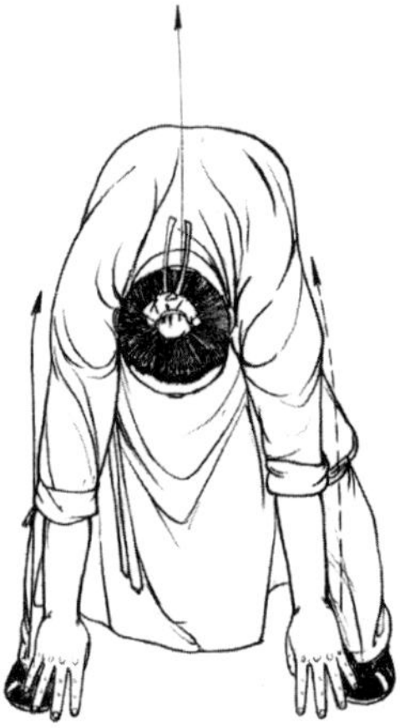

图1–16

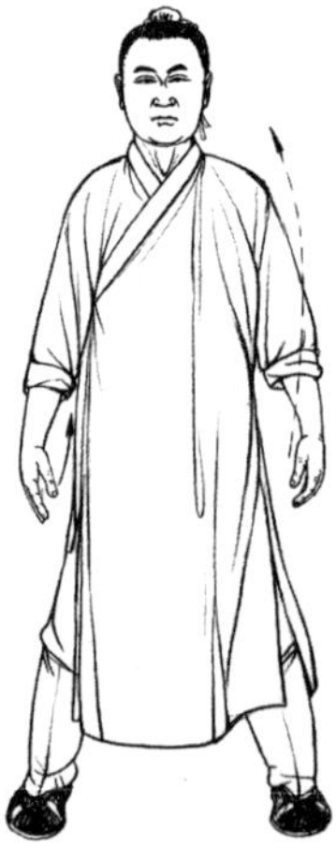

图1–17

11. 上身立起；两掌垂于体侧。目视前方。（图1–17）

第三式　仙鹤起舞

【功法分解】

1. 接上式。两膝略屈，成高马步；同时，左掌向前弹甩而起，手腕稍垂，掌心向下，指尖斜向前（约与肩平）；右掌向后弹甩而去，手腕勾起，掌心向上，指尖斜向后（约与胯平）。目视左掌。（图1–18、图1–18附图）

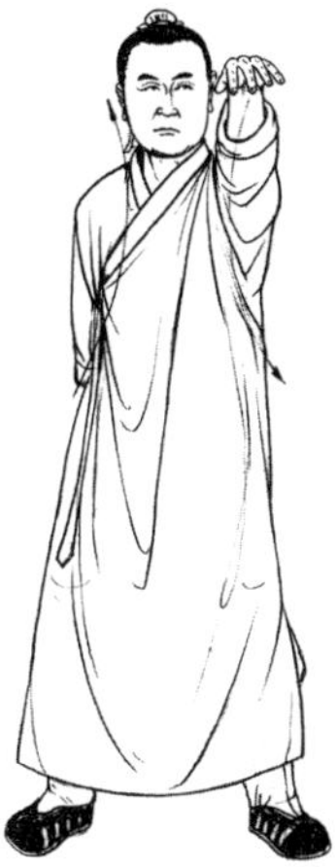

图1–18

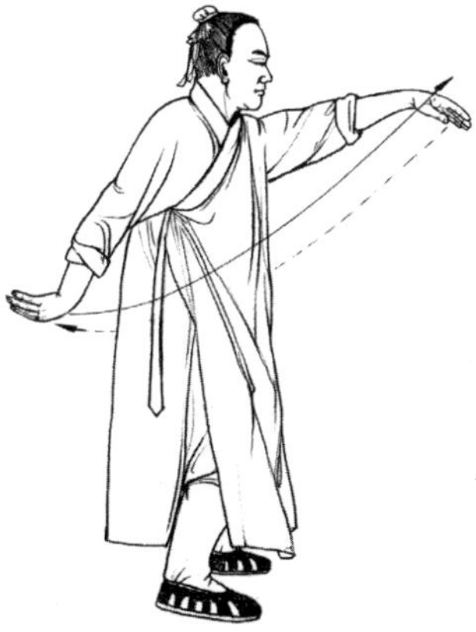

图1–18附图

2. 右掌提起，向前甩起；左掌下落，向后甩去。手形同上动。目视右掌。（图1–19）

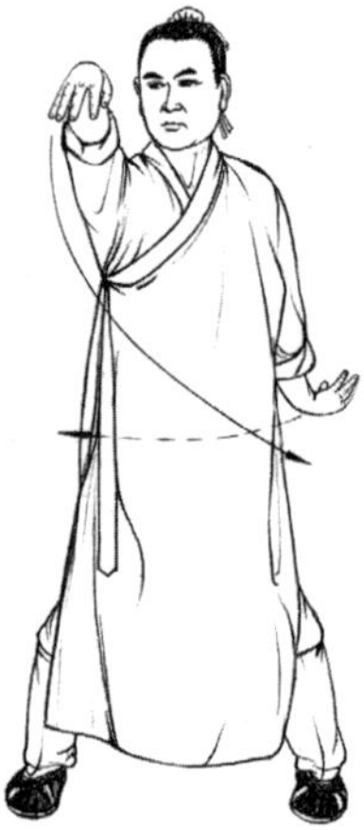

图1–19

3. 两手如此交替而行，反复练习。甩时要使用弹抖之劲，舒畅顺溜。

4. 两臂相交于腹前（左上右下），两掌虎口斜向外，掌心向下，指尖斜向前。目视前下。（图1–20）

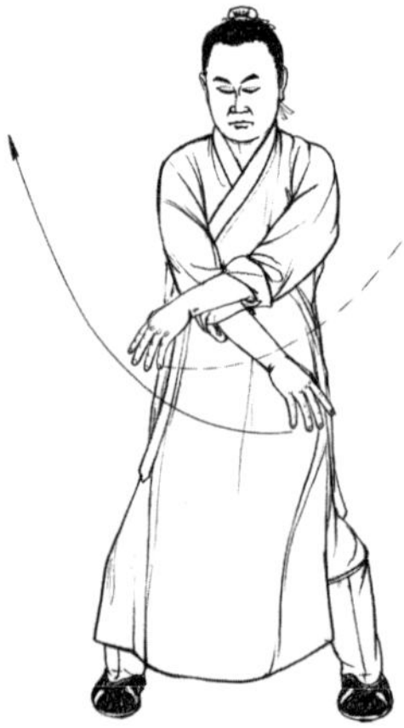

图1–20

5. 两腿伸直；同时，两掌向两侧弹甩而起，两臂伸直，掌心向下，指尖向外，高与肩平。目视前方。（图1–21）

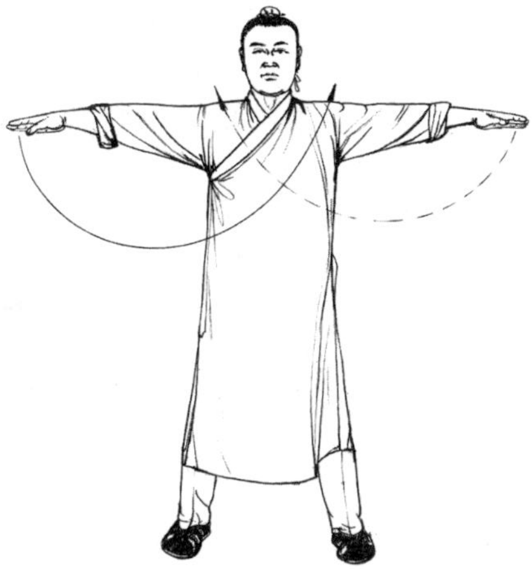

图1–21

6. 两腿略屈，成高马步；同时，两掌向下、向里、向上划弧，盘臂于胸前（右上左下），右掌置于左肩前上侧；左掌置于右肩外下侧，两掌心向后，指尖斜向上。（图1–22）

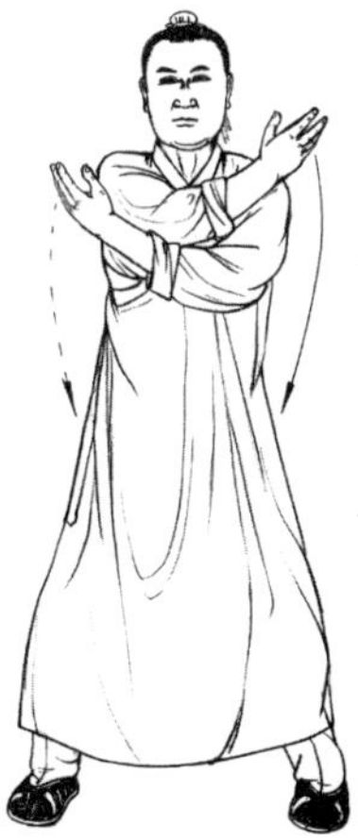

图1–22

7. 两掌下落，两臂相交于腹前（左下右上），两掌虎口斜向外，掌心向下，指尖斜向前。目视前下。（图1–23）

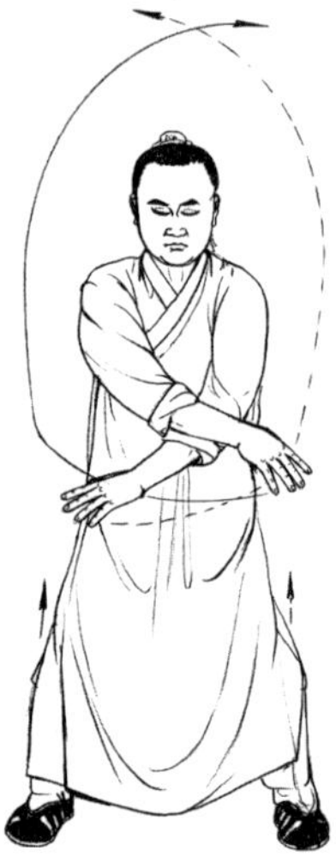

图1–23

8. 两腿伸直，身向后仰；同时，两手分开划弧，向头顶上方弹甩而起，再使两臂相交（左前右后），两掌心向前，指尖斜向外。目光上视。（图1–24）

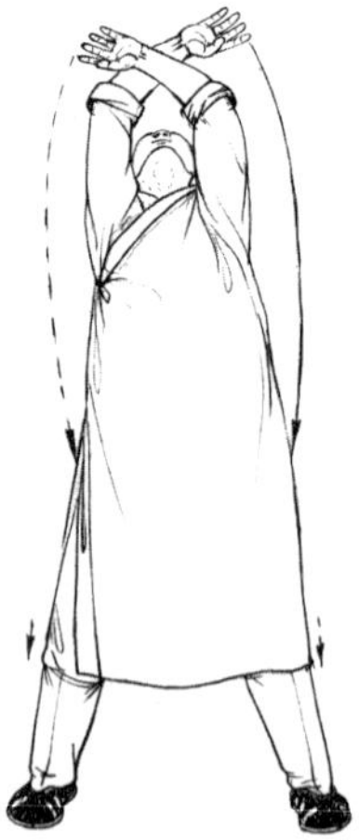

图1–24

9. 两腿屈膝，成高马步；同时，两臂下落于腹前（左上右下）。目视前下方。（图1–25）

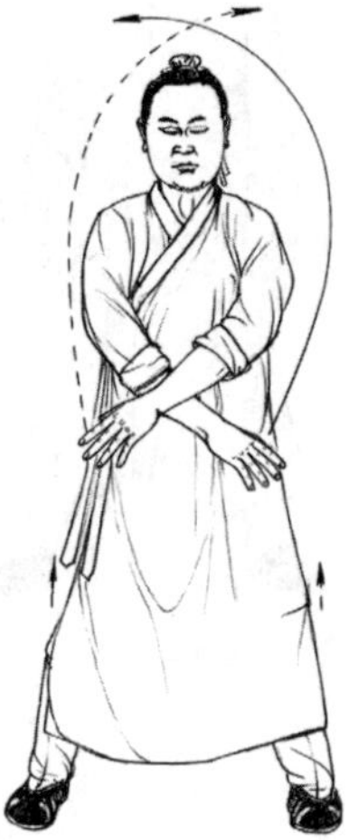

图1–25

10. 两腿伸直；同时，两手向头顶上方弹甩而起，使两腕相交（右前左后），掌心向上。目光上视。（图1–26）

11. 按上述弹甩动作，两臂可上下互换，反复练习。（图略）

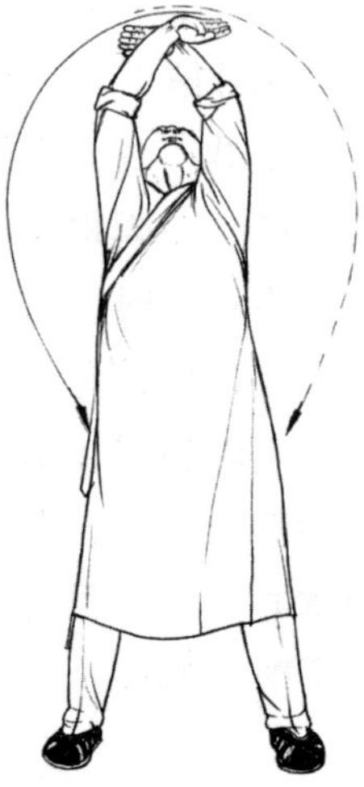

图1–26

12. 两手放下，垂于体侧。目视前方。（图1–27）

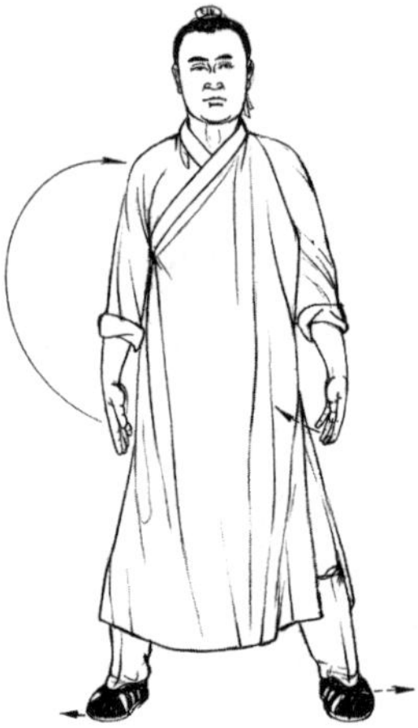

图1–27

第四式　凤凰展翅

【功法分解】

1. 接上式。身向右转，右脚尖右摆，左脚跟左摆，成右高弓步；同时，右掌向右划弧提起，屈臂置于右肩前上侧，手腕勾屈，掌心向下，指尖斜向左下；左掌外旋，使掌心向前。目视左斜下方。（图1–28）

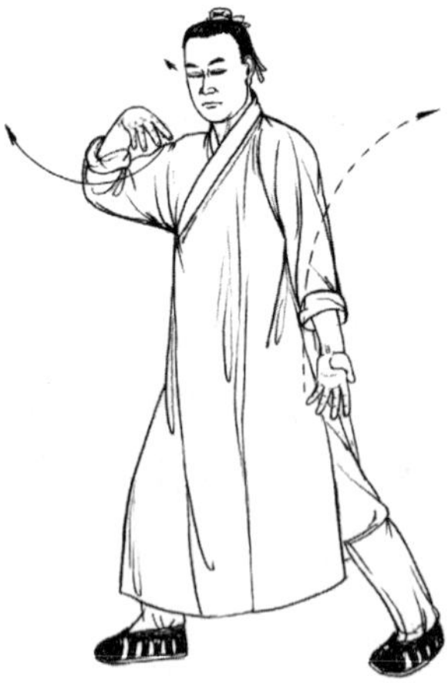

图1–28

2. 右掌向右前方展臂伸开，掌心向下，指尖斜向右，约与肩平；同时，左掌向左上方划弧托起，掌心向上，指尖向左，约与肩平。目视右掌。（图1–29）

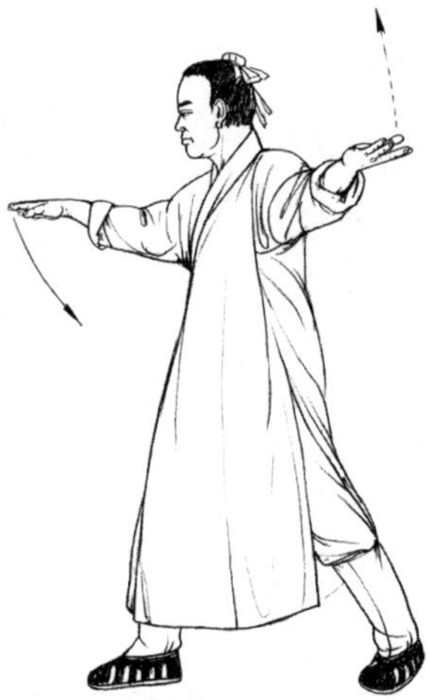

图1–29

3. 左掌上提，举至头部左后上方，掌心向右，指尖斜向左上方；同时，两腿伸直；右掌顺势向右后方下压，掌心向下，指尖斜向外，约与腰平。目视右掌。（图1–30）

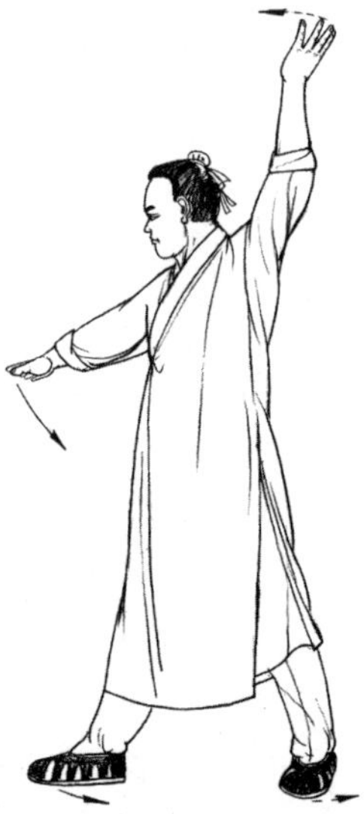

图1–30

4. 上体左转，两脚摆扣，成左弓步；同时，左掌翻转，使掌心向上，指尖斜向左后方；右掌下落于右大腿后外侧，指尖向下，掌心斜向左前方。目视左上方。（图1–31）

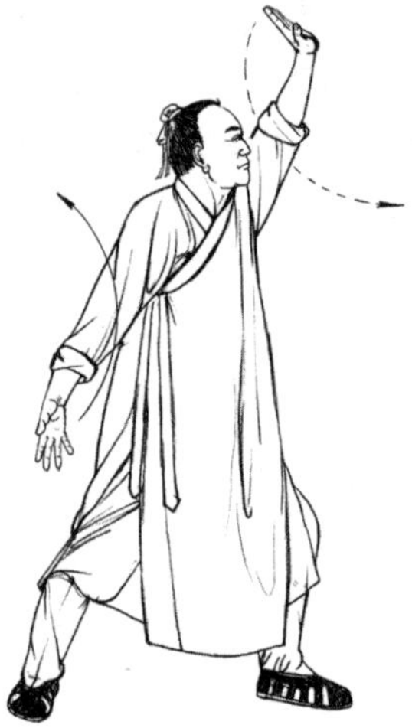

图1–31

5. 左掌向左划弧前撑按，左臂稍高于肩，掌心斜向左前方，指尖斜向上；同时，右掌向右上方划弧托起，右臂稍低于肩，掌心向上，指尖向右。目视左前方。（图1–32）

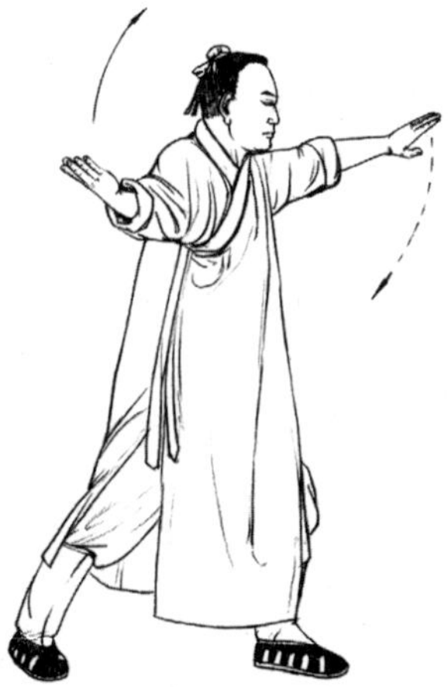

图1–32

6. 右掌向上划弧，斜撑于头顶右上方，掌心斜向右，指尖斜向上；同时，左掌向左划弧下按，约与胯平，掌心向下，指尖斜向前。目视左下方。（图1–33）

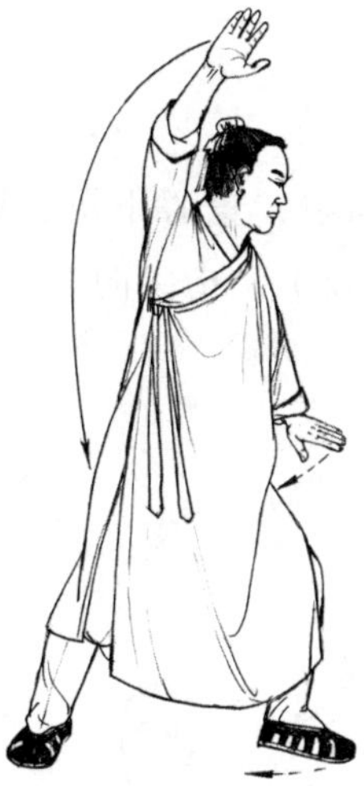

图1–33

7. 上述动作，左右轮转，反复练习。

8. 左脚尖右摆，身体转正；同时，两手放下，垂于体侧。目视前方。（图1–34）

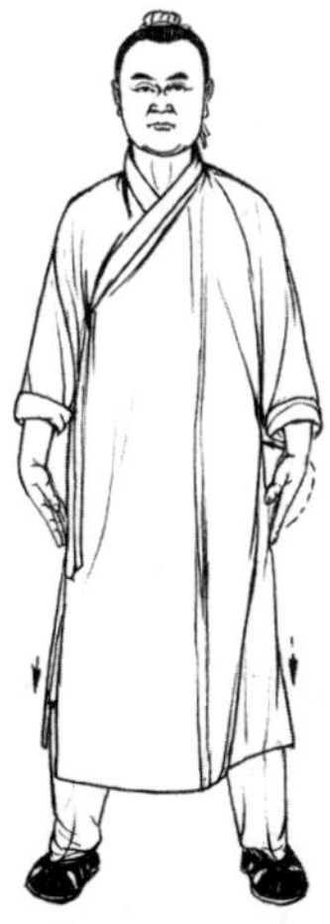

图1–34

第五式　仙子掸尘

【功法分解】

1. 接上式。两膝稍屈，重心下沉；同时，左掌后收，以掌背贴于腰后（约命门穴处），指尖向右，虎口向上。目视前方。（图1-35）

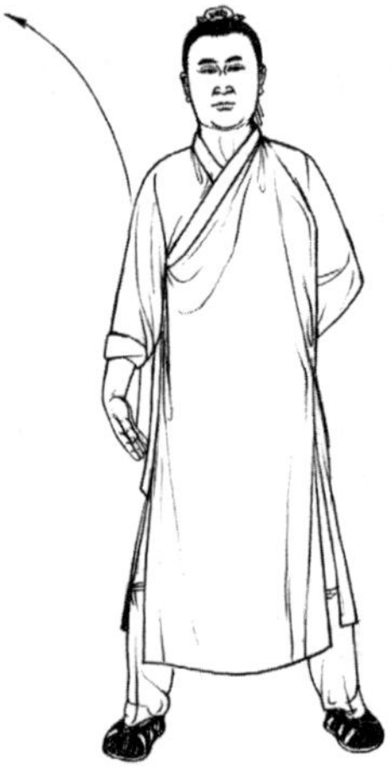

图1-35

2. 右掌向右上方直臂伸去，指尖斜向上，掌心斜向左。目视右掌。（图1-36、图1-36附图）

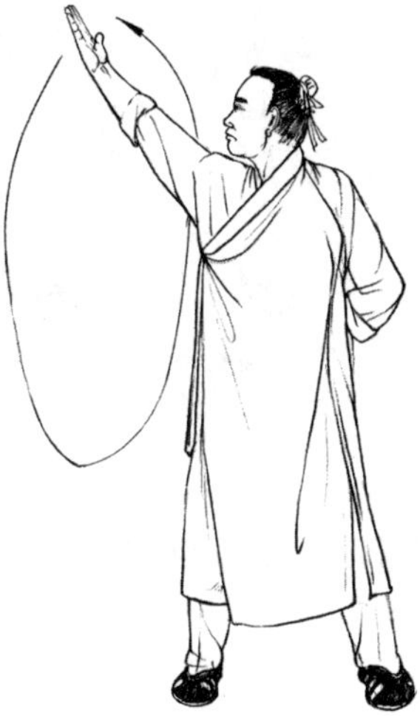

图1-36

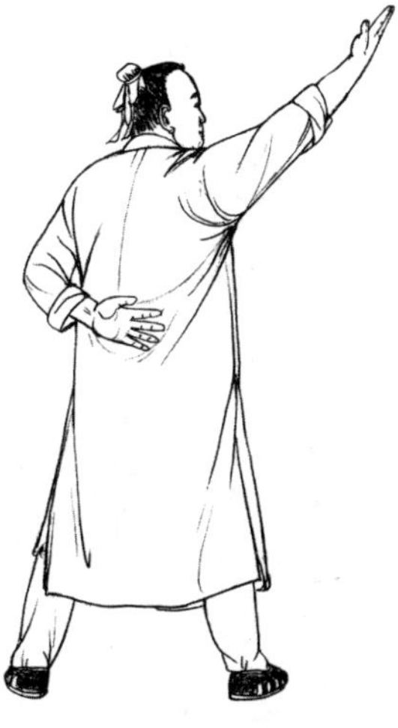

图1-36附图

3. 右掌向前、向下、向后、向上直臂划圈，使肩节灵活，筋骨用力。反复练习。（图1-37）

4. 右掌反向轮转，练习划圈。（图略）

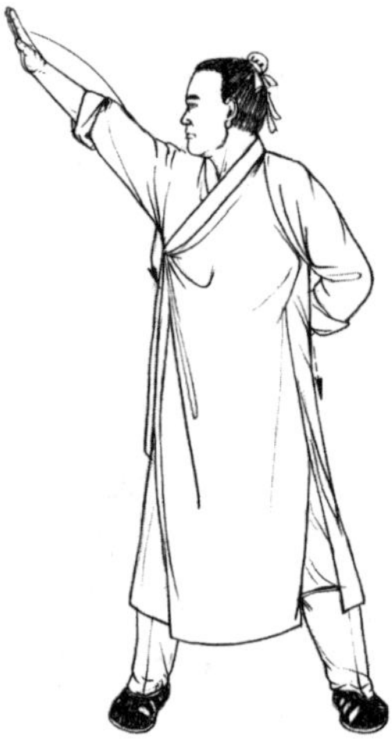

图1-37

5. 右掌背于腰后；左掌直臂伸于左上方，按上法划圈抡臂。（图1-38、图1-39）

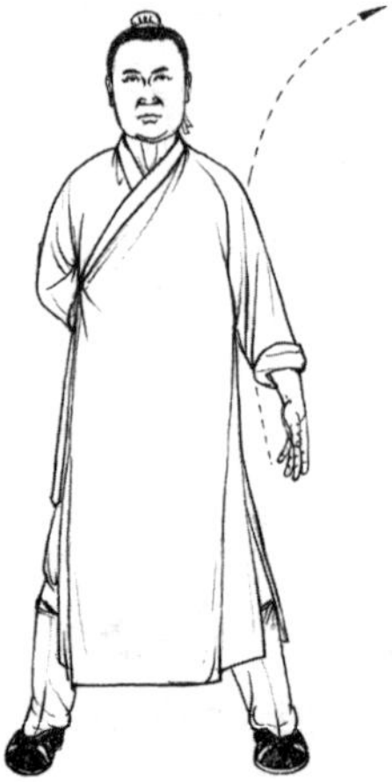

图1-38

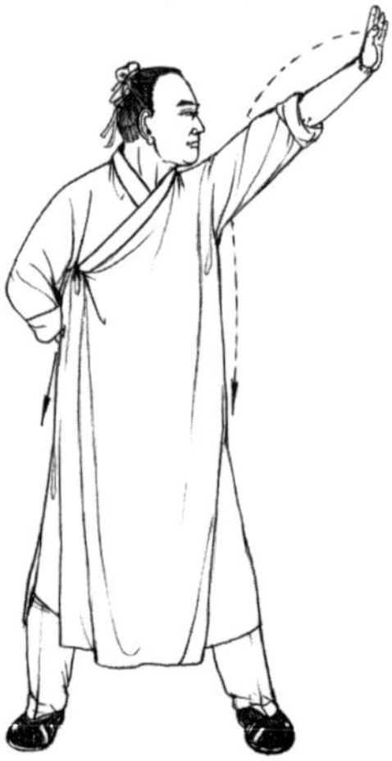

图1-39

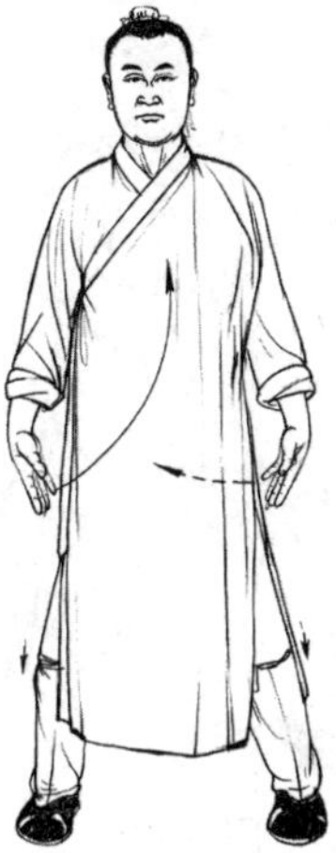

图1-40

6. 两掌放下，垂于体侧。目视前方。（图1-40）

第六式　拨云见日

【功法分解】

1. 接上式。两腿屈蹲，成马步；同时，两掌成抱球状（右掌向左上提，置于胸前，掌心向下，指尖向左；左掌向右收于小腹前，掌心向上，指尖向右）。目视右掌。（图1-41）

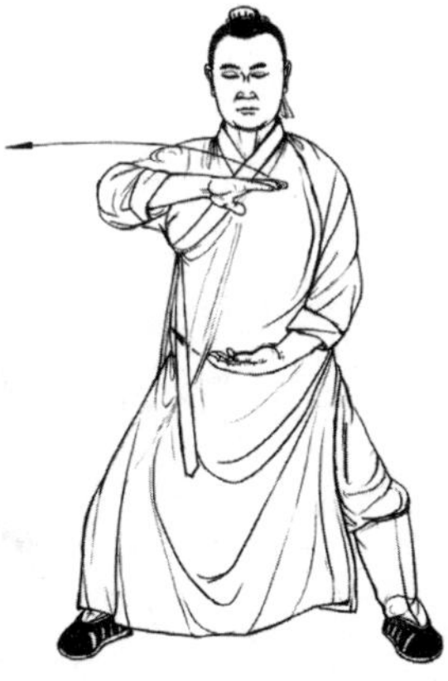

图1-41

2. 身向右转，右掌向右展臂拨去，掌心向下，指尖斜向上，约与眼平；同时，左掌顺势移于右腹侧。目视右掌。（图1-42）

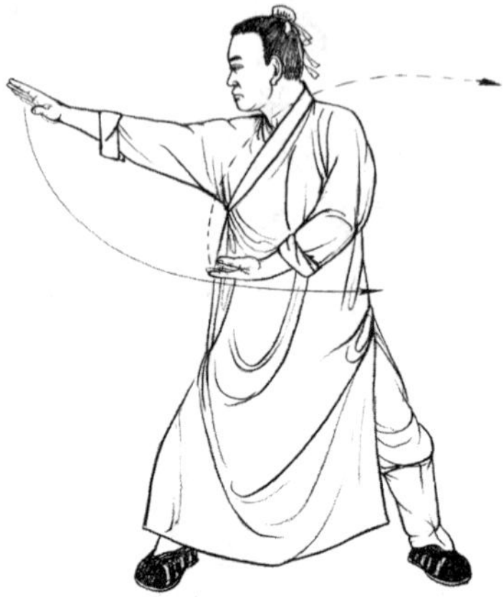

图1-42

3. 身向左转，左掌向上、向左划弧，展臂拨去，掌心向下，指尖斜向上，约与眼平；同时，右掌向下、向左划弧，收至左腹侧，掌心向上，指尖向左。目视左掌。（图1-43）

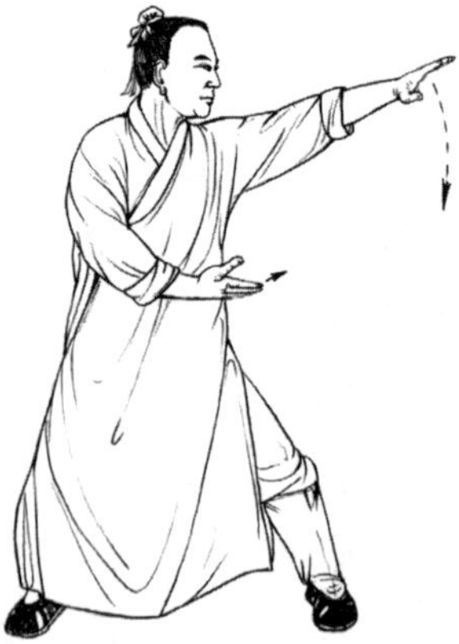

图1-43

4. 按上述动作，左右来回，反复练习。身转腰拧，协调自然。

5. 左掌向下按压，约与腹平；同时，右掌向左上抄，稍低于左掌。目视左掌。（图1-44）

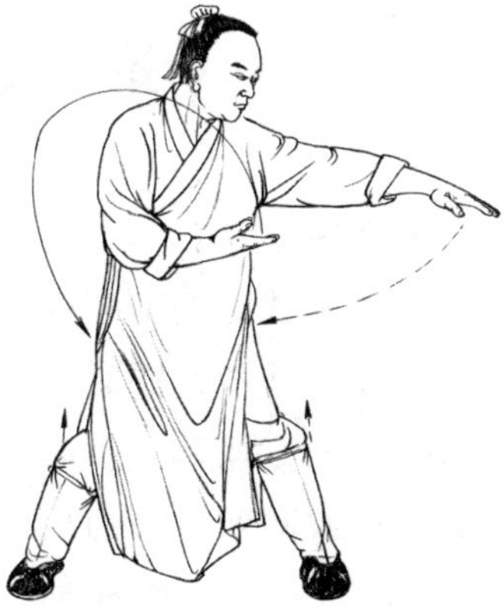

图1-44

6. 两腿伸直，身体立起；同时，右掌向上、向右划弧，与左掌一起下落，垂于体侧。目视前方。（图1-45）

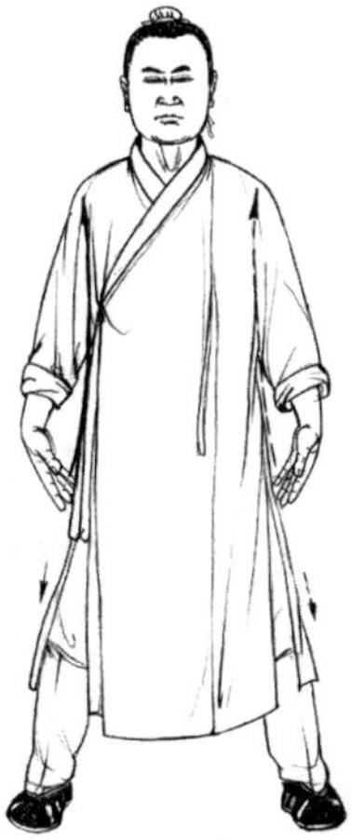

图1-45

第七式　清风拂柳

【功法分解】

1. 接上式。两腿屈膝略蹲，成高马步；同时，两掌向前上方托起，掌心向上，指尖向前，高与肩平，两臂平行。目视前方。（图1–46）

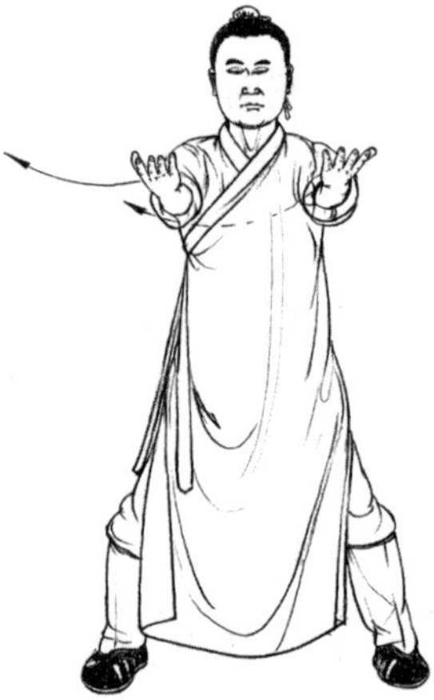

图1–46

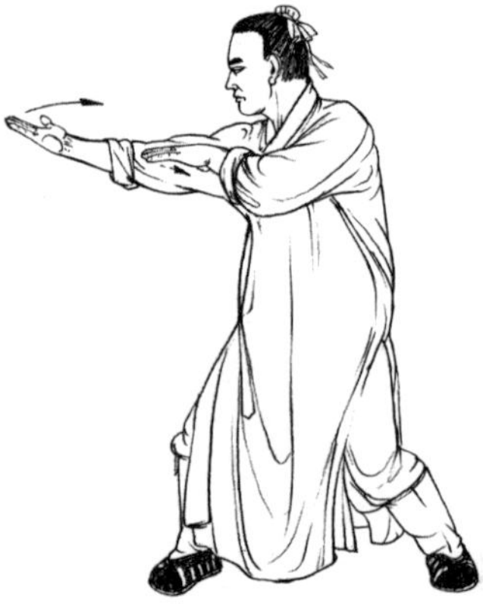

图1–47

2. 身体右转，两腿扭步；同时，两掌一起摆向右侧，右掌在前，掌心向上，指尖向右，仍与肩平；左掌翻转，使掌心向下，置于右肘内侧，指尖向右。目视右掌。（图1–47）

3. 右掌翻转，向右后方拨去，掌心向下，掌外沿向后；左掌随之右移，手形与高度不变。（图1–48）

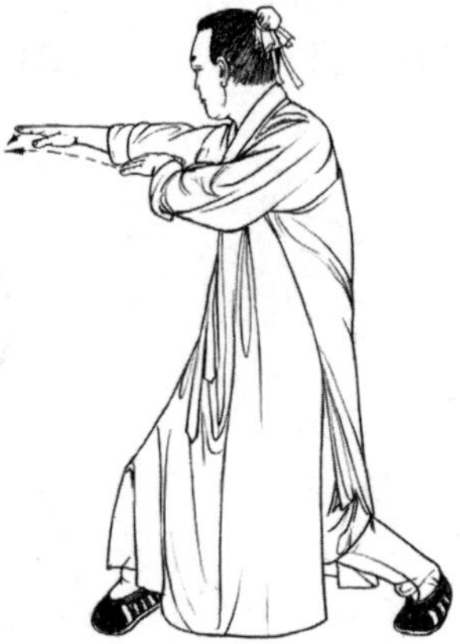

图1–48

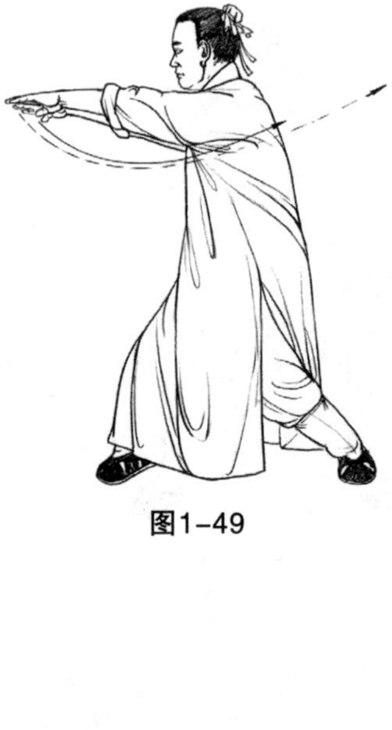

图1–49

4. 左掌向右前方插去；同时，身稍左转，右掌向右前方摆伸，两掌心均向下，指尖向右；两臂平行，高与肩平。目视两掌。（图1–49）

5. 身体左转，两掌一起摆向左侧，左掌在前，掌心向下，指尖向左，高与肩平；左掌翻转，掌心向上，置于左肘内侧，指尖向右。目视左掌。（图1–50）

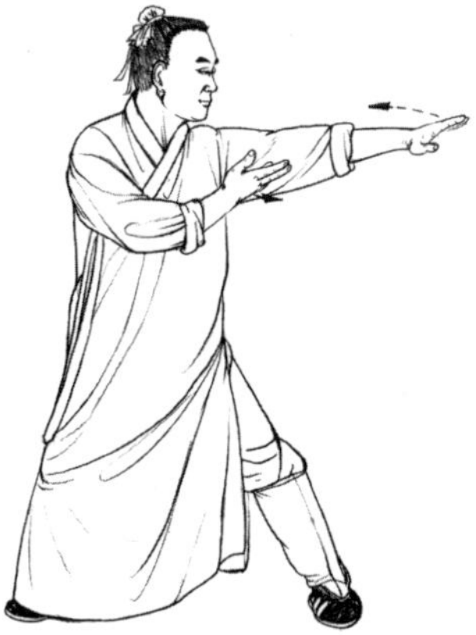

图1–50

6. 左掌向左后方拨去，手形不变；同时，右掌翻转左移，掌心向下。（图1–51）

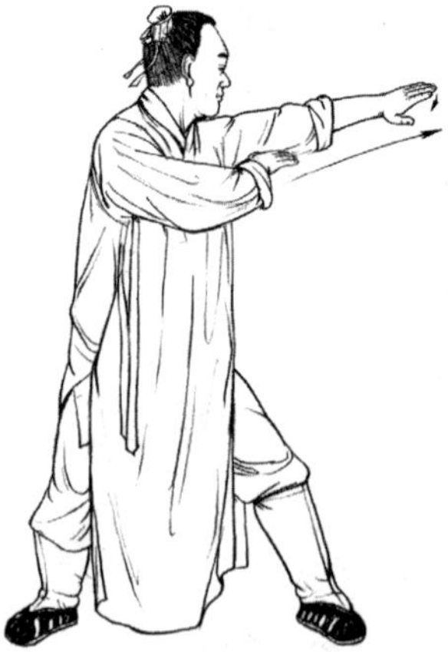

图1–51

7. 右掌向左前方插去；同时，身稍右转，左掌向左前方摆伸，两掌心均向下，指尖向左；两臂平行，高与肩平。目视两掌。（图1–52）

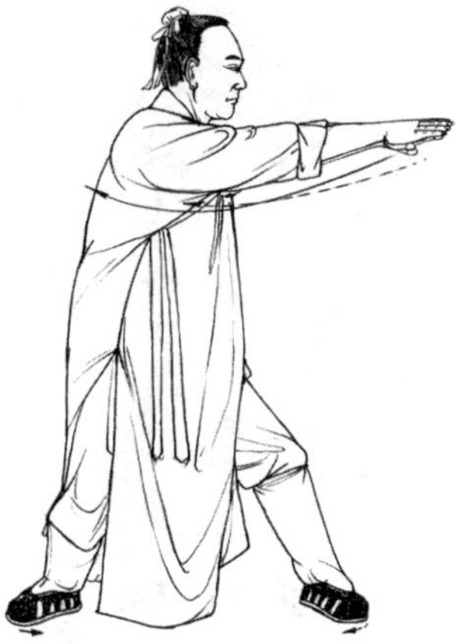

图1–52

8. 上述动作，左右扭转，两掌摆拨，反复练习。

9. 身步转正；同时，两掌翻转，向正前方平摆，两掌心均向上，指尖向前，两臂平行。目视前方。（图1–53）

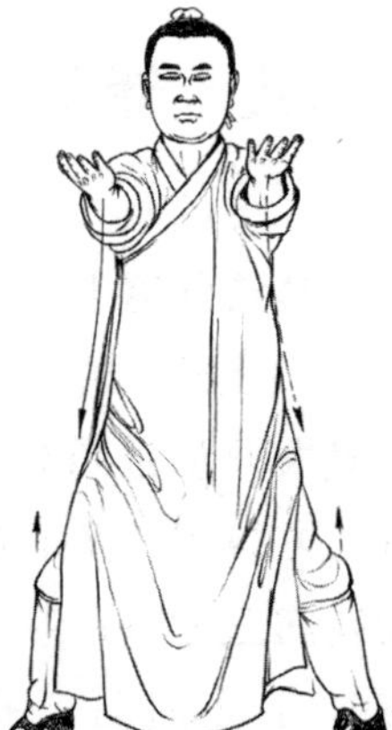

图1–53

10. 左脚内收半步，两腿伸直，开步站立（两脚间距与肩同宽）；同时，两掌放下，垂于体侧。（图1–54）

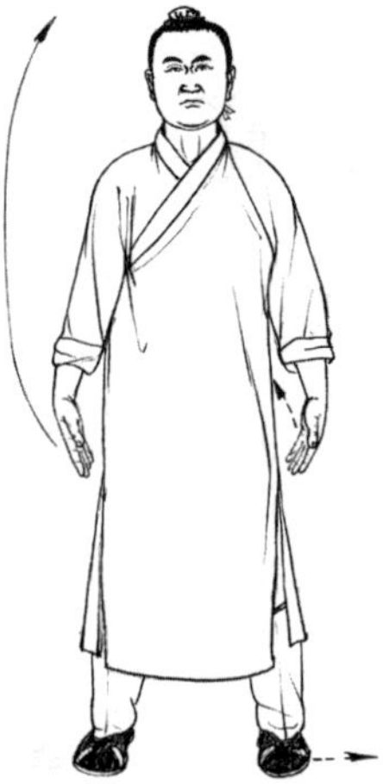

图1–54

第八式　犀牛望月

【功法分解】

1. 接上式。左脚稍向左移，成大开步；同时，右掌向右上方撑起，掌心向前，指尖斜向左上方；左掌向后摆去，掌心向后，指尖向下。目视前方。（图1–55）

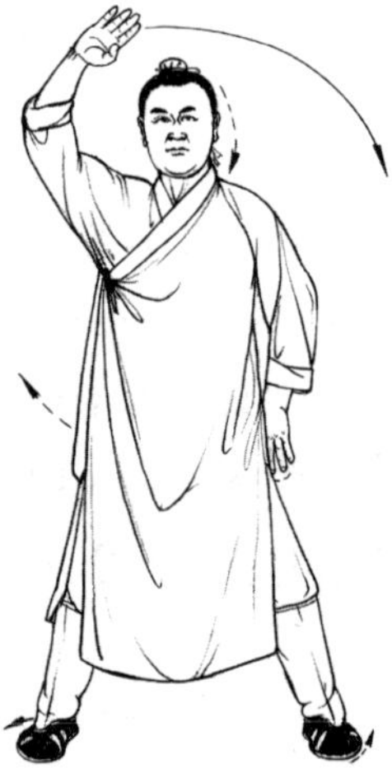

图1–55

2. 身向左转，两脚摆扣，两腿成左弓步；同时，右掌向左撑按，掌心向下，指尖斜向左后方，手背斜对面门（右臂成半弧状）；左掌向左胯后摆伸，虎口向后，指尖斜向下。目视右脚后跟。（图1–56）

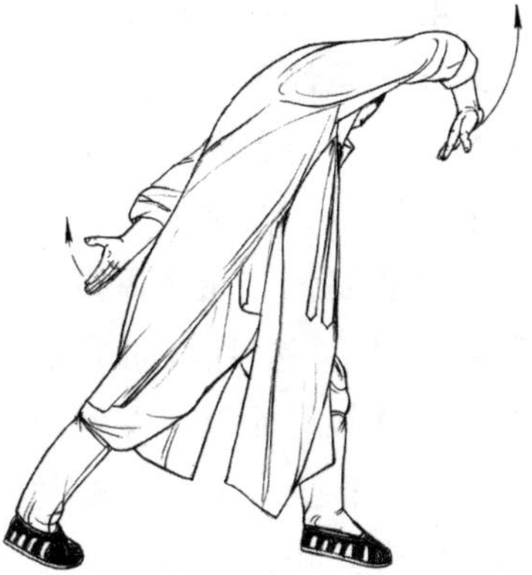

图1–56

3. 右掌向上抬起；同时，左掌稍向上提，手腕勾起；斜向右上方翻身。目视右掌。（图1–57）

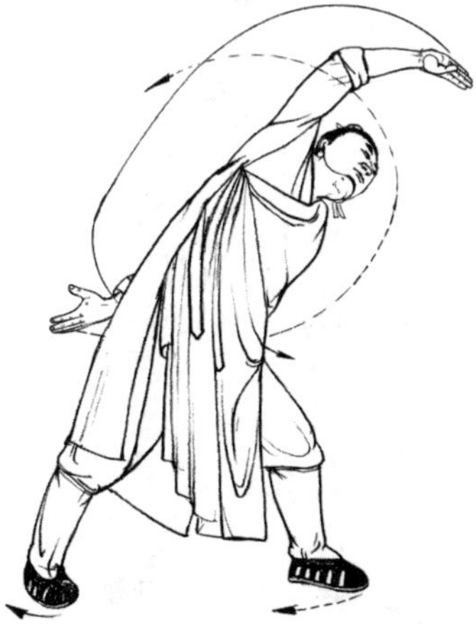

图1–57

4. 右掌向右、向下、向后划弧，摆伸于右胯后侧，手腕勾起，指尖向后，掌心向上；同时，左掌向左、向上、向右划弧，屈臂撑按，掌心向下，指尖斜向右后方，手背斜对面门（左臂成半弧状）；上身向右大幅扭转，两脚摆扣，成右弓步。目视左脚后跟。（图1–58）

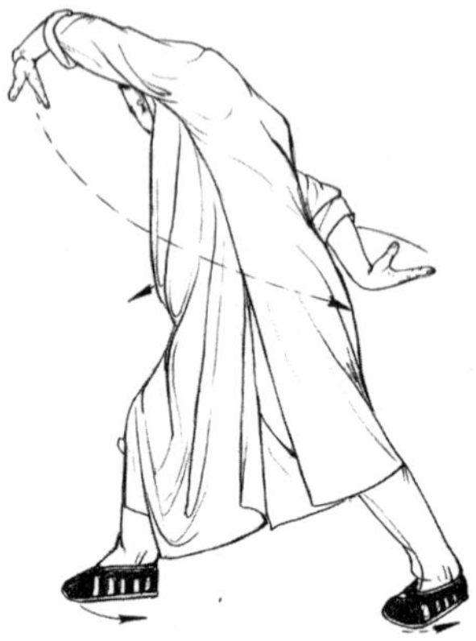

图1–58

5. 上述动作，撑按伸摆，左右拧转，反复练习。

6. 身步转正，两腿伸直；两掌放下，垂于体侧。目视前方。（图1–59）

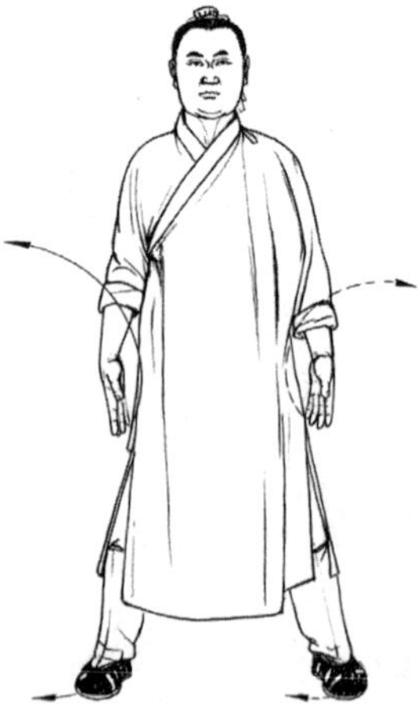

图1–59

第九式　游鱼摆尾

【功法分解】

1. 接上式。身向右转，两脚摆扣，两腿稍屈，成右高跪步；同时，右掌向右上方划弧，屈臂上托，掌心向上，指尖向前，约与腹平；左掌向左上方划弧，勾腕反托，掌心向上，指尖向后，约与胯平。目视右掌。（图1-60）

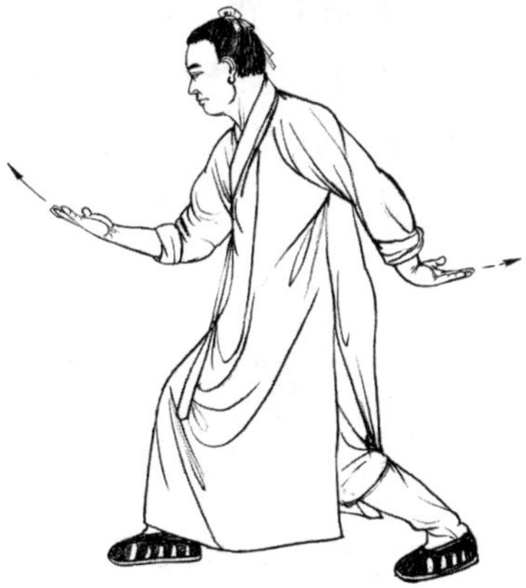

图1-60

2. 左腿挺直，右腿前弓，成右弓步；同时，右掌向前上伸，约与下颌平；左掌向后上伸，约与腰平。（图1-61）

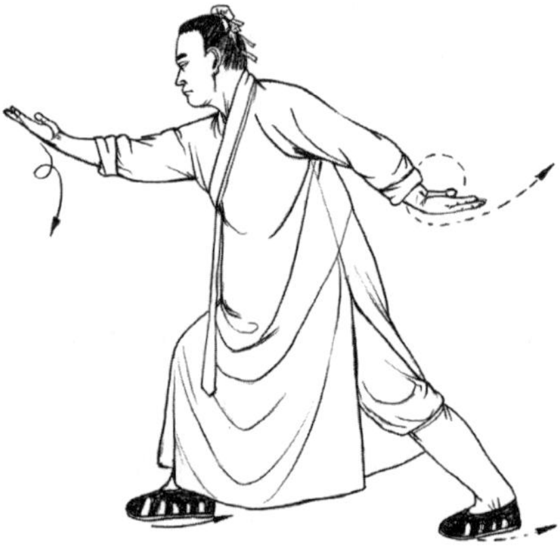

图1-61

3. 身向左转半周，两脚摆扣，两腿稍屈，成右跪步；同时，左掌翻转划弧，向左上方屈臂上托，掌心向上，指尖向左，约与肩平；右掌翻转，划弧下落，勾腕反托，掌心向上，指尖向后，约与胯平。目视左掌。（图1-62）

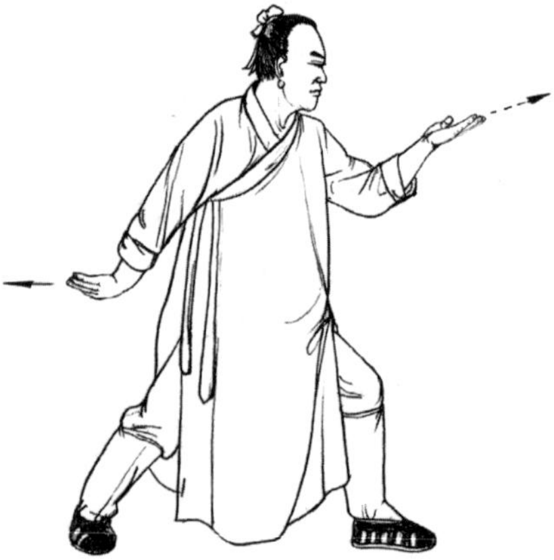

图1-62

4. 右腿挺直，左腿前弓，成左弓步；同时，左掌向前上伸，约与下颌平；左掌向后上伸，约与腰平。（图1-63）

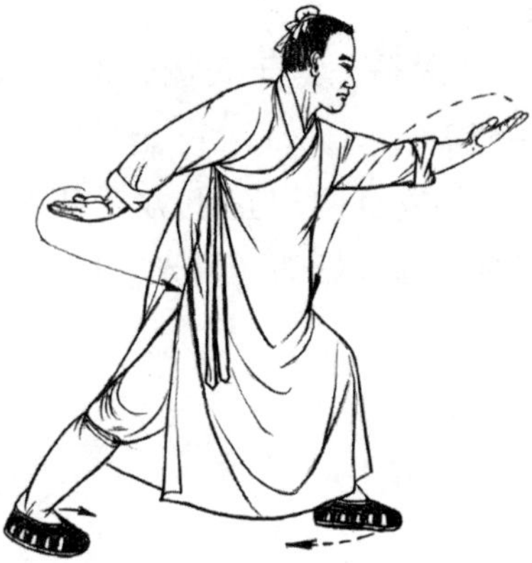

图1-63

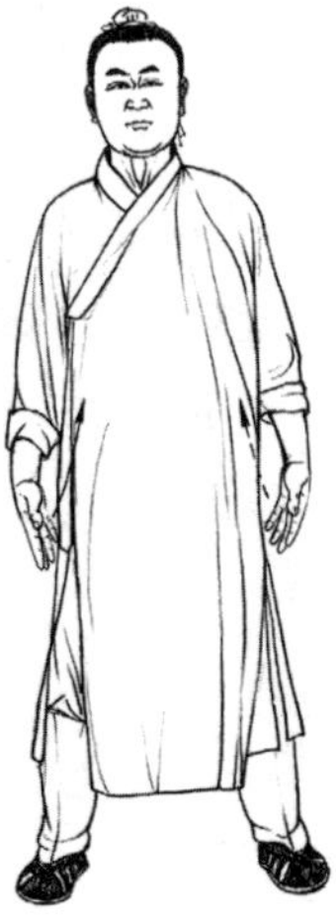

图1-64

5. 上述动作，身转步变，左右伸托，反复练习。

6. 身步转正，左脚稍收，两腿伸直，大开步站立；两掌放下，垂于体侧。目视前方。（图1-64）

第十式　攀星摘月

【功法分解】

1. 接上式。两掌握拳，抱于腹侧，拳心向上，拳面向前。目视前方。（图1–65）

2. 两拳变掌，上举至两肩正上方（两臂伸直），掌心向后，指尖向上；同时，仰头挺胸。目光上视。（图1–66）

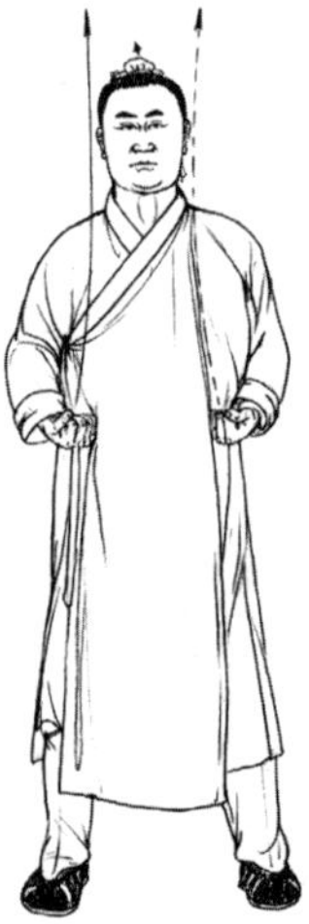

图1–65

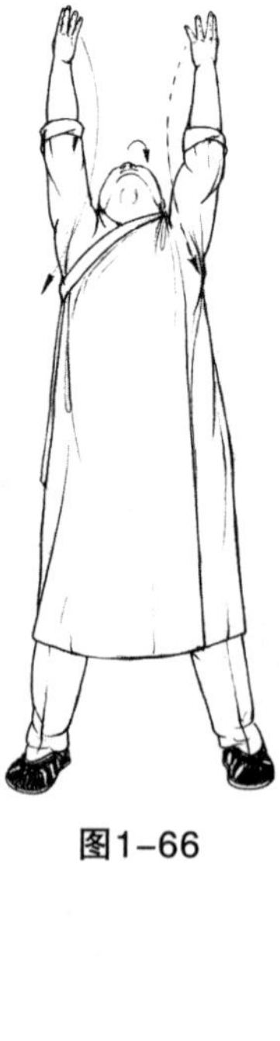

图1–66

3. 两掌翻转，直臂向前平行下按，掌心向下，指尖向前，高与肩平；同时，头部转正，背部前探，臀部后弓。目视前方。（图1–67、图1–67附图）

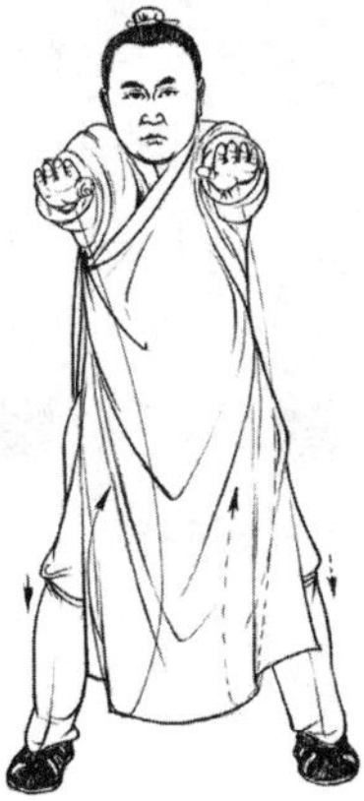

图1–67

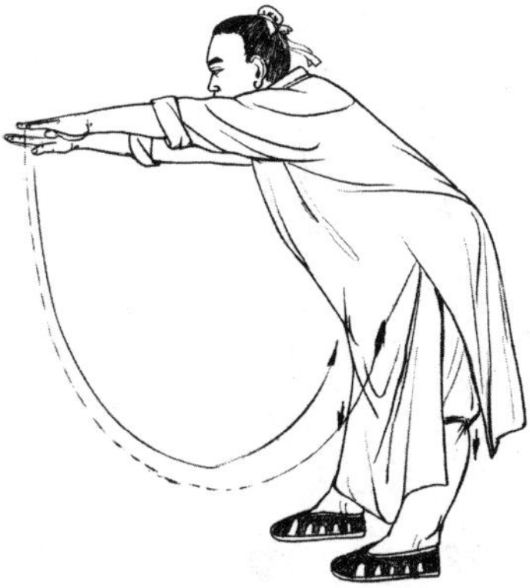

图1–67附图

4. 身向前俯，头向下低；同时，两腿屈蹲成马步；两掌继续下按，置于两膝前上方。目视前下方。（图1–68）

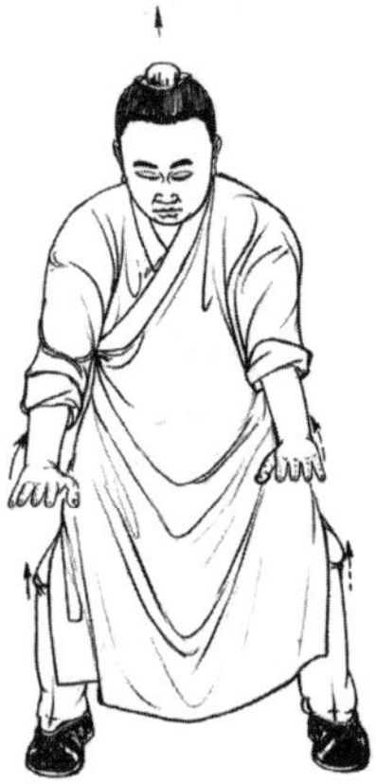

图1–68

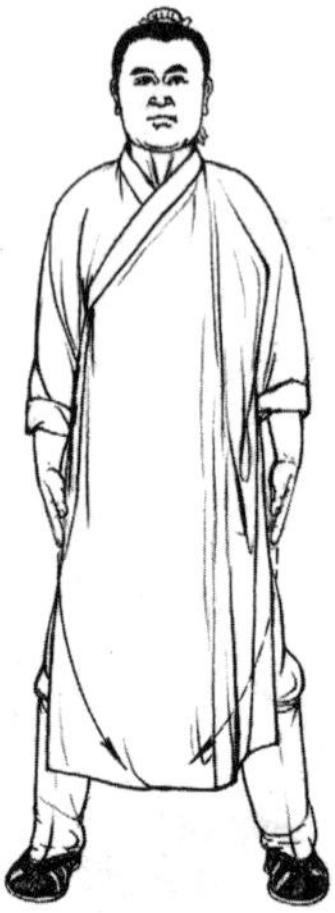

图1–69

5. 两腿挺膝，两掌握拳上提腹侧，即恢复本式第1动，如此反复练习。（图略）

6. 两腿立起，大开步站立；两拳变掌，垂于体侧。目视前方。（图1–69）

第十一式 伐毛洗髓

【功法分解】

1. 接上式。上体前俯（两腿不要弯曲），头部稍仰；两掌向前直臂下伸，置于两膝前下侧，两腕勾屈，掌心向上，指尖相对。目视前下方。（图1–70）

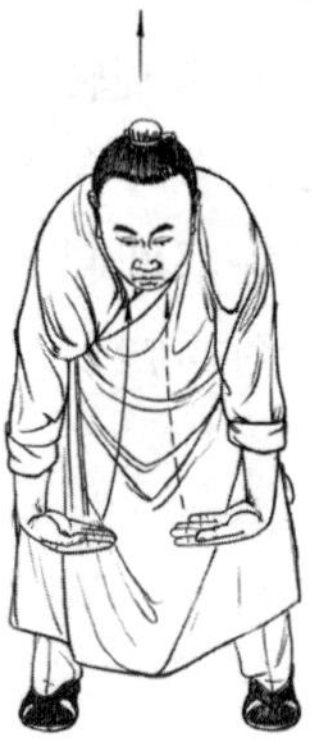

图1–70

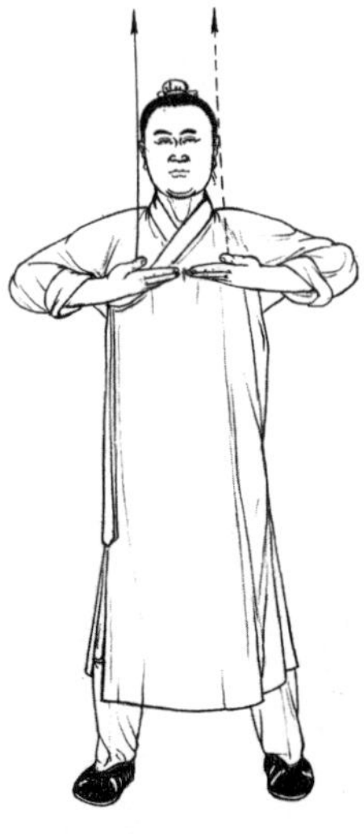

图1–71

2. 上身立起；两掌如托重物，上提胸前，掌心向上，指尖相对，屈肘平胸。目视前方。（图1–71）

3. 两掌翻转，托向头顶上方，掌心向上，指尖相对；头部仰起。目光上视。（图1–72）

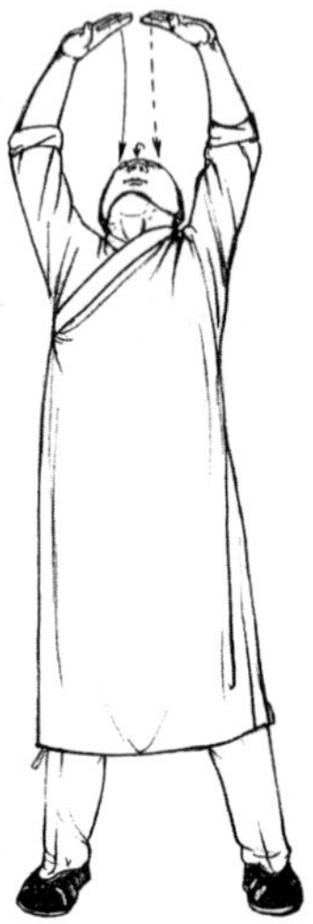

图1–72

4. 两掌下落，抱住后脑，两拇指按住左右风池穴，反复压揉。（图1–73）

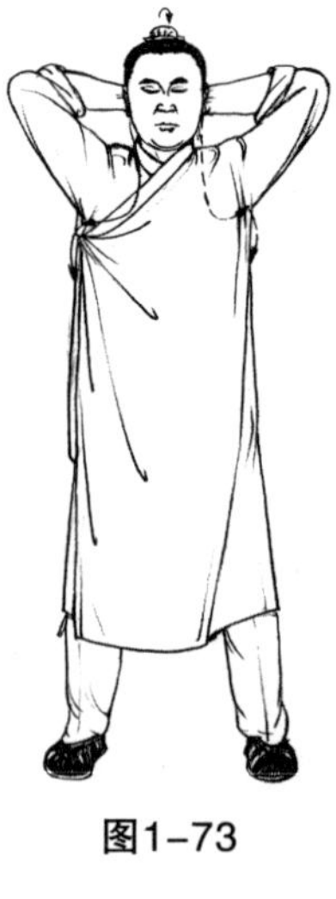

图1–73

5. 两掌下摩，经耳后、颈侧，过肩前至腋前，向腋后至后背，过腰部、臀后；摩至大腿后侧时，上身前俯，头向下低。目视前下方。（图1–74）

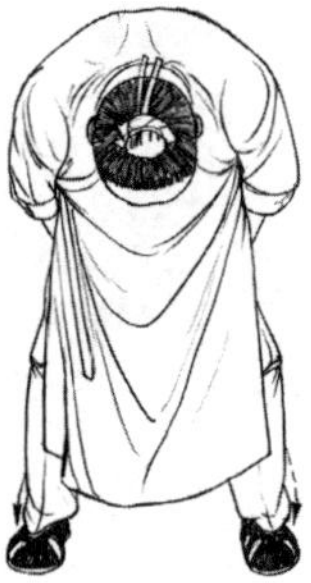

图1–74

6. 两掌继续下摩，过小腿外侧，至两脚后跟，最后转按外踝关节（此时虎口向前，指尖向下）。（图1–75）

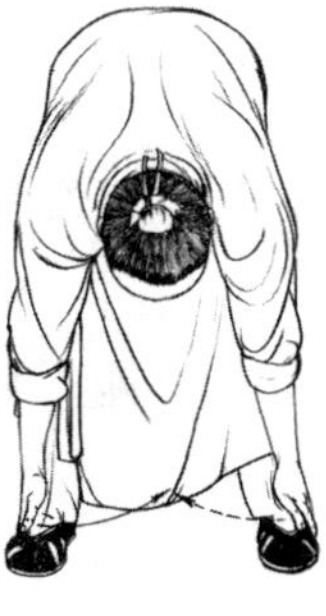

图1–75

7. 两掌向里抄起，指尖相对，掌心向上，置于两脚中间。目视两掌。（图1–76）

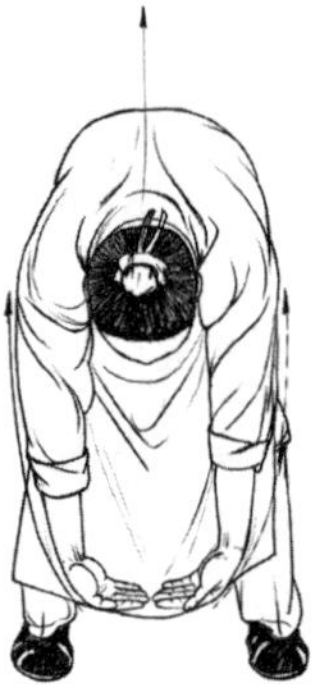

图1–76

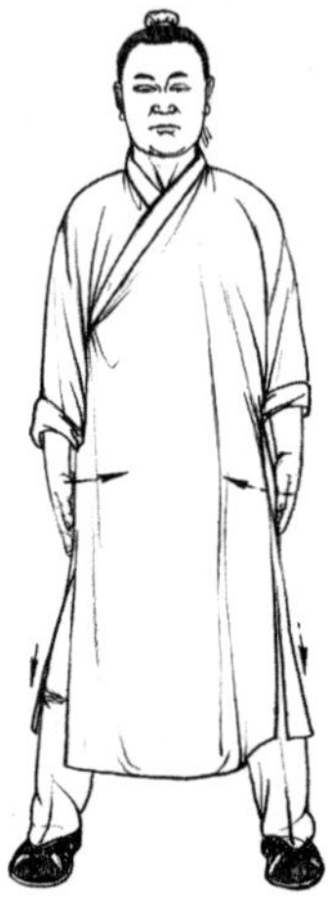

图1–77

8. 上述动作，托掌下摩，反复练习。

9. 上身立起；两掌垂于体侧。目视前方。（图1–77）

第十二式　浑元归一

【功法分解】

1. 接上式。两腿微向下屈；同时，两掌翻转，两掌背里合（也可贴住），掌心向外，指尖斜向下。目视前下方。（图1-78）

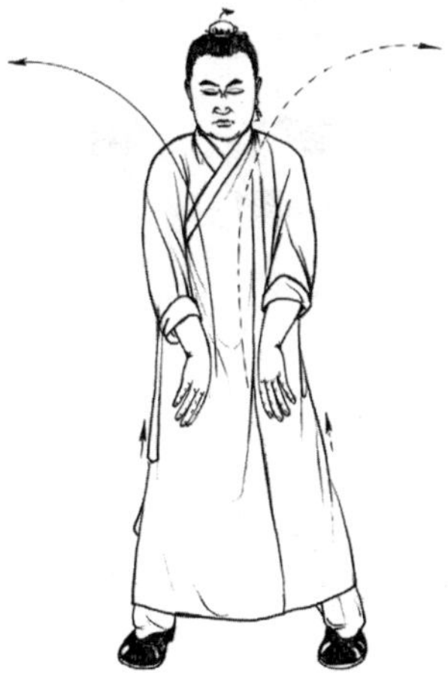

图1-78

2. 两掌向上、向外划弧展臂，两腕稍勾，掌心斜向里，指尖斜向上，比肩稍高；同时，两腿挺直，头部后仰。目光上视。（图1–79）

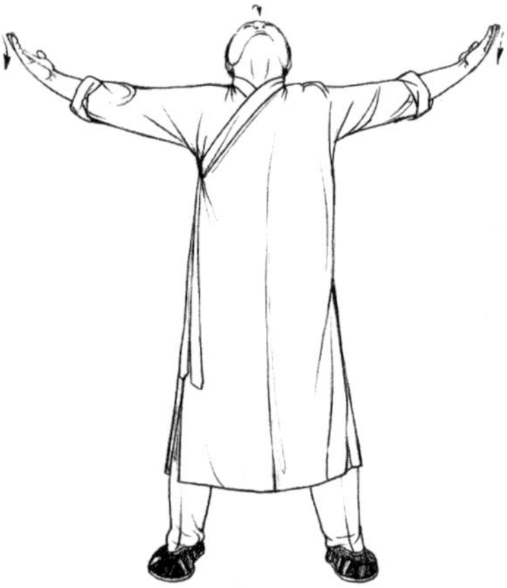

图1–79

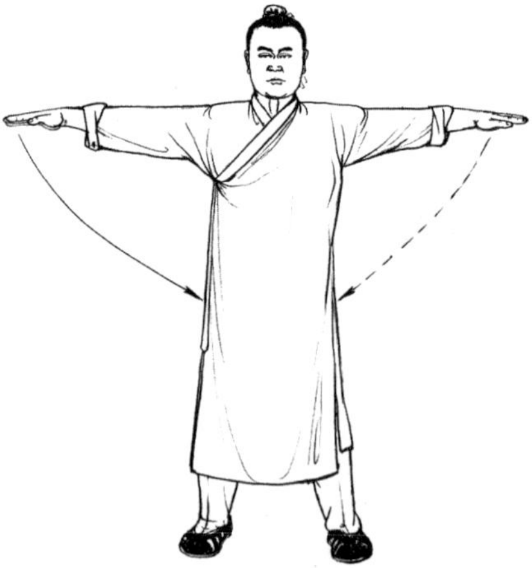

图1–80

3. 两掌前旋，向下稍压，成侧平伸势（两臂平肩），掌心向下，指尖向外；头颈转正。目视前方。（图1–80）

4. 两掌下落，垂于体侧。（图1–81）

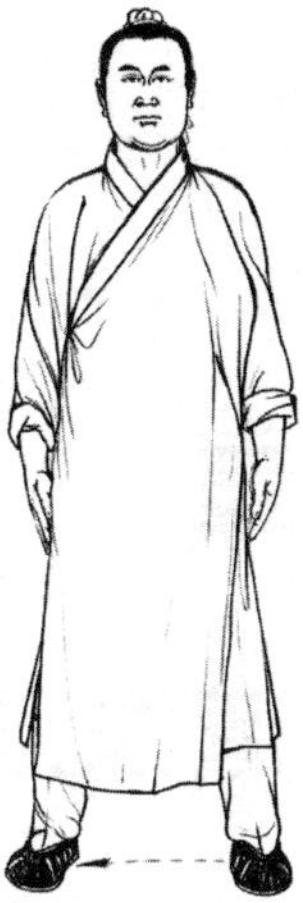

图1–81

5. 上述动作反复练习。

6. 最后，左脚右收，两腿并步，正身直立；放松全身，意守丹田，调匀呼吸。本功收势。（图1–82）

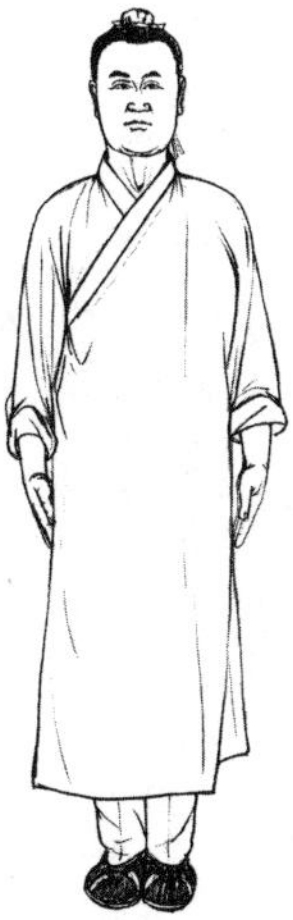

图1–82

第二章

武当道家鹤形导引功（8式）

鹤常被看作长寿与吉祥的象征，誉为“仙鹤”“瑞鹤”等。神话传说中，仙人乘仙鹤，逍遥自在，令人神往。

武当派里有很多借鉴鹤形的技艺与功法，其中著名的有内家鹤仙门。鹤仙门提倡积健为雄，追求无疾、长寿。其中有不少优秀功法，如“六字诀”“八段锦”“十段锦”“鹤形步”“刚柔鹤”“鹤形劲”等。

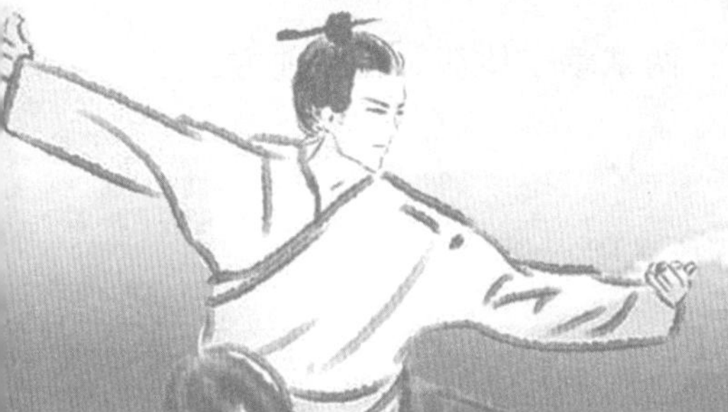

此功精选“鹤形步”“刚柔鹤”两功中导引之法，仅有8式，练法简单，架式美观，动作舒展。练之可抻筋拔骨，活血通络，疏导诸脏，使人浑身轻松；亦可转换心境，醒脑明目，开胸顺气，使人精神愉快。

明代高濂《遵生八笺》载曰：“四肢亦欲得小劳，譬如户枢终不朽，熊鸟演法，吐纳导引，皆养生之术也。”闲暇之余，练上一会儿鹤形功，即可有利身心，特此推荐。

第一式　睡鹤初醒

【功法分解】

1. 两脚并步，正身站立；两掌垂于体侧。目视前方。（图2-1）

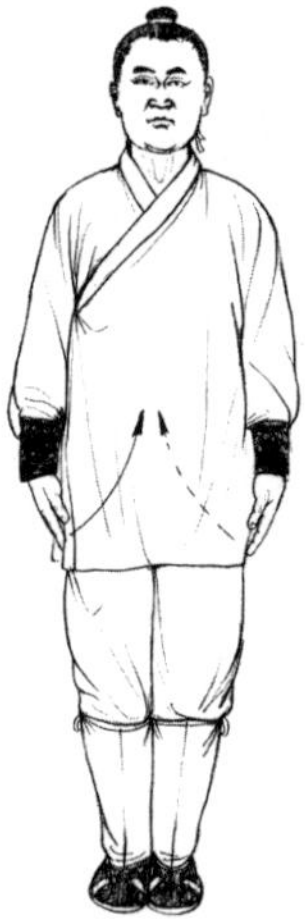

图2-1

2. 两掌向里上提，捧于小腹前，指尖相对，掌心向上。目视前下方。（图2–2）

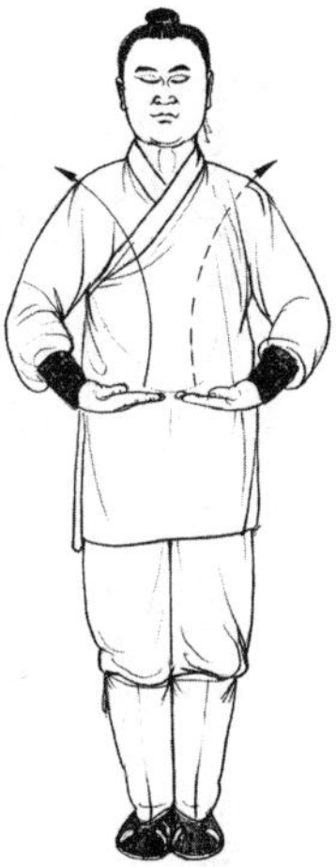

图2–2

3. 两掌上捧，翻转托起，置于两肩前上侧（屈肘竖臂），掌心向上，指尖斜向后。目光前视。（图2–3）

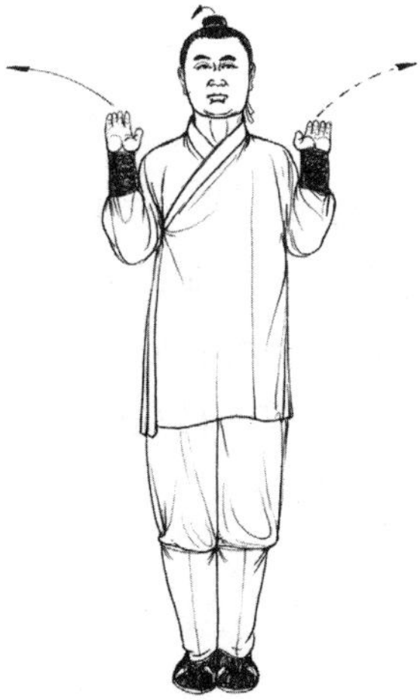

图2–3

4. 两掌向两侧伸举（两臂屈肘略成半弧状，上臂平肩），掌心向上，指尖斜向后外方，约与腮平；同时，头部上仰。目光上视。（图2–4）

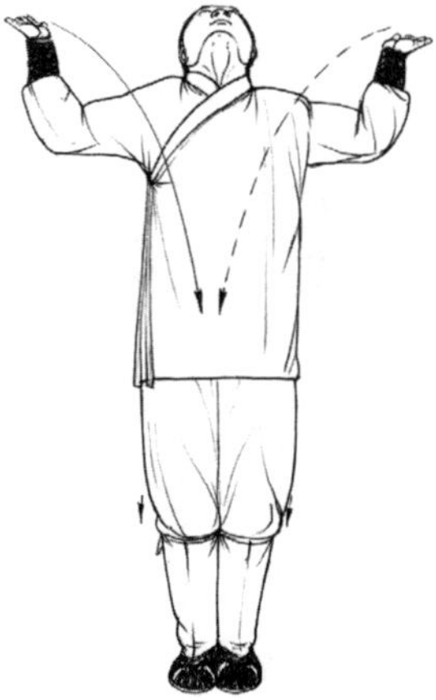

图2–4

5. 两掌向里、向下划弧，按于小腹前，掌心向下，指尖相对；同时，两膝向下屈蹲。目视前下方。（图2–5）

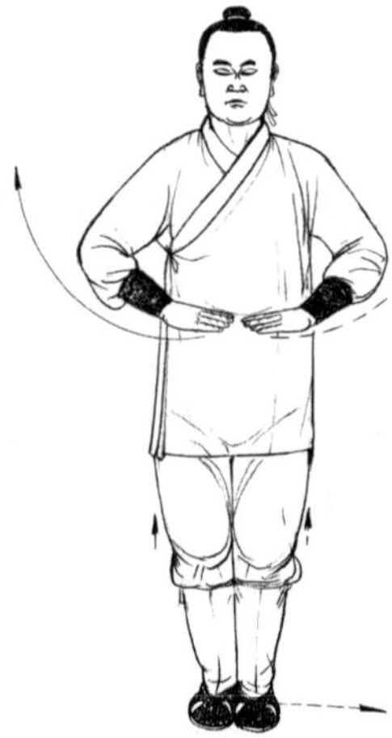

图2–5

6. 左脚向左横开一步，成大开步，两腿伸直；同时，两掌分向两侧，上提伸托（肘部略屈），掌心向上，指尖向外，稍低于肩。目视前方。（图2–6）

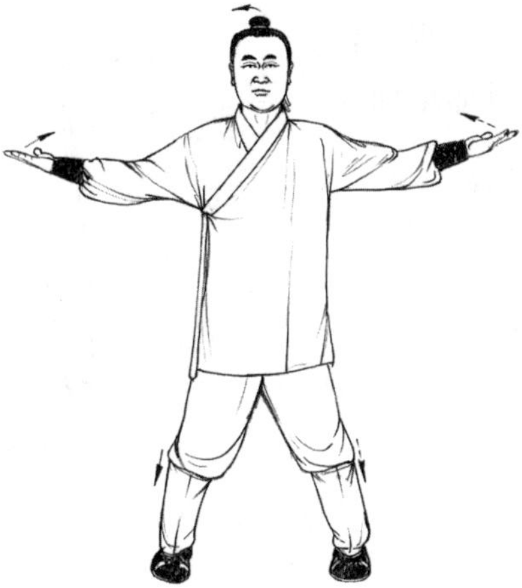

图2–6

7. 身体下沉，两腿屈膝下蹲成马步；同时，抬头翘尾（尾闾向后上提劲），脊柱反弓；展臂扩胸，沉肩落肘。目光上视。（图2–7）

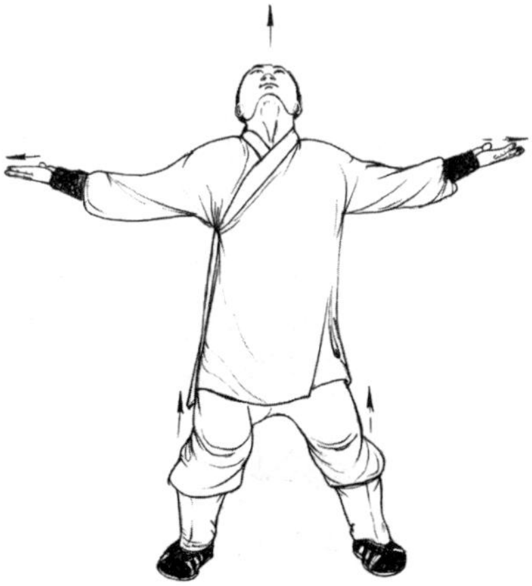

图2–7

8. 两腿伸直，立身；同时，下颌内收，头面转正；两掌稍向外伸，肘部略屈。目视前方。（图2-8）

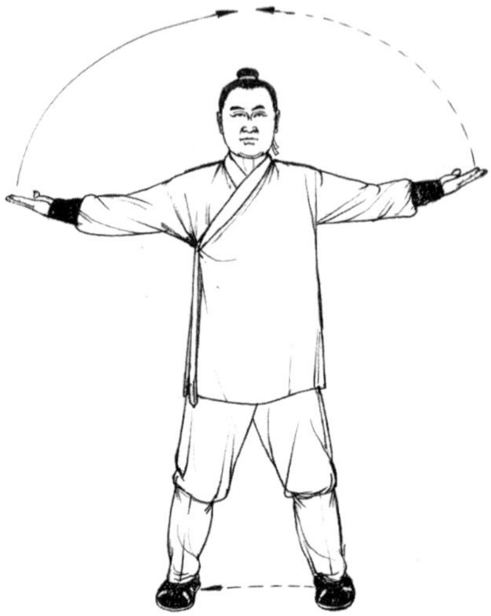

图2-8

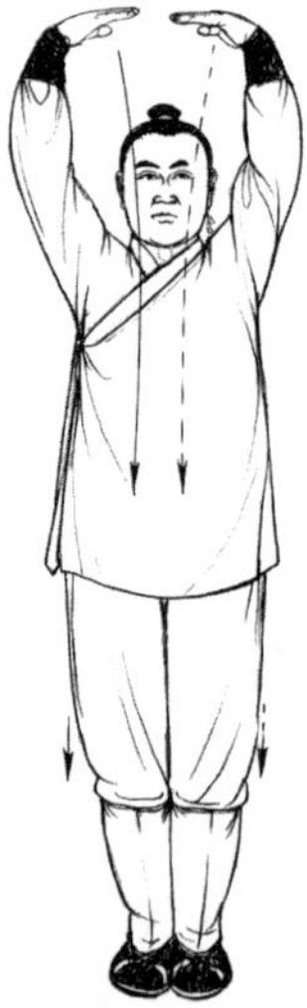

图2-9

9. 左脚内收，两脚并步，正身站立；同时，两掌向里、向上划弧，举于头顶上方（肘部略屈），两腕里勾，指尖相对，掌心向下。（图2-9）

10. 两掌下按至小腹前，指尖相对，掌心向下；同时，两膝下蹲。目视前下方。（图2-10）

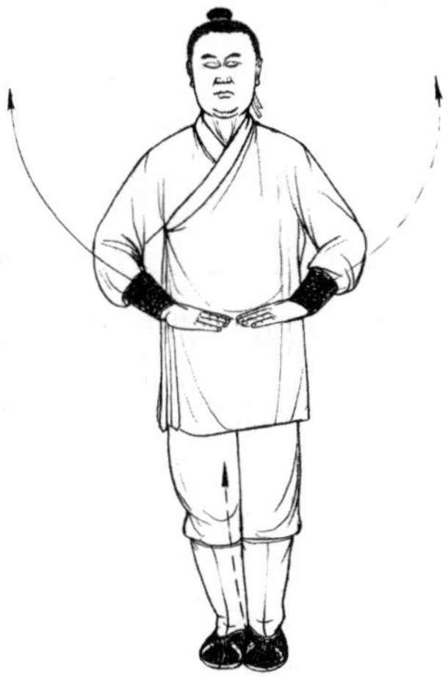

图2-10

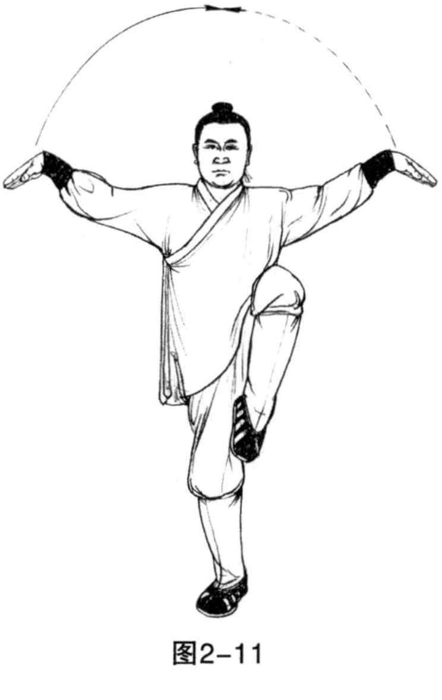

图2-11

第二式　展翅欲飞

【功法分解】

1. 接上式。重心右移，左腿屈膝提起，成右独立步；同时，两掌向两侧展臂扬起（如鹤展翅），掌心向下，指尖斜向外下方，沉肘勾腕，腕背约与耳平。目视前方。（图2-11）

2．两掌直臂上举（身体有上升提劲之感），置于头顶正上方，两腕相接（屈腕），指尖向外，掌心向下，虎口在前。（图2–12）

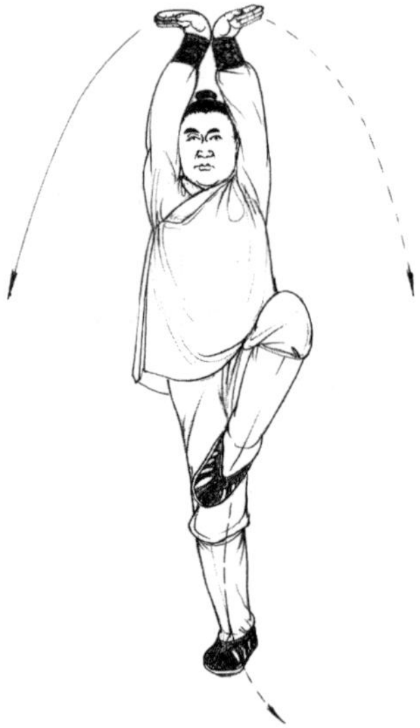

图2–12

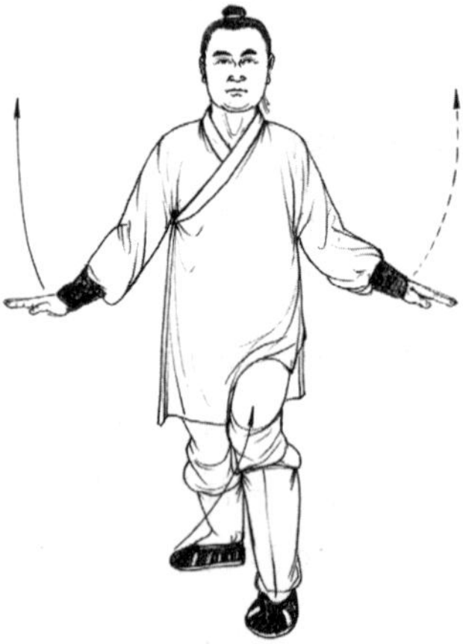

图2–13

3．左脚向前方落步，两腿成左弓步；同时，两掌下按于身体两侧（两臂略屈），掌心向下，指尖向外，约与腰平。（图2–13）

4. 重心左移，右腿屈膝提起，成左独立步；同时，两掌向两侧展臂扬起（如鹤展翅），掌心向下，指尖斜向外下方，沉肘勾腕，腕背约与耳平。（图2–14）

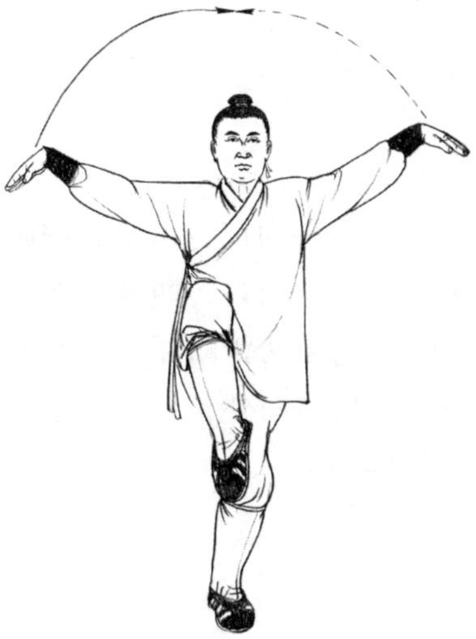

图2–14

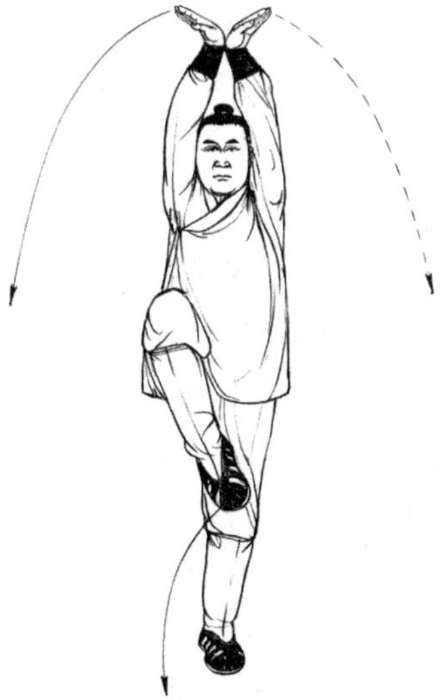

图2–15

5. 两掌直臂上举（身体有上升提劲之感），置于头顶正上方，两腕相接（屈腕），指尖向外，掌心向下，虎口在前。（图2–15）

6. 右脚向前方落步，两腿成右弓步；同时，两掌下按于身体两侧（两臂略屈），掌心向下，指尖向外，约与腰平。（图2–16）

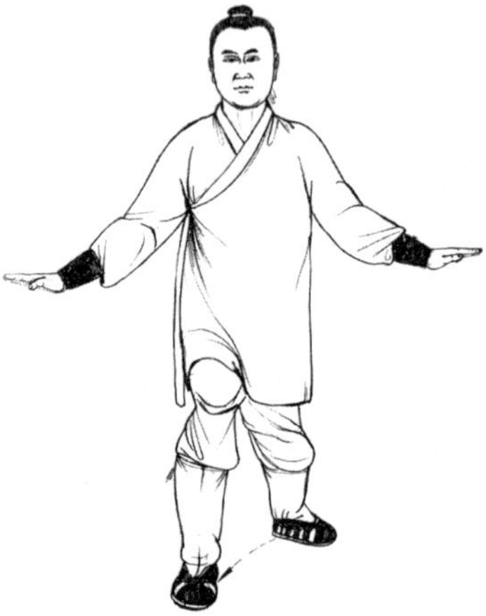

图2–16

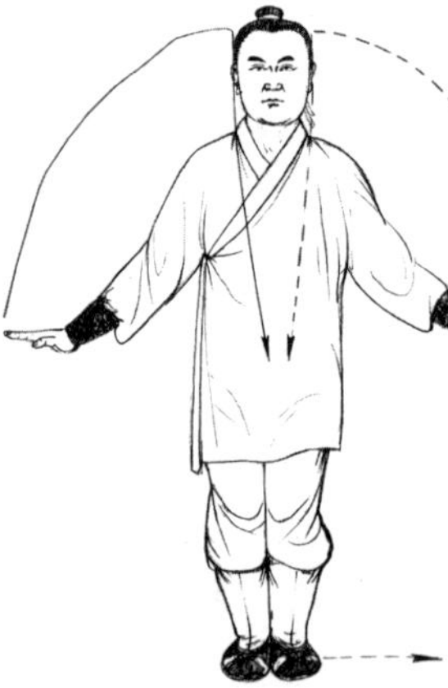

图2–17

7. 上述动作，两腿交替，反复练习。

8. 左脚上步，两脚并步，两腿稍屈；两掌不变。（图2–17）

第三节　仙鹤摆胯

【功法分解】

1. 接上式。左脚向左横跨一步（两脚间距宽超两肩），两腿成高马步；同时，两掌向上、向里划弧至额侧，再一起下按至小腹前，掌心向下，指尖相对。目视前下方。（图2-18）

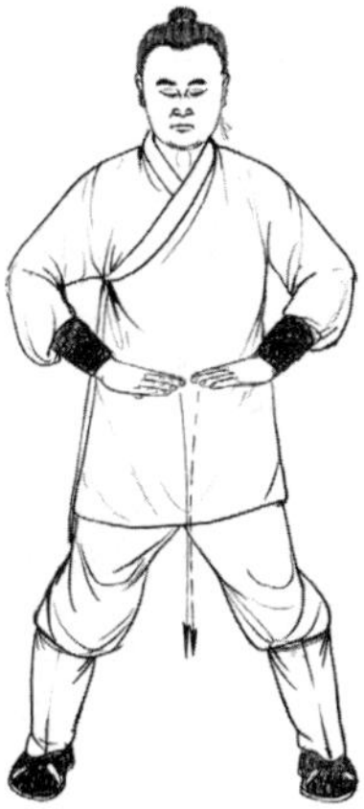

图2-18

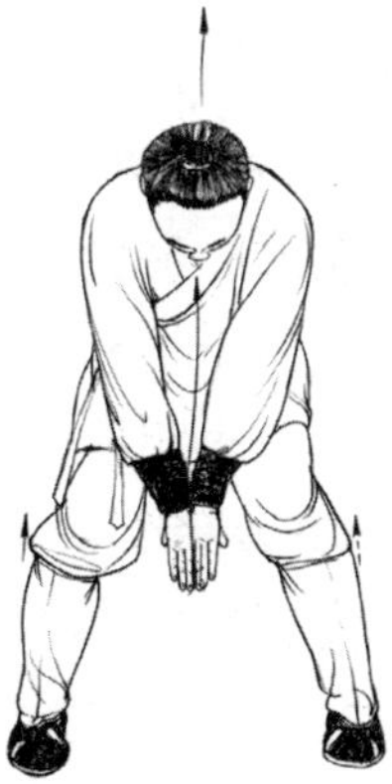

图2-19

2. 两掌下插，两臂伸直，掌背相贴，指尖向下，低于两膝；同时，上身前俯，低头弯腰。目视两掌。（图2-19）

3. 两腿伸直，上身立起，挺胸收腹；同时，两掌外旋，提于胸前，掌背相贴，指尖向上。目视两掌。（图2-20）

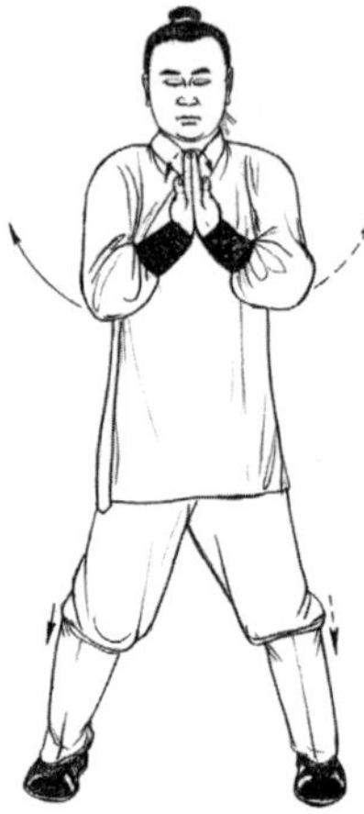

图2-20

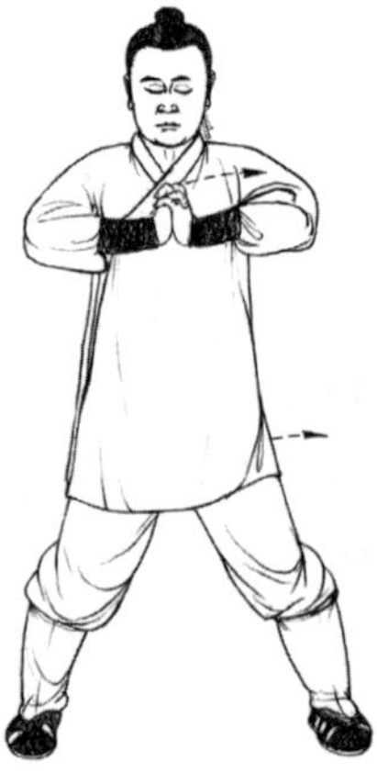

图2-21

4. 两肘外张，前臂横于胸前，肘尖向外；两掌后旋，十指相扣，两腕立起，掌根相抵；同时，两腿屈膝稍蹲，成高马步。（图2-21）

5. 两手（仍相扣）向左推送，至左肩前下侧，左肘向左撑起；同时，胯部向左摆动。目视左肘。（图2–22）

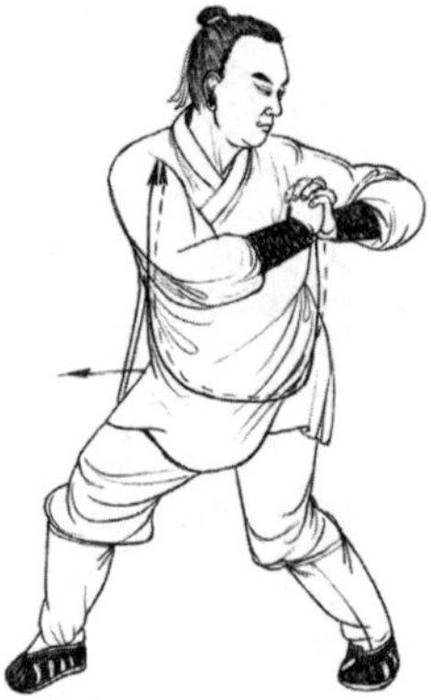

图2–22

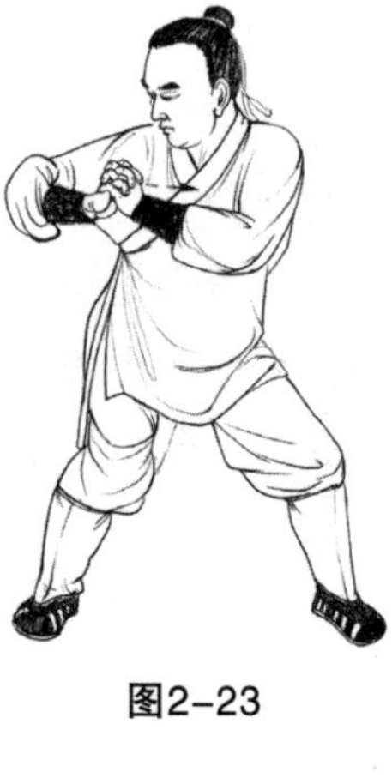

图2–23

6. 两手（仍相扣）向右推送，至右肩前下侧，右肘向右撑起；同时，胯部向右摆动。目视右肘。（图2–23）

7. 上述动作，左右连续，可反复练习。

8. 两手（仍相扣）收至胸前；两腿转成正马步（中势）。目视前方。（图2–24）

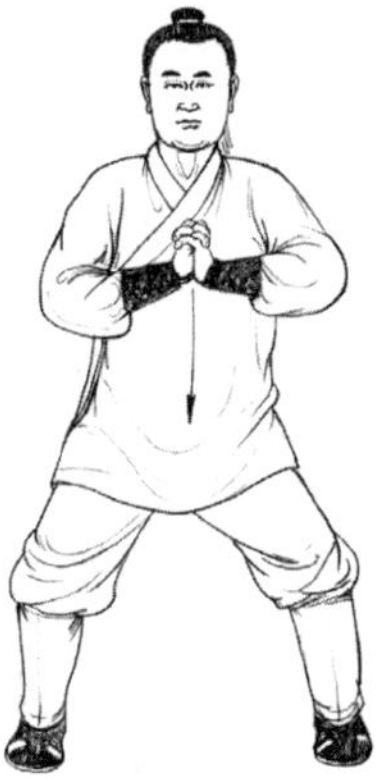

图2–24

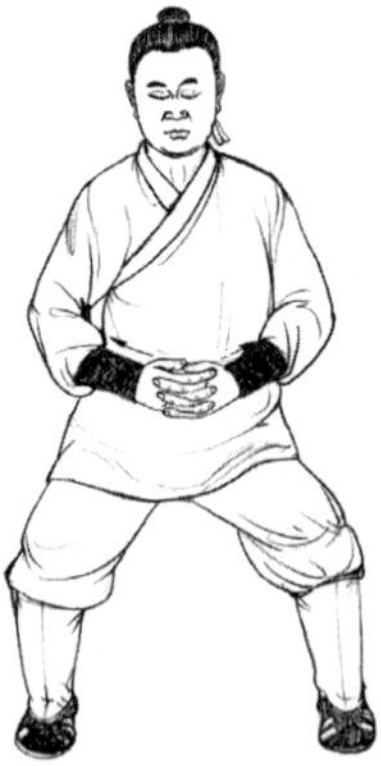

图2–25

9. 两手下落，掌根分开（十指仍相交），掌心向里，抱住小腹。目视前下方。（图2–25）

10. 两掌松开，外拉至两腰间，掌面贴身，虎口向上；头稍下低。（图2-26）

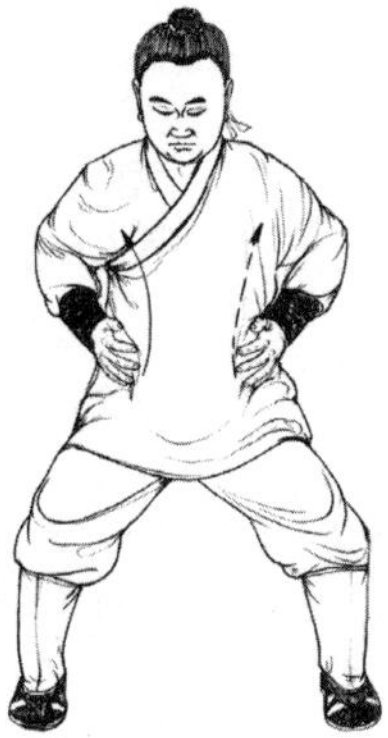

图2-26

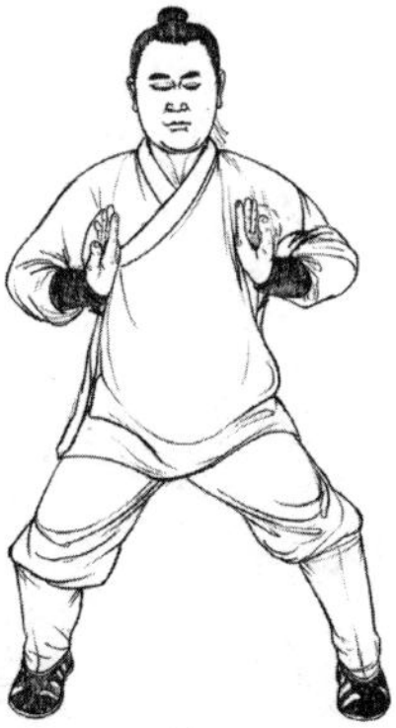

图2-27

11. 两掌上提外旋，使掌外沿贴于胸侧，指尖向上，掌心向外。（图2-27）

12. 两掌内旋，从腋下伸至背后，置于肩胛下侧，掌背贴身，虎口在上。（图2-28、图2-28附图）

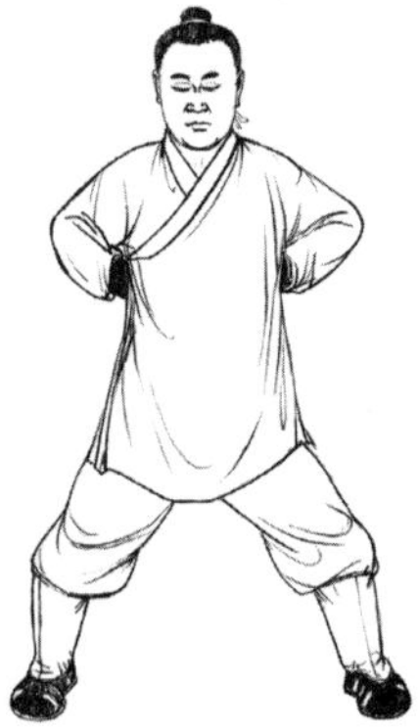

图2-28

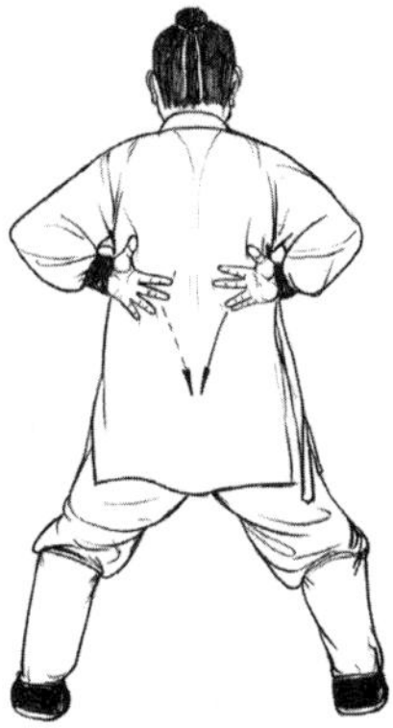

图2-28附图

13. 两掌背贴身向里下摩，至腰部（约命门穴两侧），指尖向下。（图2-29）

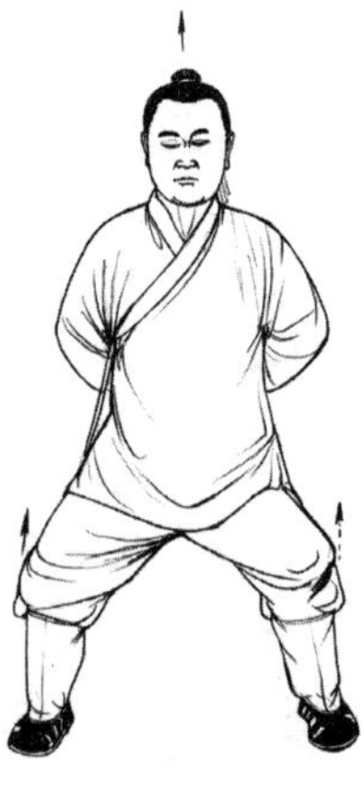

图2-29

14. 两腿伸膝（大开步）；上身立起，头面转正。目视前方。（图2-30、图2-30附图）

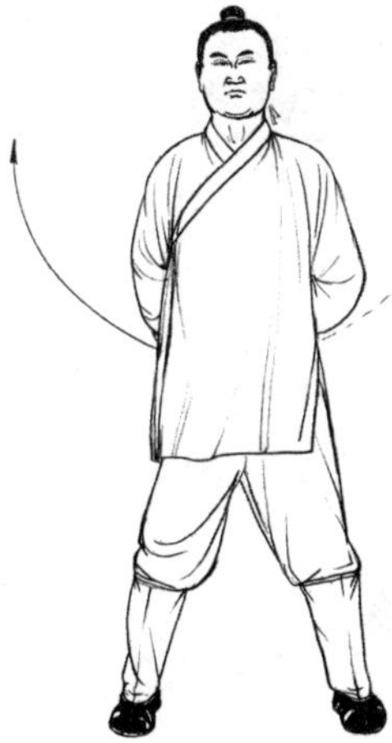

图2-30

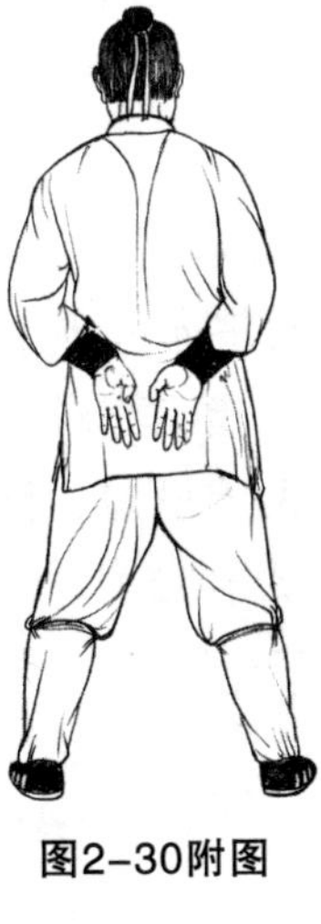

图2-30附图

15. 两掌向两侧展臂抬起，掌心向上，指尖向外，高与肩平。（图2-31）

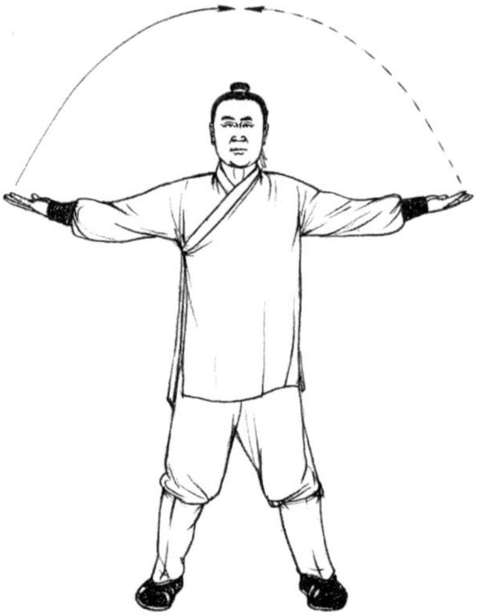

图2-31

16. 两掌向头顶上方划弧里合，指尖相对，掌心向下，两腕里勾。目视两掌。（图2-32）

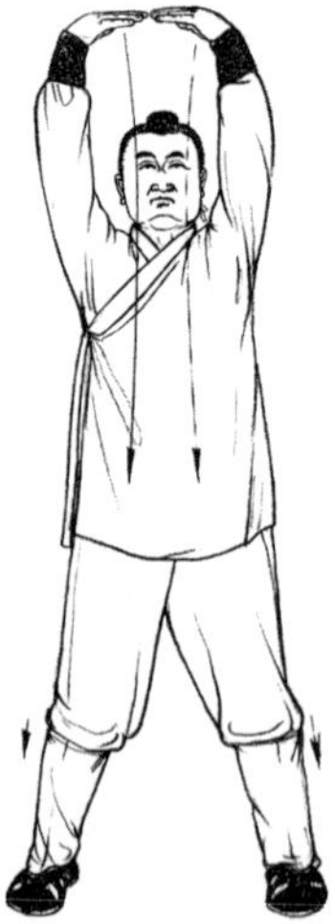

图2-32

17. 两掌向前下按，置于小腹两侧，指尖相对，掌心向下；同时，两腿向下屈蹲成马步。目视前下方。（图2–33）

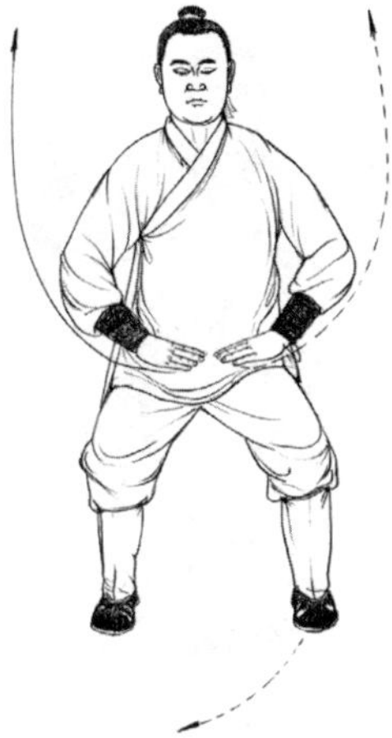

图2–33

第四式　丹鹤回首

【功法分解】

1. 接上式。左脚向正前方上步，重心前移，两腿成左弓步；同时，两掌向外、向上划弧，举于头部前外侧，屈肘竖臂，掌心向前，指尖向上，稍高过顶。目视前方。（图2–34）

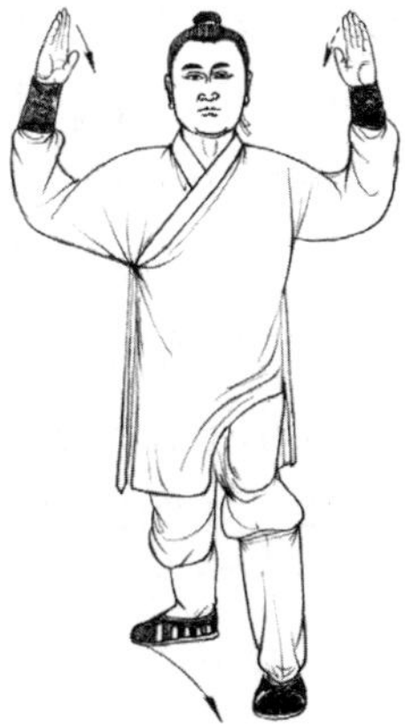

图2–34

2. 右脚上步于左脚内侧，脚尖点地，成右丁步；同时，沉肩坠肘，两掌稍向下落，指尖约与眉平。（图2–35）

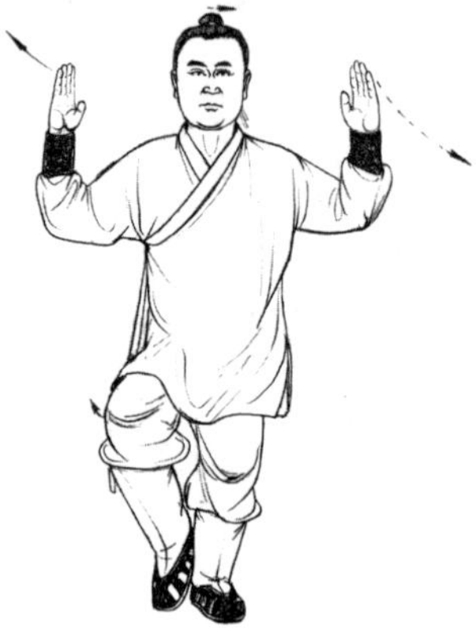

图2–35

3. 重心左移，右膝稍向右摆，头部左转；同时，左掌向左下方伸，肘部略屈，掌心向上，指尖向左，稍低于肩；右掌向右上方提，臂成半弧状，掌心向左，指尖向上，高过头顶。目视左掌。（图2–36）

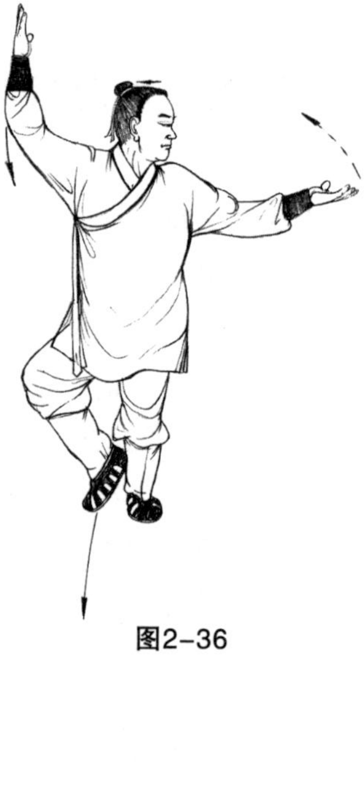

图2–36

4. 右脚向正前方上步，成右弓步；同时，向右回身，面向前方；左掌向上提起，右掌稍向下落，两掌举于头部前外侧，两臂略成半弧状（上臂平肩），掌心向前，指尖向上，稍高过顶。目视前方。（图2-37）

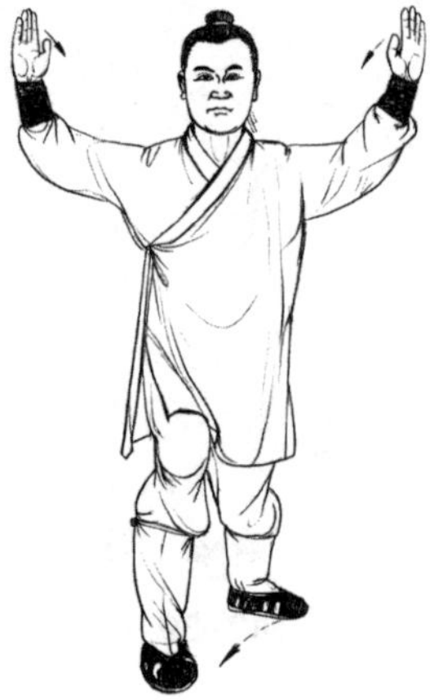

图2-37

5. 左脚上步至右脚内侧，脚尖点地成左丁步；同时，沉肩坠肘，两掌稍向下落，指尖约与眉平。目视前方。（图2-38）

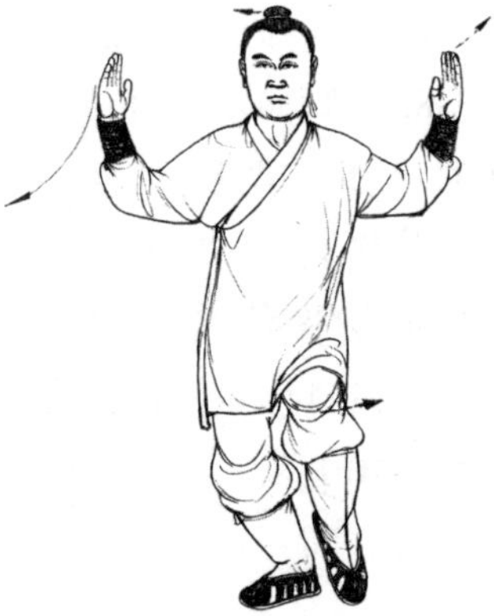

图2-38

6. 重心左移，左膝稍向左摆，头部右转；同时，右掌向右下方伸，肘部略屈，掌心向上，指尖向右，稍低于肩；左掌向左上方提，臂成半弧状，掌心向右，指尖向上，高过头顶。目视右掌。（图2–39）

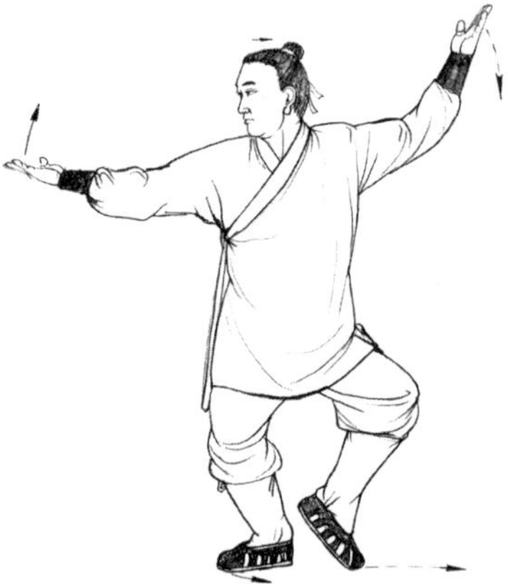

图2–39

7. 上述动作，连续进步，可反复练习。（图略）

8. 左脚向左横开一步，成大开步，两腿伸直；同时，左掌下落，右掌上提，两掌成侧平伸势，掌心向上，指尖向外。目视前方。（图2–40）

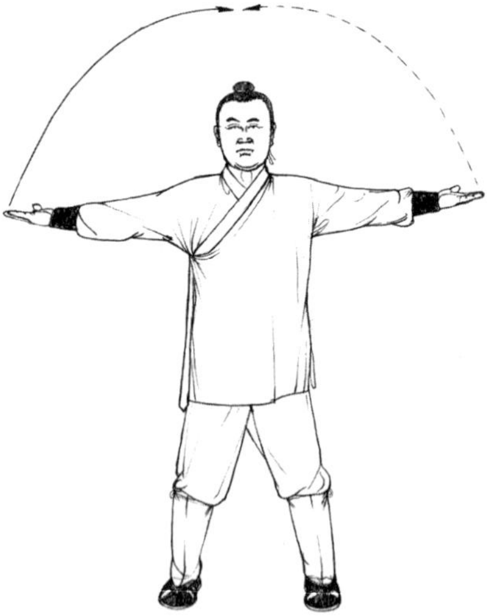

图2–40

9. 两掌向头顶上方划弧里合，指尖相对，掌心向下。（图2-41）

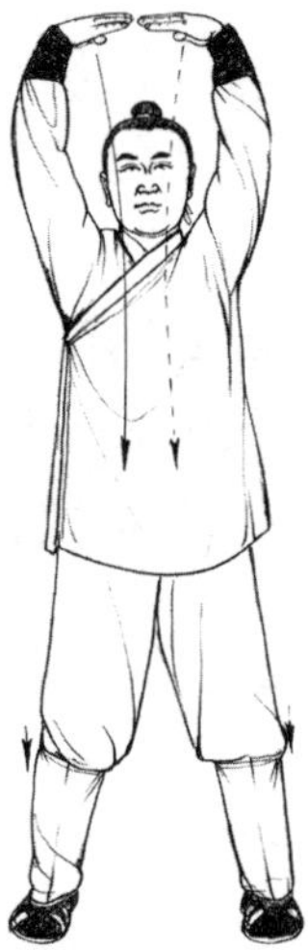

图2-41

10. 两掌向前下方按，置于小腹两侧，指尖相对，掌心向下；同时，两腿屈蹲成高马步。（图2-42）

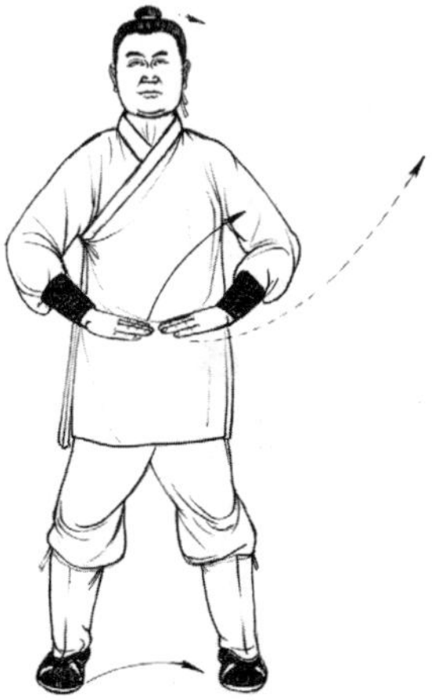

图2-42

第五式　寒鹤漱羽

【功法分解】

1. 接上式。重心左移，右脚收至左脚内侧，脚尖点地，成右丁步；同时，左掌向左、向上划弧，直臂伸插，掌心向下，指尖向左，高与肩平；右掌向左、向上划弧，摆至左肘里侧，掌心向下，指尖向左。目视左掌。（图2-43）

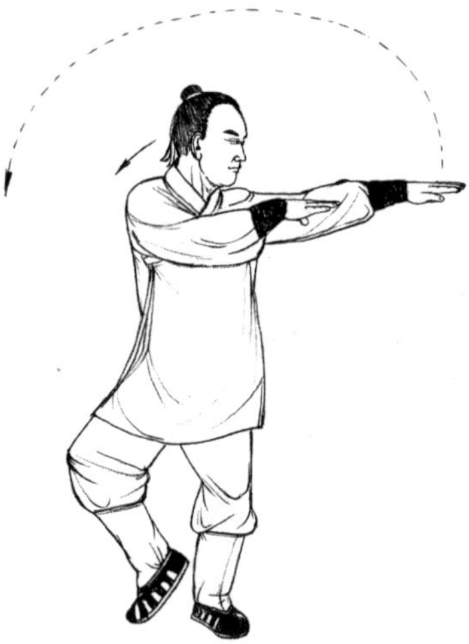

图2-43

2. 右膝外展，上身向右侧翻转下压；同时，左掌向上、向右划弧，环臂于头顶上方，掌心向右，指尖斜向右下方；右掌顺势侧贴于左腋下，指尖斜向上，掌心向左。目视右下方。（图2–44）

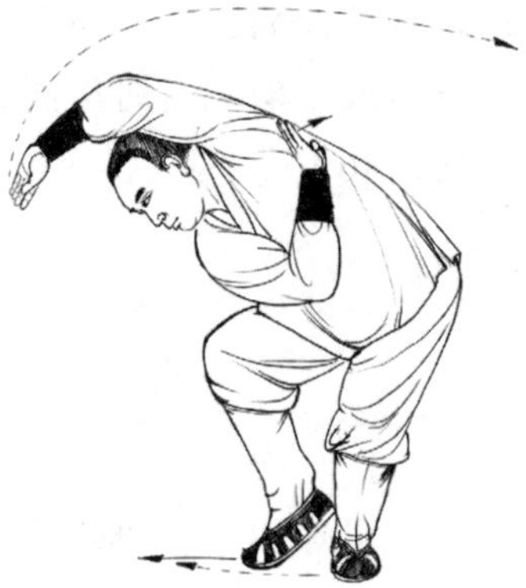

图2–44

3. 右脚向右开步，重心右移，右膝微屈；左脚收至右脚内侧，脚尖点地，成左丁步；同时，上身左转立起，两掌返回第1动。目视左掌。（图2–45）

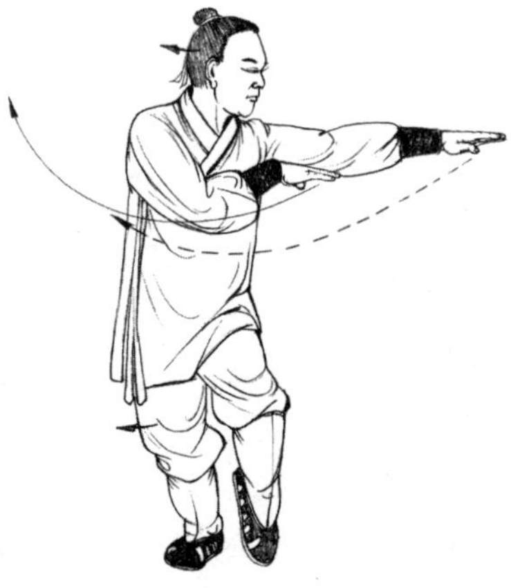

图2–45

4. 左膝稍向外展，上身右转；同时，右掌向下、向右划弧，直臂伸插，掌心向下，指尖向右，高与肩平；左掌向下、向右划弧，摆至右肘里侧，掌心向下，指尖向右。目视右掌。（图2-46）

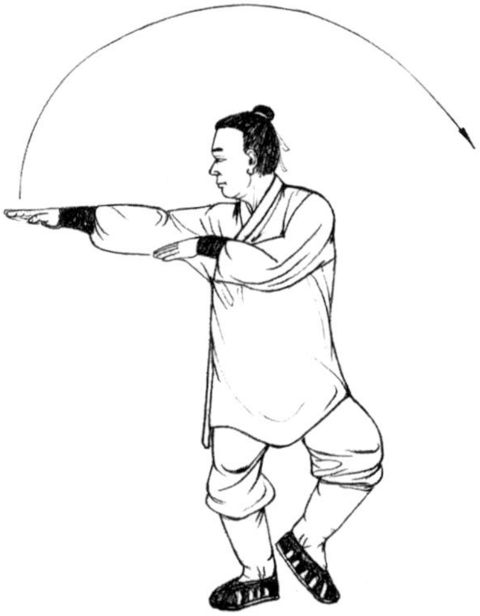

图2-46

5. 左膝外展，上身向左侧翻转下压；同时，右掌向上、向左划弧，环臂于头顶上方，掌心向左，指尖斜向左下方；左掌顺势侧贴于右腋下，指尖斜向上，掌心向右。目视左下方。（图2-47）

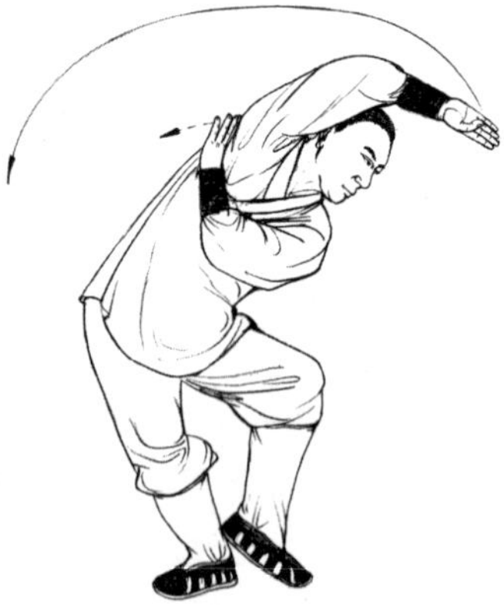

图2-47

6. 上身右转立起，两掌返回第4动。目视右掌。（图2-48）

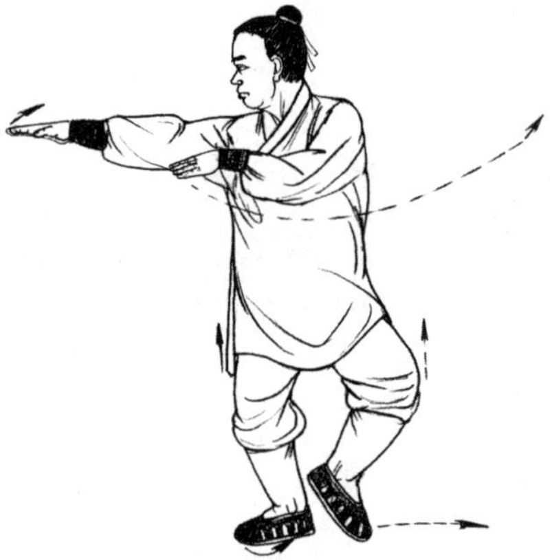

图2-48

7. 上述动作，一左一右，可反复练习。

8. 左脚向左横开一步，成大开步，两腿伸直；同时，左掌向左、向上划弧，右掌翻转，两掌成侧平伸势，掌心向上，指尖向外。目视前方。（图2-49）

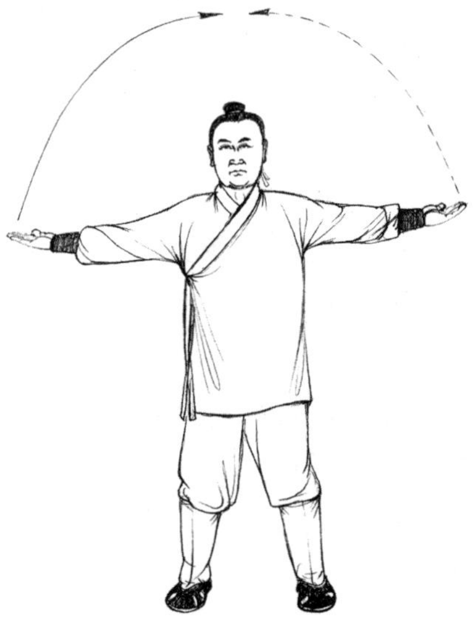

图2-49

9. 两掌向头顶上方划弧里合，指尖相对，掌心向下。目视前上方。（图2–50）

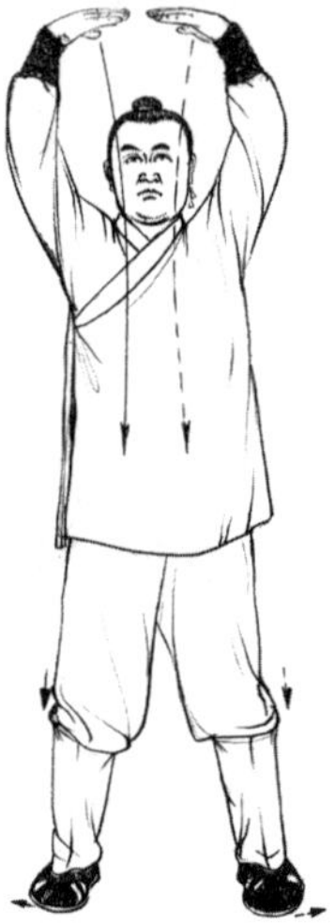

图2–50

10. 两掌向前下方按，置于小腹两侧，指尖相对，掌心向下；同时，两腿屈蹲成高马步。目视前下方。（图2–51）

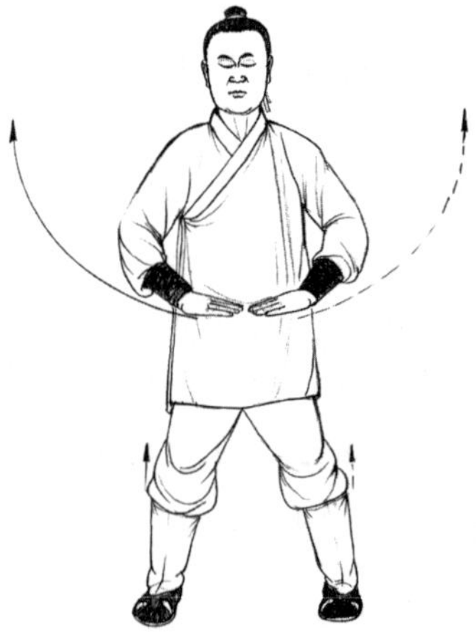

图2–51

第六式　仙鹤寻虾

【功法分解】

1. 接上式。两腿伸直，成大开步；同时，两掌向外、向上划弧，成侧平伸势，掌心向上，指尖向外。目视前方。（图2–52）

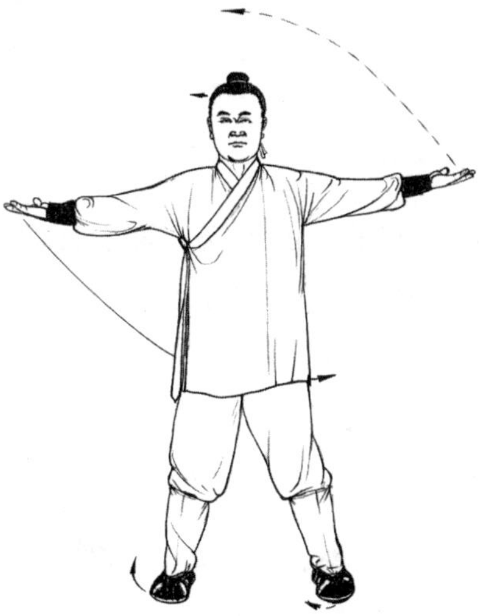

图2–52

2. 身体右转约90°，左脚内扣，右脚外展（脚尖翘起，脚跟着地），成右高虚步；同时，右掌向右下方划弧，直臂伸于右臀之后，勾腕翘指，掌心向上，指尖斜向后上方；左掌向上划弧，直臂伸举于头顶上方，掌心向上，指尖斜向后。目视前方。（图2-53）

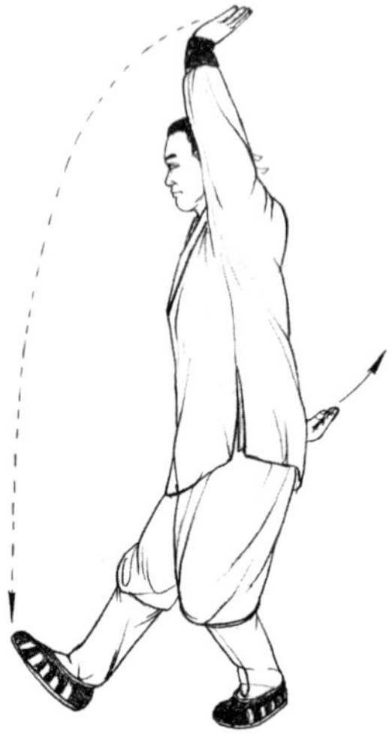

图2-53

3. 身向前俯，左掌向前下按，置于右脚尖上方（也可按住脚尖），指尖斜向前，掌心向下；同时，右掌顺势向后上扬，指尖向上，掌背向后。目视左掌。（图2-54）

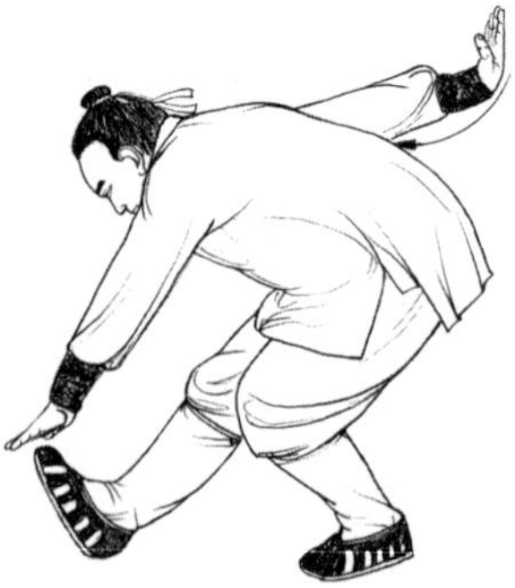

图2-54

4. 右掌屈肘收于右腰间，掌心向内，指尖向下，肘尖斜向后上方；余势不变。（图2-55）

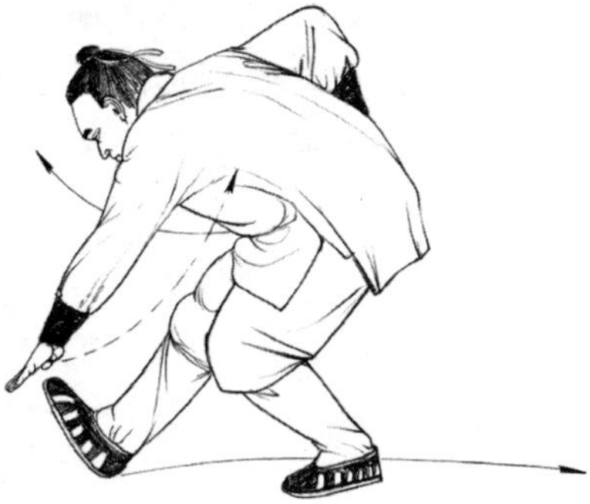

图2-55

5. 右脚后撤一步，重心后移，上身立起，两腿稍屈（约成左高虚步）；同时，右掌向左划弧前伸，高与胸平，肘部略屈，掌心向上，指尖向前；左掌上提，置于腋下，掌面贴身，指尖向下。目视右掌。（图2-56）

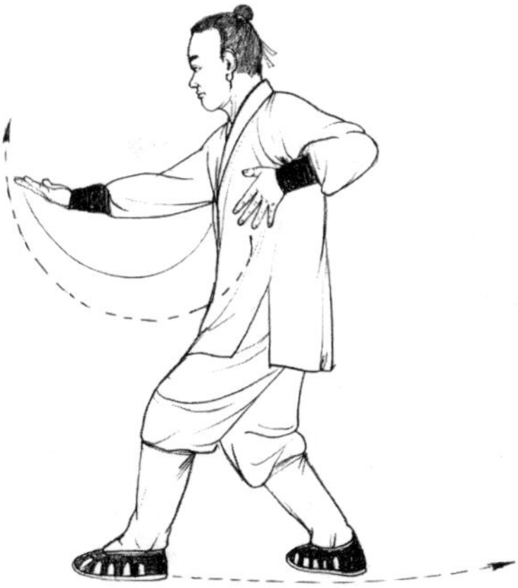

图2-56

6. 左脚向后撤步，重心后移，约成右高虚步；同时，左掌向下、向前、向上划弧伸插，肘部伸直，掌心向下，指尖向前，高与肩平；右掌向下、向后划弧上提，置于右腰际，掌心向内，指尖向下。目视左掌。（图2–57）

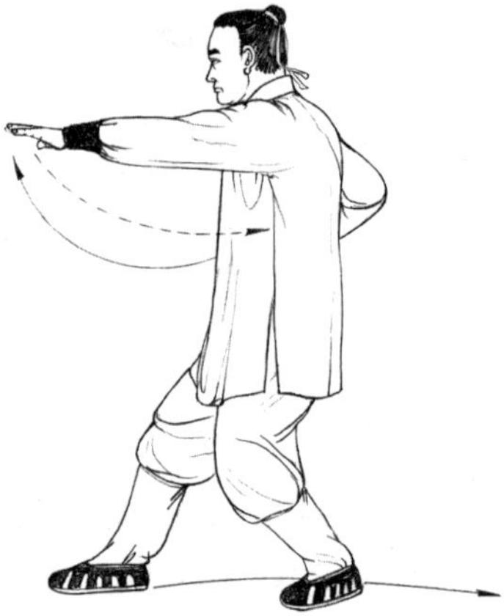

图2–57

7. 撤右步；插右掌；收左掌。练法同上。（图2–58）

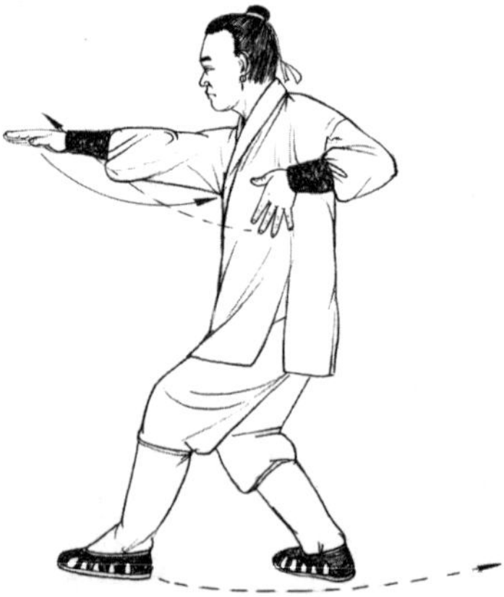

图2–58

8. 撤左步；插左掌；收右掌。练法同上。（图2–59）

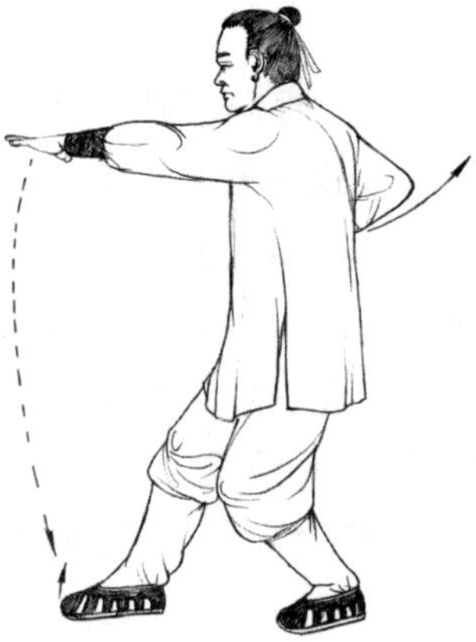

图2–59

9. 右脚尖向上翘起，重心后移；同时，身体前俯，左掌直臂下按于右脚尖上方（也可按住脚尖），指尖斜向前，掌心向下；右掌向后上摆，右臂伸直，掌心向外，指尖斜向后上方，高过头顶。目视左掌。（图2–60）

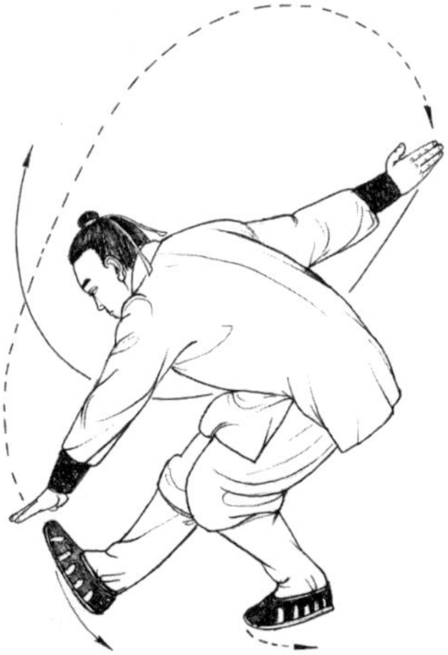

图2–60

10. 身向左转，两脚摆扣，成大开步，面向正前方；同时，右掌向下、向右、向上划弧，左掌向上、向左、向下划弧，两掌成侧平伸势，掌心向上，指尖向外。目视前方。（图2-61）

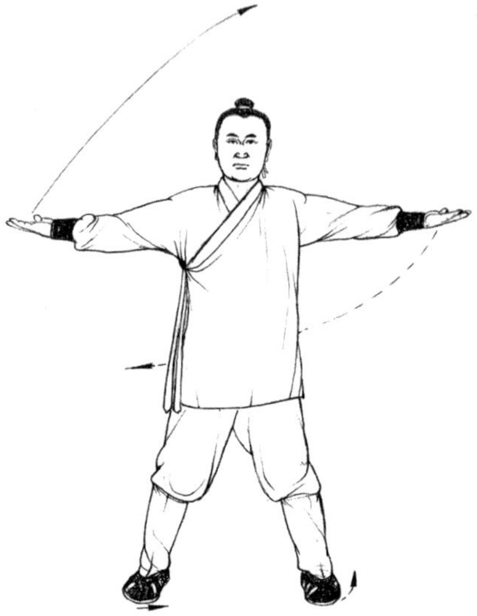

图2-61

11. 反向练习。（图2-62～图2-70）

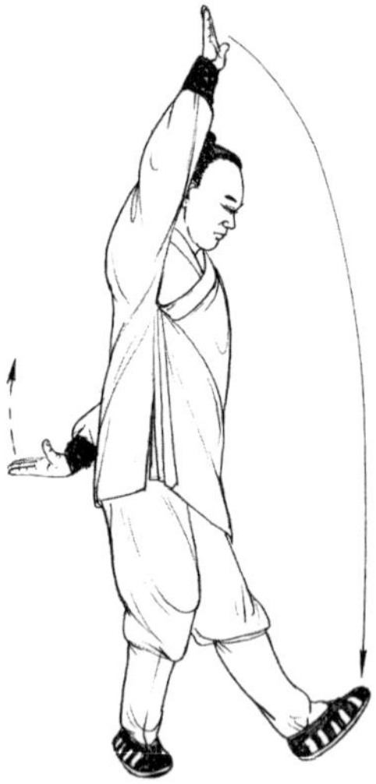

图2-62

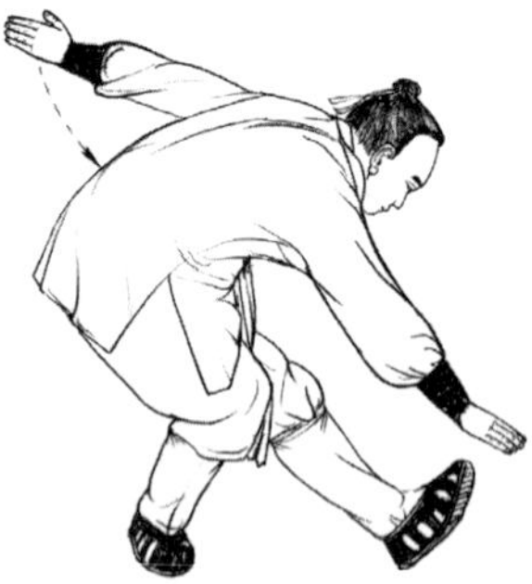

图2-63

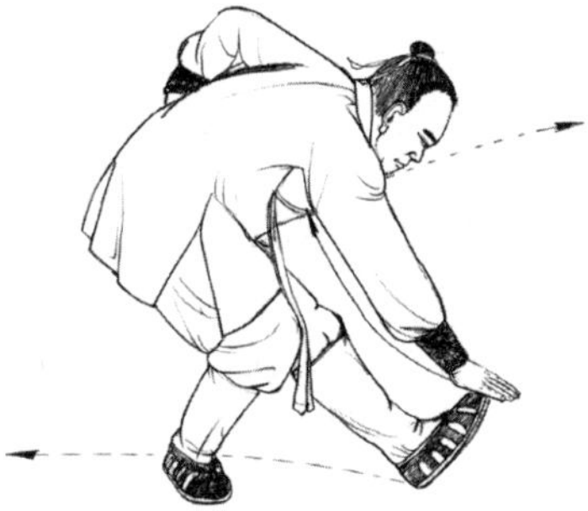
图2-64

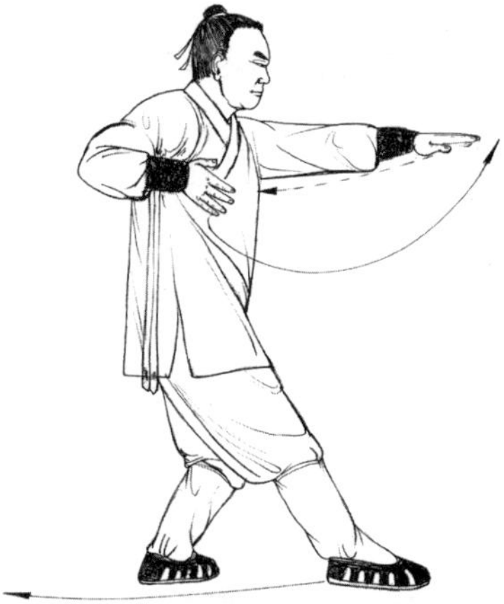
图2-65

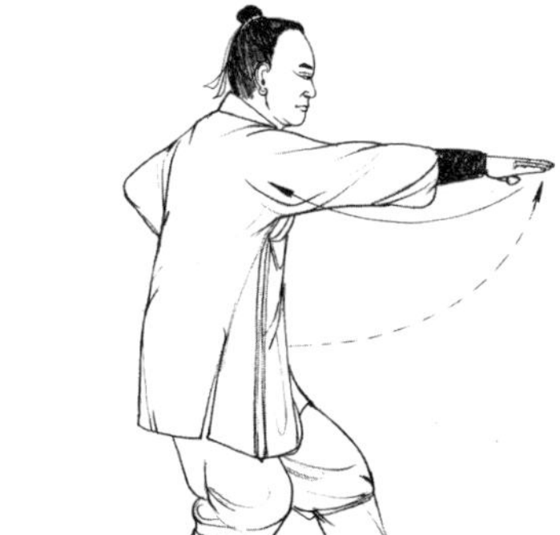
图2-66

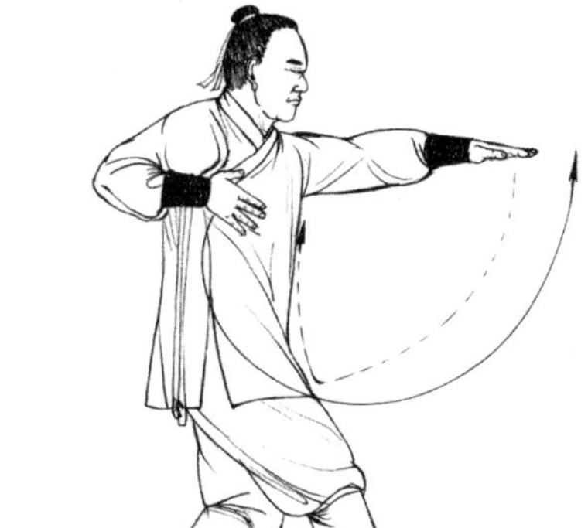
图2-67

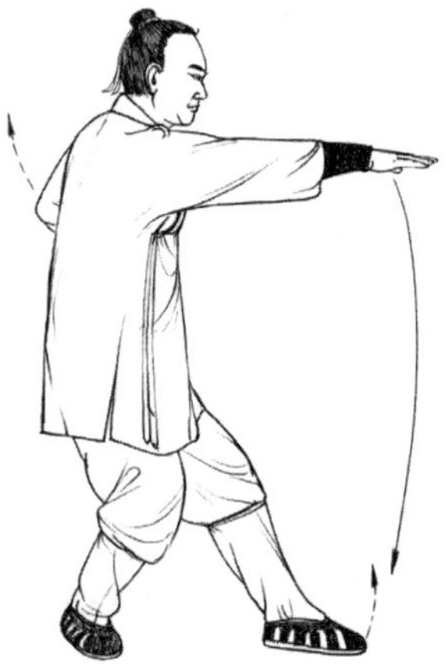

图2-68

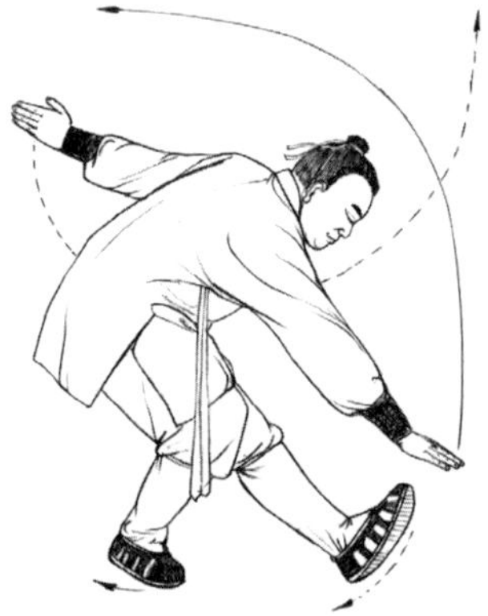

图2-69

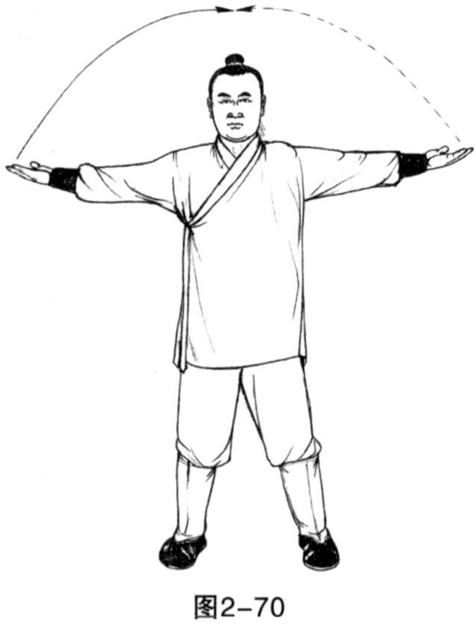

图2-70

12. 两掌向头顶上方划弧里合，指尖相对，掌心向下。目视前方。（图2-71）

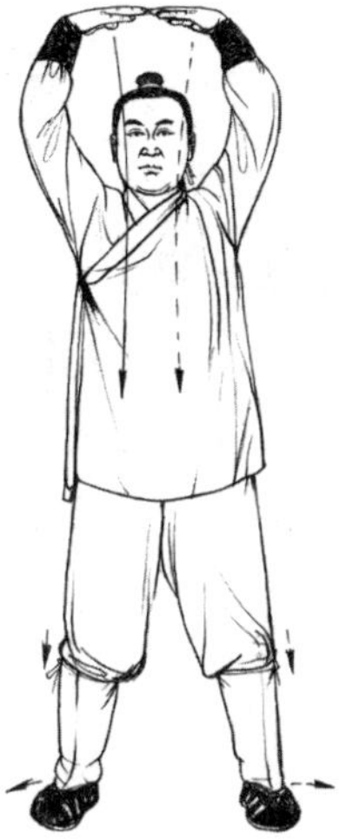

图2-71

13. 两掌向前下方按，置于小腹两侧，指尖相对，掌心向下；同时，两腿屈蹲成高马步。目视前下方。（图2-72）

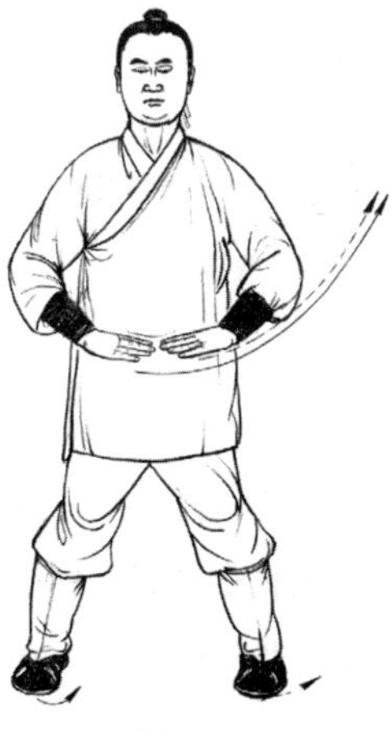

图2-72

第七式　瑞鹤踏雪

【功法分解】

1. 接上式。身体左转，两脚摆扣，成左虚步；同时，两掌成鹤嘴手，向左提起，食指、中指指尖斜向前上方，约与下颌平。目视两手。（图2–73）

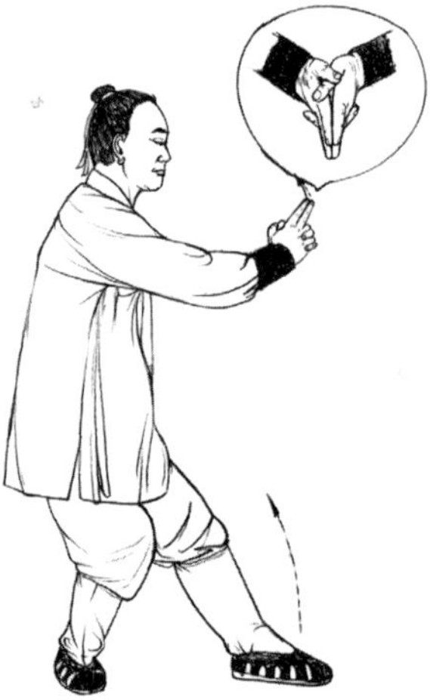

图2–73

鹤嘴手：两掌心相贴；食指、中指并紧伸直；无名指、小指相扣，屈按于掌背上；左大拇指扣按于右手食指根节骨凸，右大拇指扣按于左手拇指根节，近合谷穴部位。

2. 右腿伸直，左腿屈膝上提，膝头高与腹平，脚尖斜向前；同时，鹤嘴手前伸，稍向上起，指尖约与口平。（图2–74）

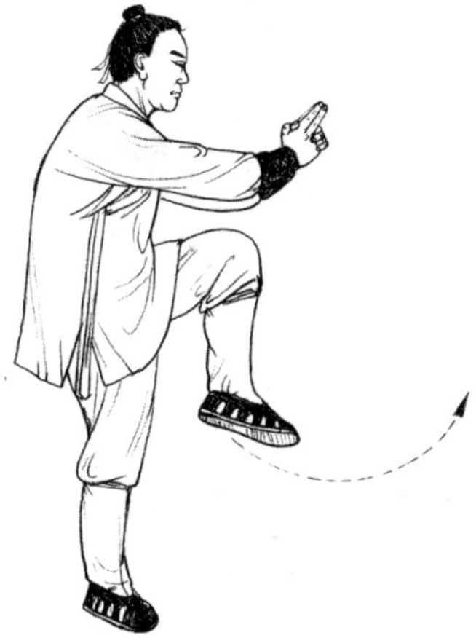

图2–74

3. 左脚向前蹬出，脚腕勾紧，脚尖向上，约与腹平。（图2–75）

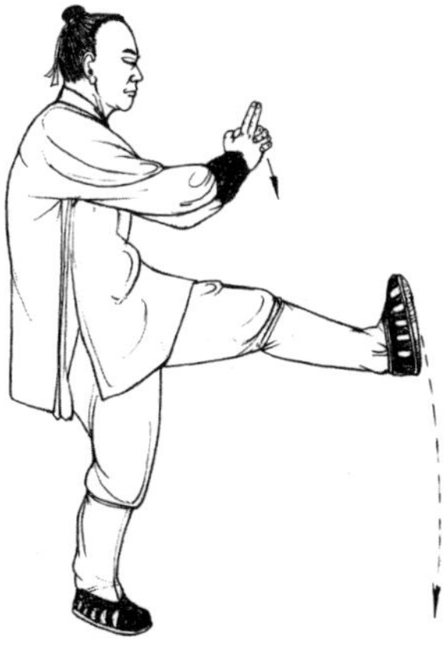

图2–75

4. 左脚前落，右腿稍屈，成左高跪步；同时，鹤嘴手稍向下落，约与下颌平。目视前方。（图2–76）

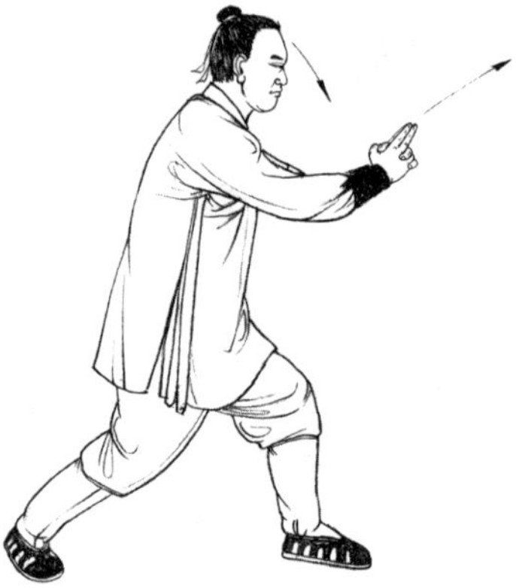

图2–76

5. 右膝伸直，成左弓步；同时，头向下低；鹤嘴手斜向前上方伸出，高过头部，两上臂贴耳。目视下方。（图2–77）

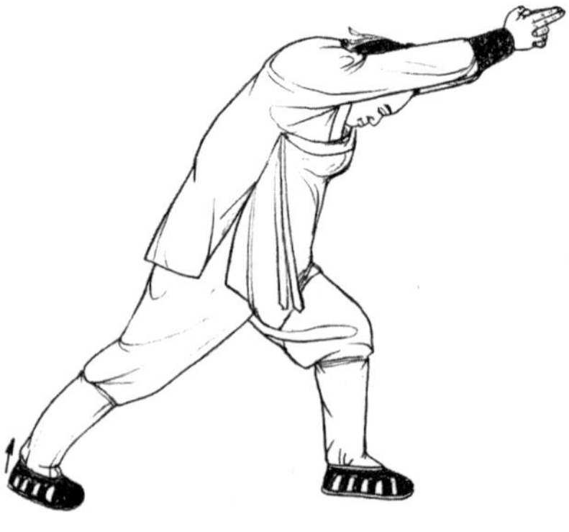

图2–77

6. 右脚蹬劲，脚后跟提起；同时，鹤嘴手向前上方直臂伸举（松肩拔背，抻劲放长）。（图2-78）

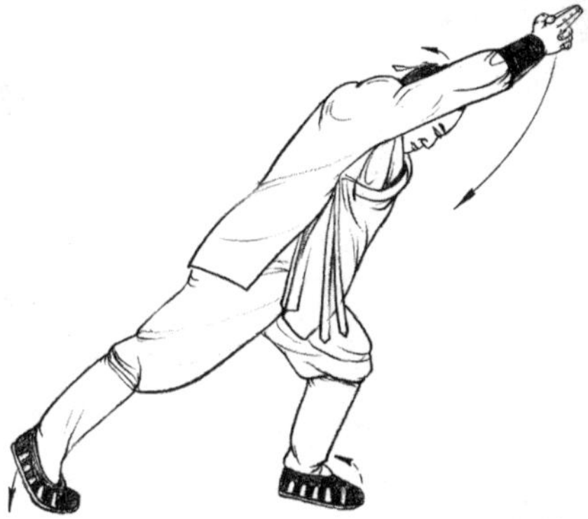

图2-78

7. 重心后移，右脚跟落地，右腿屈膝；左脚尖上翘，左腿伸直；同时，抬头挺胸，两臂沉肘，鹤嘴手下落，约与喉平，指尖斜向前上方。目视上方。（图2-79）

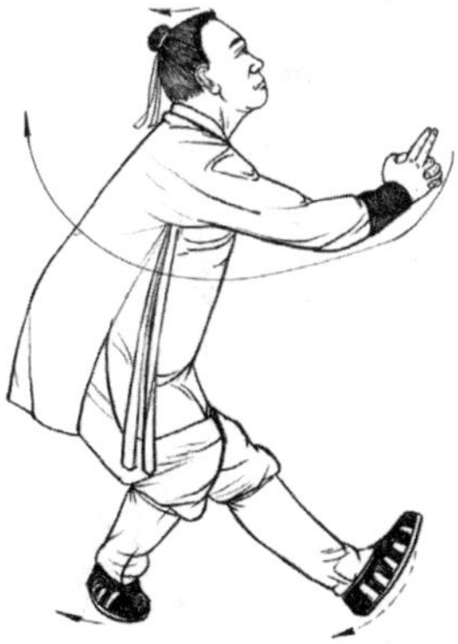

图2-79

8. 反向练习。（图2-80 ~ 图2-86）

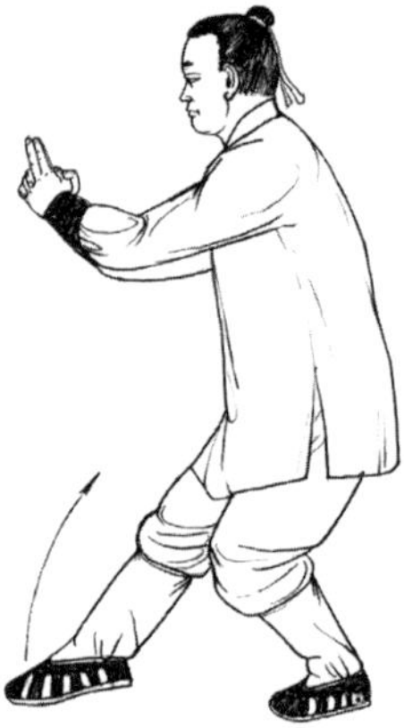

图2-80

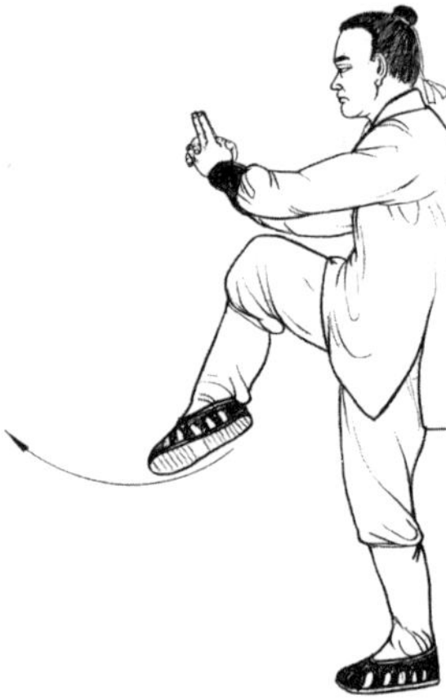

图2-81

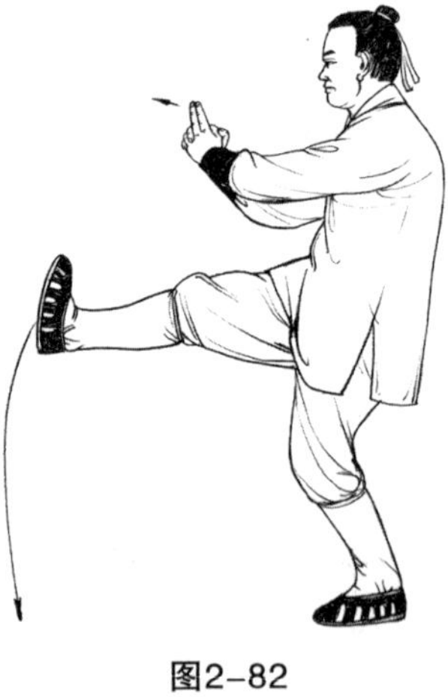

图2-82

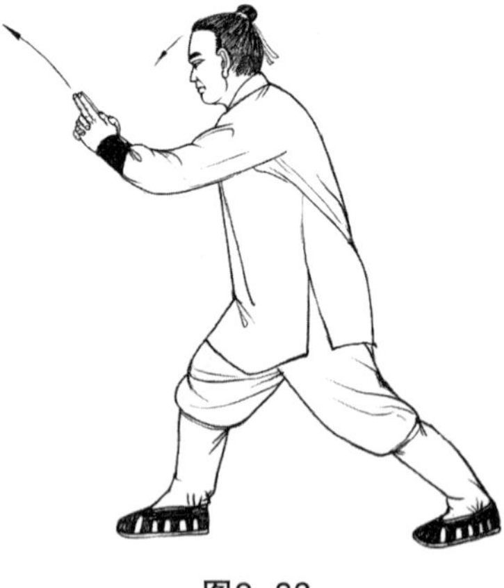

图2-83

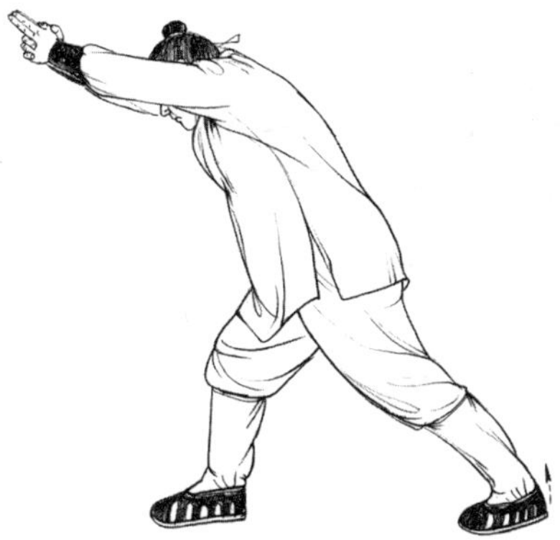

图2-84

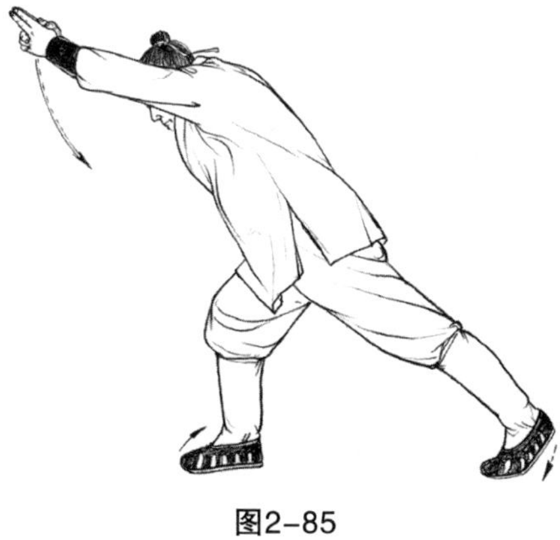

图2-85

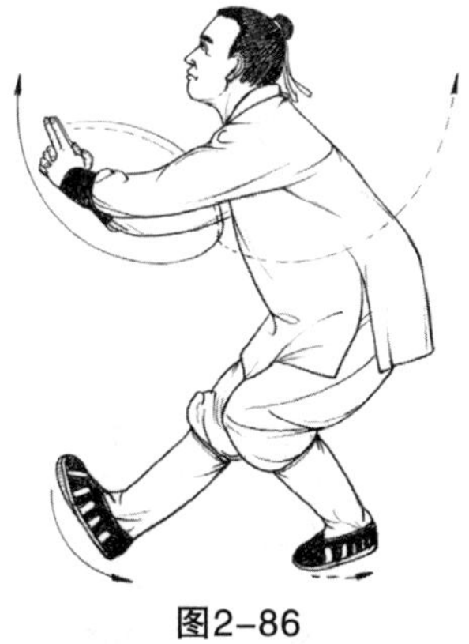

图2-86

9. 上述动作，一左一右，可反复练习。

10. 向左转身（面向正前），两脚摆扣，两腿伸直，成大开步；同时，两手松开，两掌成侧平伸势，掌心向上，指尖向外。目视前方。（图2-87）

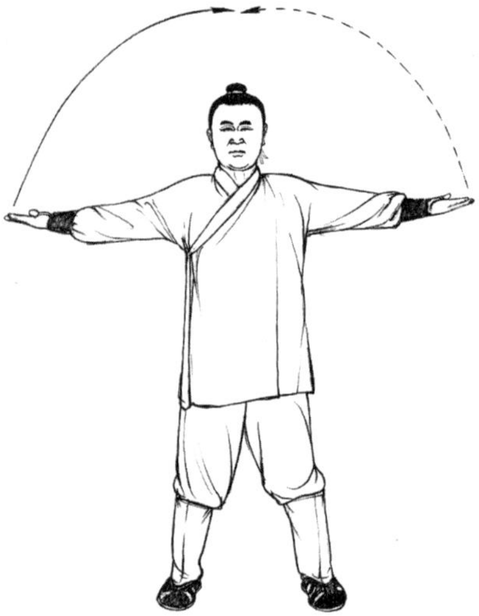

图2-87

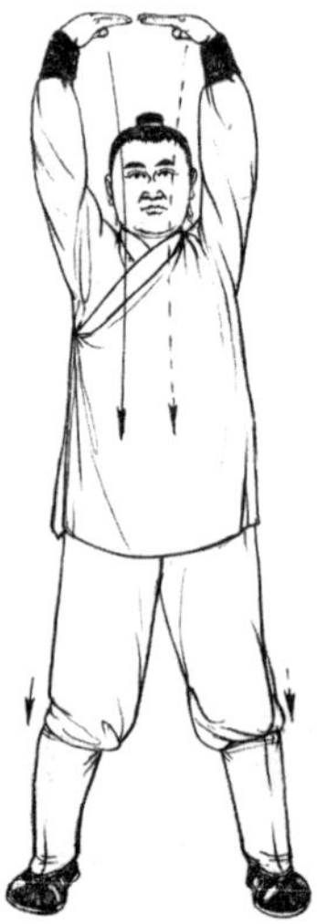

图2-88

11. 两掌向头顶上方划弧里合，指尖相对，掌心向下。（图2-88）

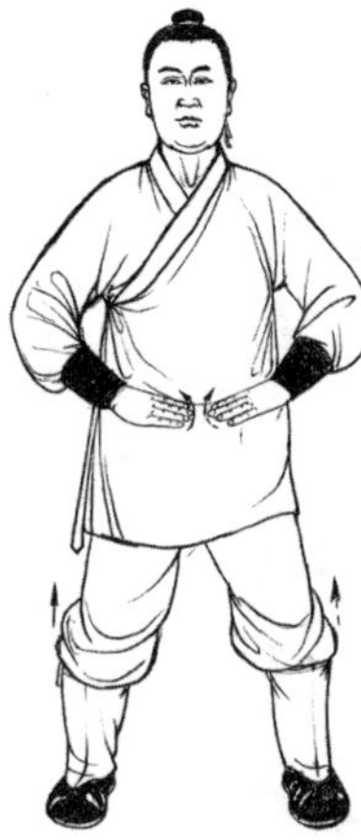
图2–89

12. 两掌向前下方按，置于小腹两侧，指尖相对，掌心向下；同时，两腿屈蹲成马步。（图2–89）

第八式　鹤立松间

【功法分解】

1. 接上式。两腿伸膝，成大开步；同时，两掌转腕握拳，拳心向上，拳轮贴于肚脐两侧。目视前方。（图2–90）

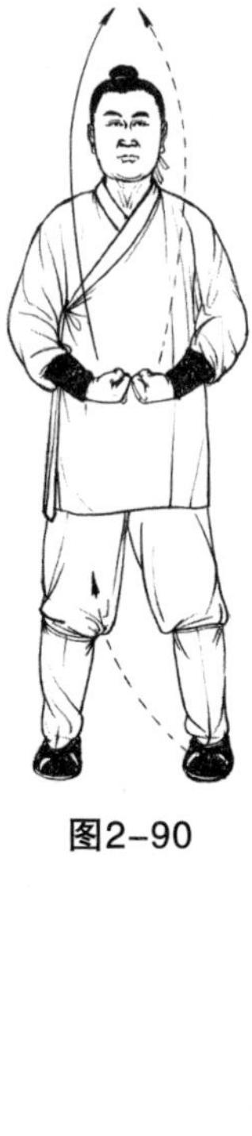
图2–90

2．左腿屈膝提起，膝头高与腹平，脚腕后勾，脚尖斜向前上方；同时，两拳划弧上提，置于头部前上方（两肘稍屈），拳面相对，拳心向下。目视前上方。（图2–91）

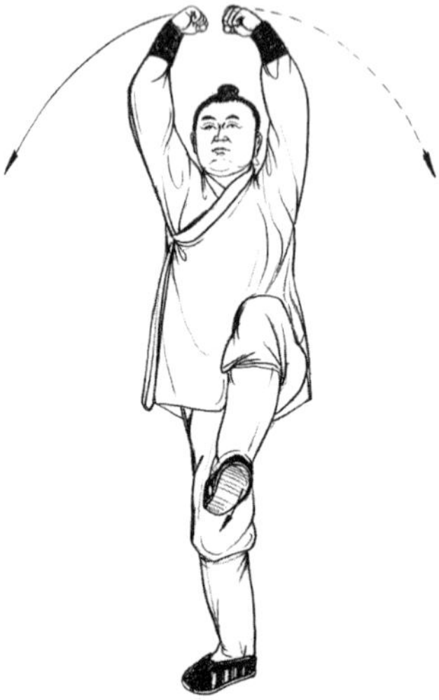

图2–91

3．两拳变掌，向两侧下落（两臂伸直），虎口向下，指尖向外；同时，右脚尖顺势下垂。目视前方。（图2–92）

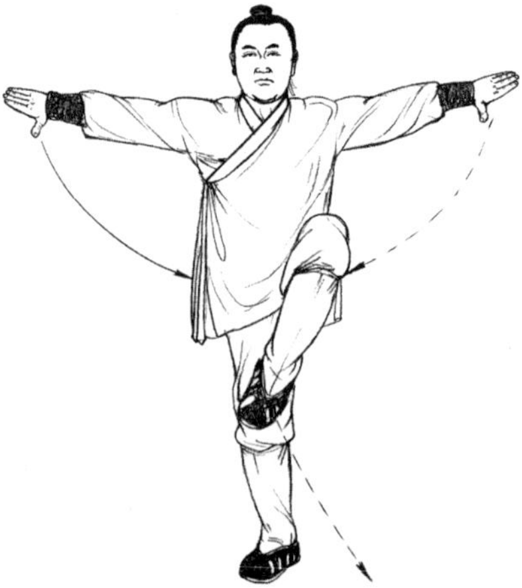

图2–92

4. 左脚落地，两脚间距约与肩同宽；同时，两掌下落，用两虎口抡击两大腿外侧（足少阳胆经）。目视前下方。（图2-93）

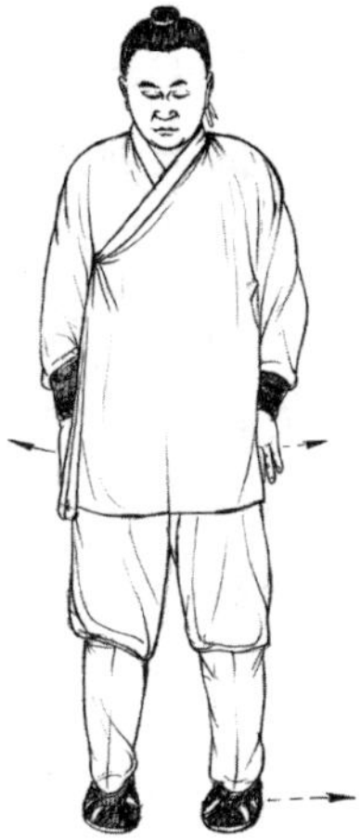

图2-93

5. 左脚横开一步，成大开步；同时，两掌稍向外撑（两臂稍屈），坐腕翘掌，掌心向下，指尖向前，约与胯平。目视前方。（图2-94）

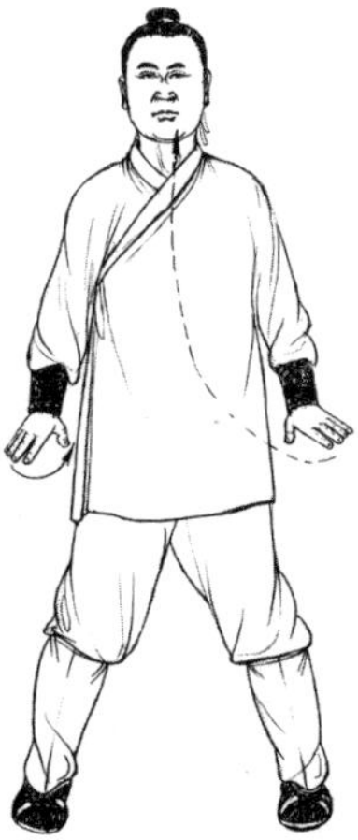

图2-94

6. 身稍右转，左掌握拳向右、向上划弧，提至嘴部左侧，拳面向上，拳心向后；同时，右掌握拳，向胯后摆去，拳心向上，拳面斜向后方。目视左拳。（图2-95）

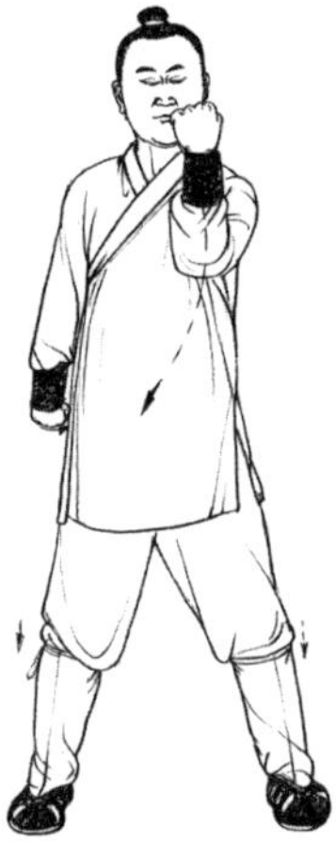

图2-95

7. 两腿屈膝，成马步；同时，左拳以拳轮砸击小腹；右拳以拳背摆击后腰（约命门穴位）。目视前下方。（图2-96、图2-96附图）

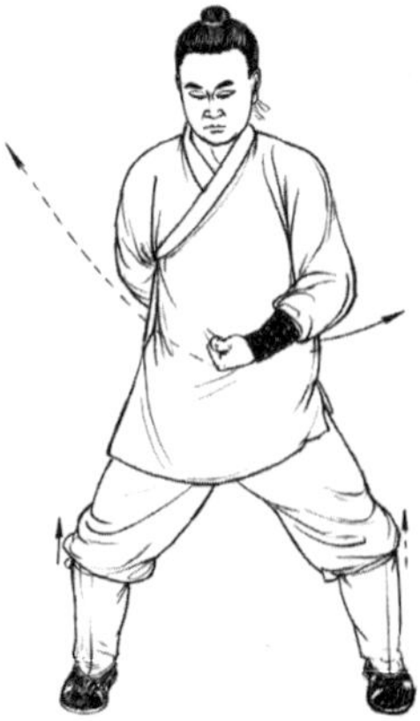

图2-96

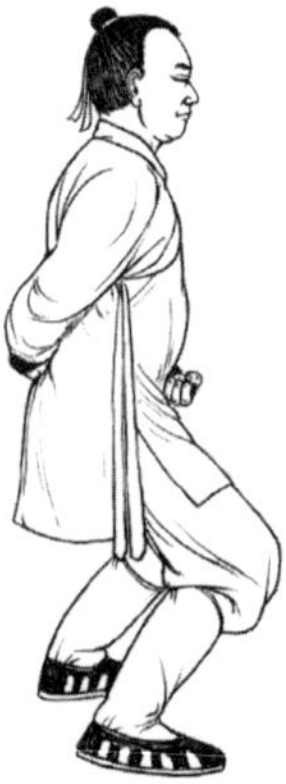

图2-96附图

8. 两腿伸立，上体右旋约90°；同时，左拳变掌，向右上方伸插而去，掌心向上，指尖向右，高与肩平；右拳变掌，顺势向右胯后反手撩出，手腕上勾，掌心向上，指尖向后。目视左掌。（图2-97）

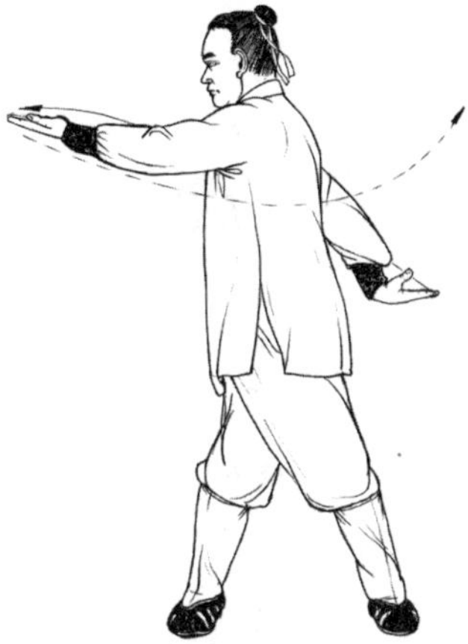

图2-97

9. 身体转正，两掌成侧平伸势，掌心向下，指尖向外。目视前方。（图2-98）

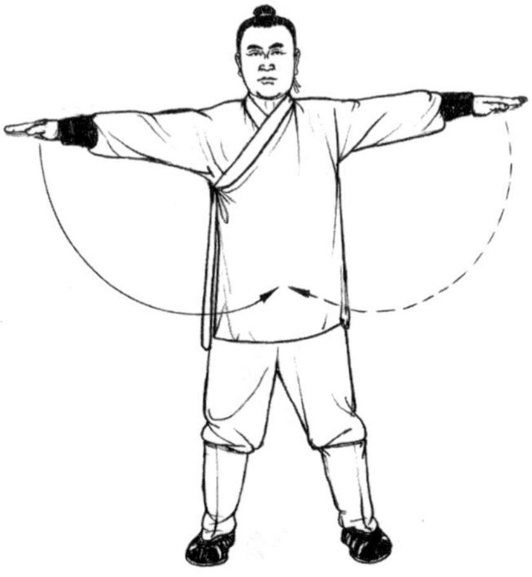

图2-98

10. 反向练习。（图2-99 ~ 图2-109）

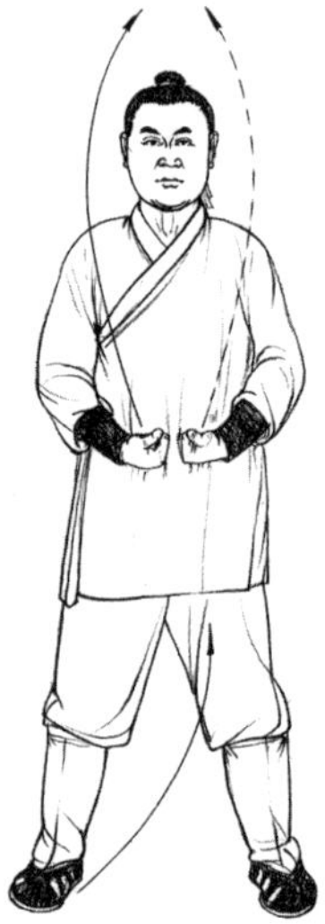

图2-99

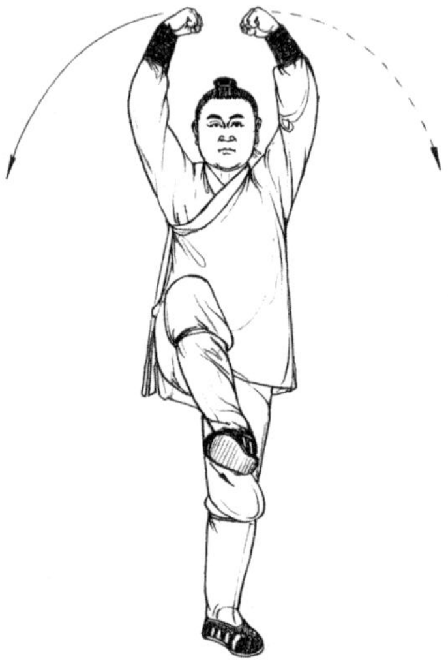

图2-100

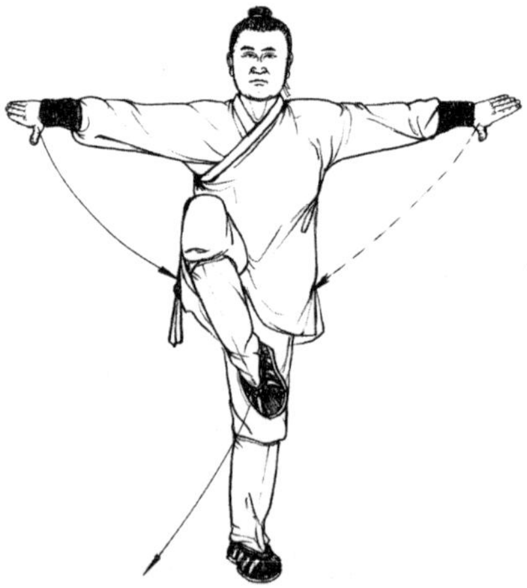

图2-101

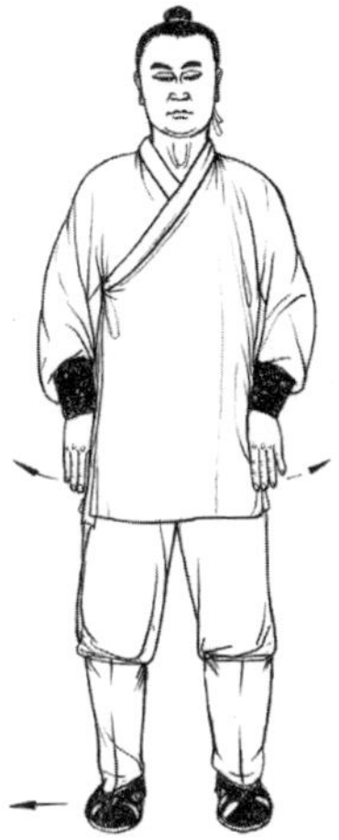

图2-102

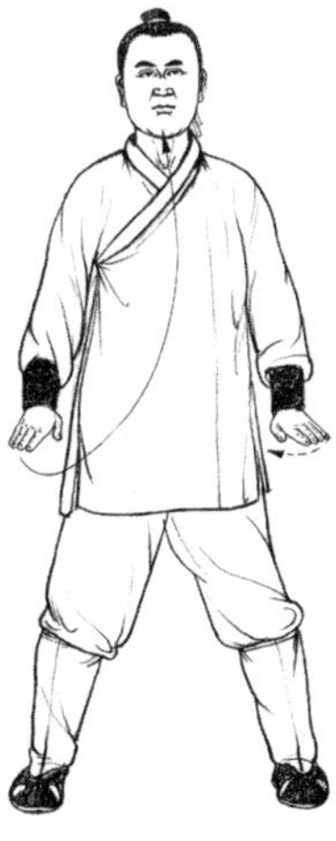

图2-103

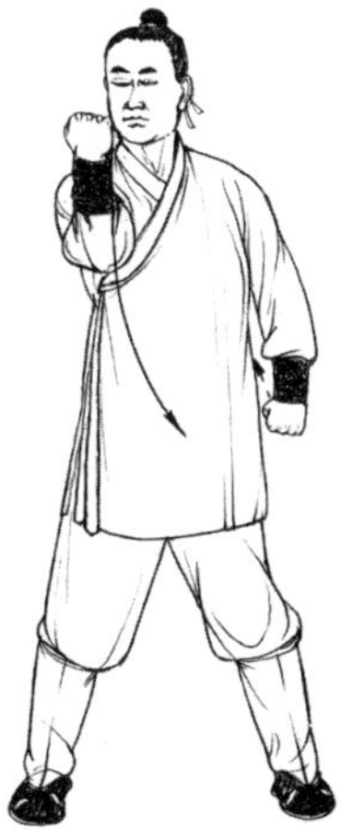

图2-104

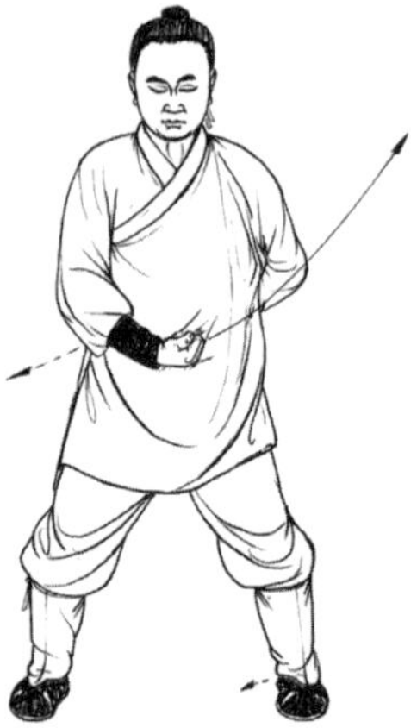

图2-105

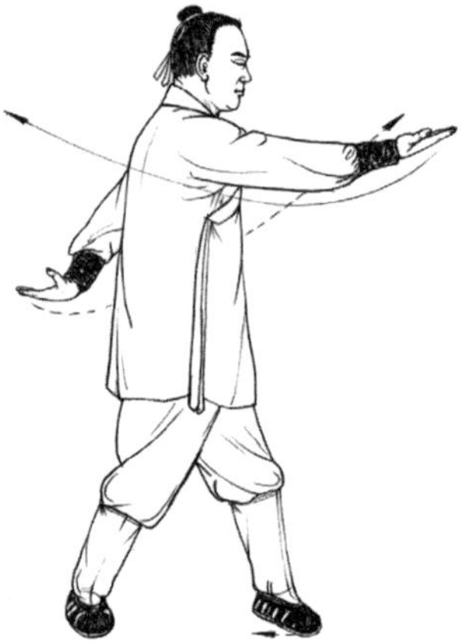

图2-106

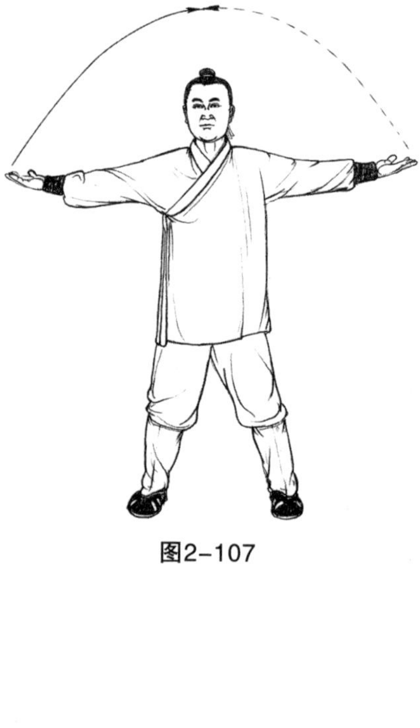

图2-107

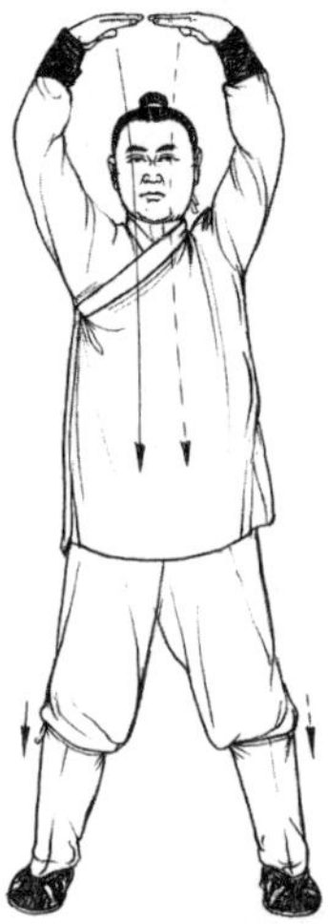

图2-108

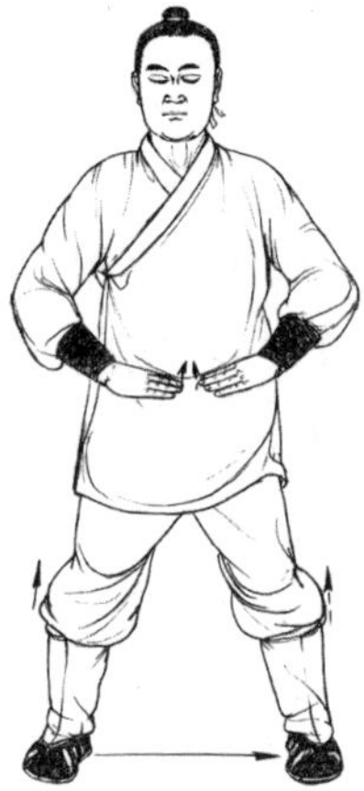

图2-109

11. 上述动作，一左一右，可反复练习。（图略）

12. 右脚收向左脚，两脚并步，两腿伸直；同时，两掌外旋，稍向上提，掌心向后，指尖相对。目视前下方。（图2-110）

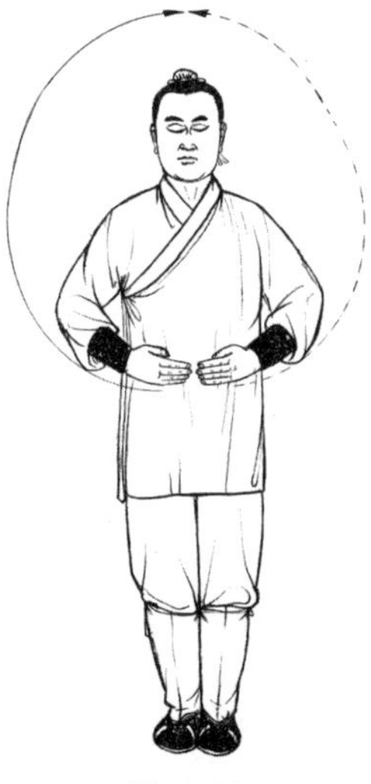

图2-110

13. 两掌向头顶上方划弧里合，指尖相对，掌心向下。目视前方。（图2-111）

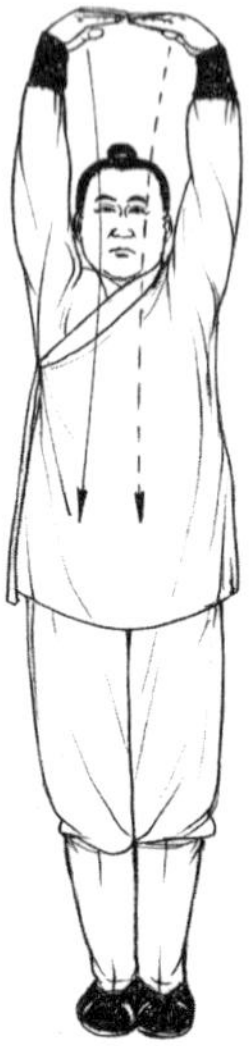

图2-111

14. 两掌向前下方按，置于小腹两侧，指尖相对，掌心向下。目视前下方。（图2-112）

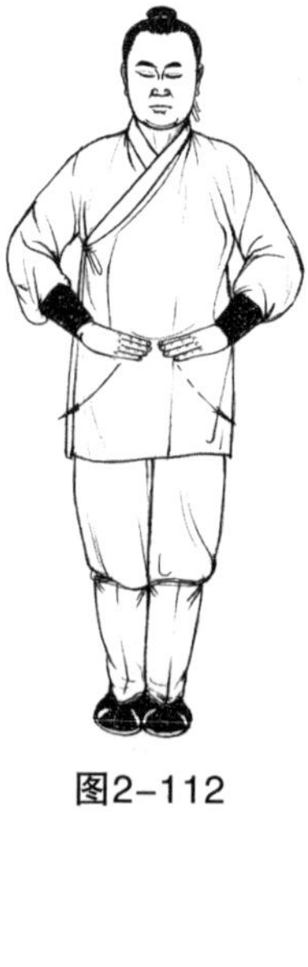

图2-112

15. 两掌放下，垂于体侧；全身放松，调匀呼吸。本功收势。（图2–113）

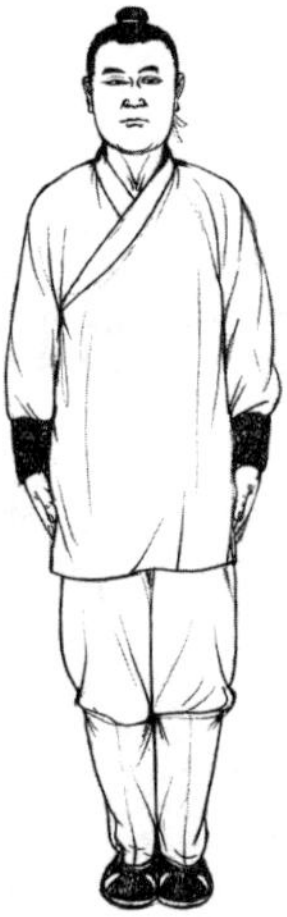

图2–113

第三章

武当道家三合导引功（13式）

三合导引功，又称“象形三合导引功”，共13式。前5式为龟形功；中5式为鹤形功；后3式为蛇形功。

此功象形取意，各有偏重。龟形功动作屈蓄，劲法内敛，练之可镇神定意，柔筋养形；鹤形功动作舒展，劲法顺

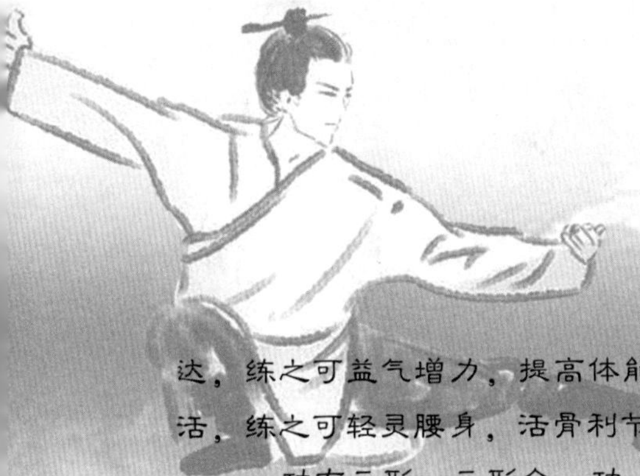

达，练之可益气增力，提高体能；蛇形功动作多变，劲法灵活，练之可轻灵腰身，活骨利节。

一功有三形，三形合一功。勤加修习，则形动气贯，内外浑元，周身太和，妙不可言。

第一式　玄龟出洞

【功法分解】

1. 两脚并步，正身站立；两手垂于体侧。目视前方。（图3–1）

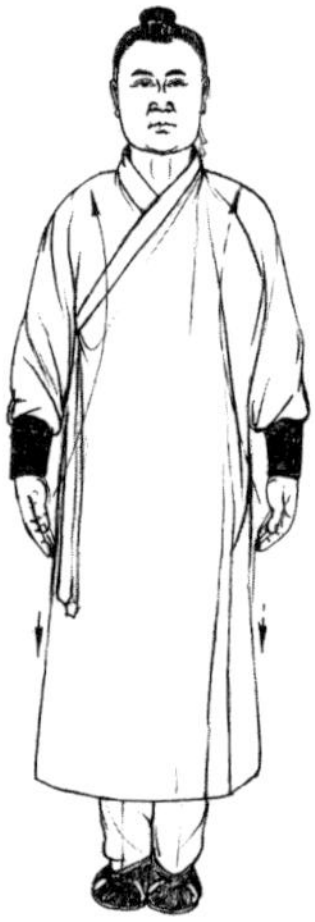

图3–1

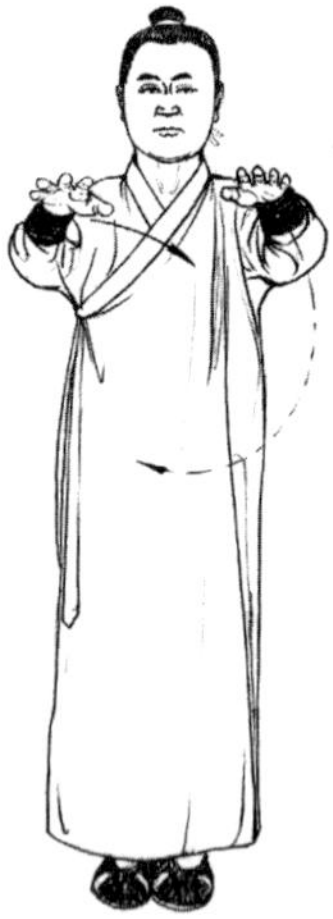

图3–2

2. 两膝略向下屈；同时，两掌向正前方抬起（两臂稍屈），掌心向下，指尖向前，高与肩平。（图3–2）

3. 上体左转；同时，两掌成抱球状（左掌向下划弧，抱于小腹前，掌心向上，指尖向右；右掌向左、向下划弧，抱于胸前，掌心向下，指尖向左）。目视左下方。（图3-3）

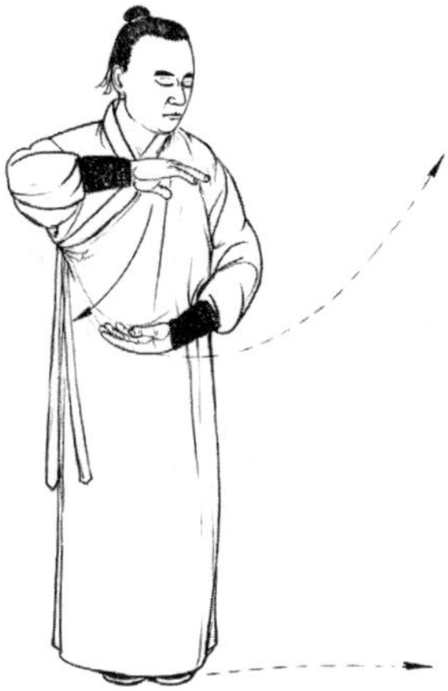

图3-3

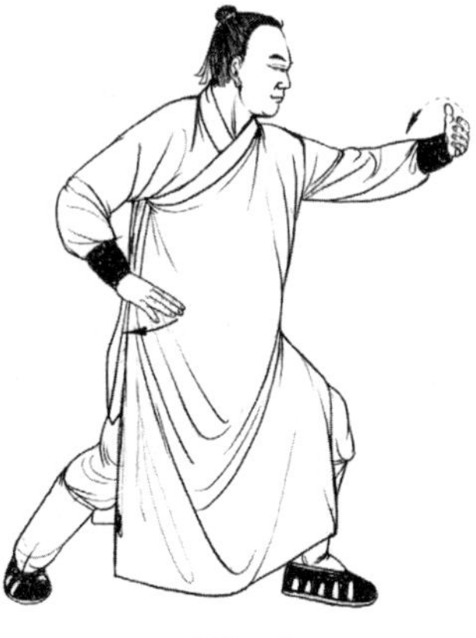

图3-4

4. 左脚向左上步，成左高跪步；同时，左掌向左上方弧形推移，掌背向前，虎口向上，约与肩平；右掌下按于右腹侧，掌心向下，指尖向左。目视左掌。（图3-4）

第二式　避锋藏形

【功法分解】

1. 左掌转腕前伸，使指尖向前，掌心向下，腕部上顶，约与颌平；同时，右掌勾腕后伸，使掌心向后，指尖斜向下。目视左掌。（图3-5）

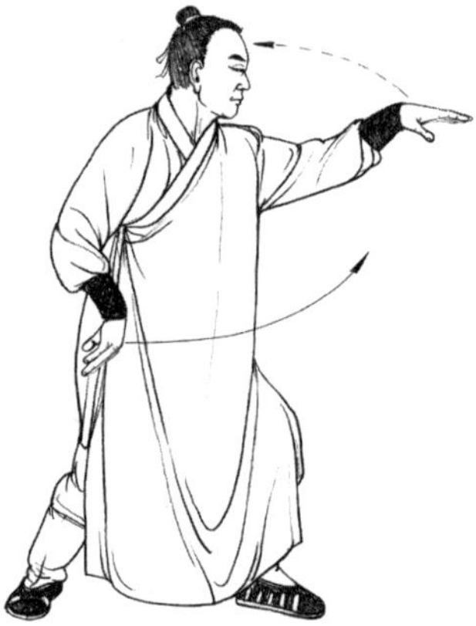

图3-5

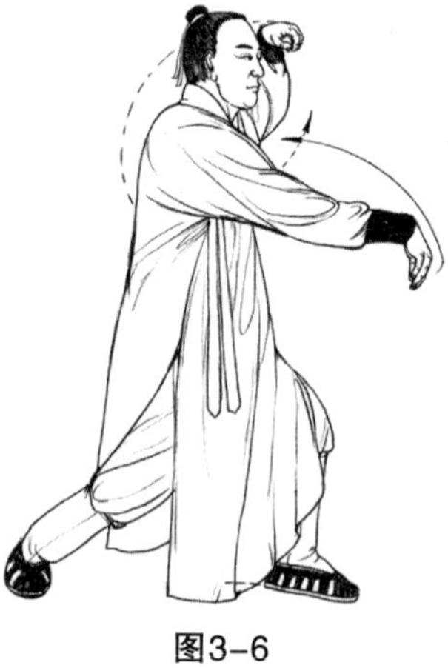

图3-6

2. 左掌收向左额侧成勾手（屈肘勾腕），掌心向下，虎口向右；同时，右掌向左前方伸出成勾手（垂手勾腕），手背向前，指尖向下，高与腹平。目视左前方。（图3-6）

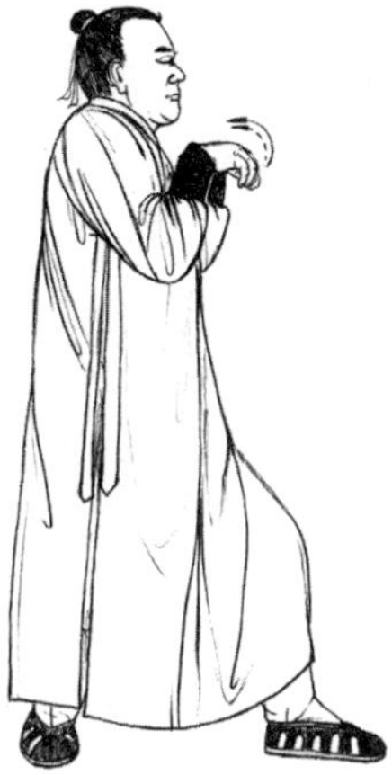

图3-7

3. 重心后移，成左高虚步；同时，左勾手在身体左侧向下、向后、向前、向上划弧一周，经肋侧提于胸前；右勾手上提，与左勾手相接（屈肘屈腕，肘部贴紧胸侧），指尖向下；收缩脖颈，弓腰收腹。（图3-7）

第三式　探囊取食

【功法分解】

1. 身稍后仰；两勾手外旋转腕，使指尖向后，约与口平。目视两手。（图3-8）

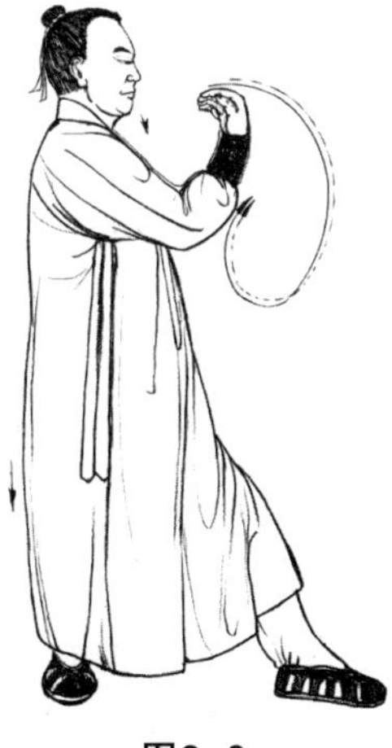

图3-8

2. 两勾手向前下方划弧，约至下腹位时，上转至胸前，指尖向后；同时，重心下沉，两腿屈蹲，成左低虚步；上体略向前倾，下颌稍向前伸。目视左下方。（图3-9）

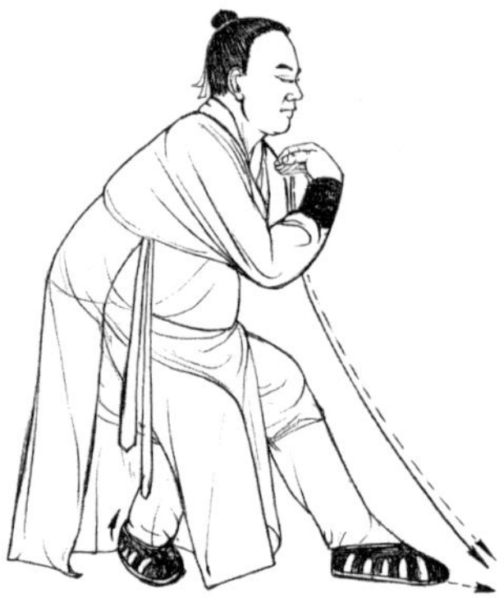

图3-9

3. 左脚前移，右膝沉跪，成右低跪步；同时，上体前俯；两勾手变掌向前下方划弧，落至左脚前上方，如捧物状（十指稍屈，手心斜向上，指尖斜向前）。目视两手。（图3-10）

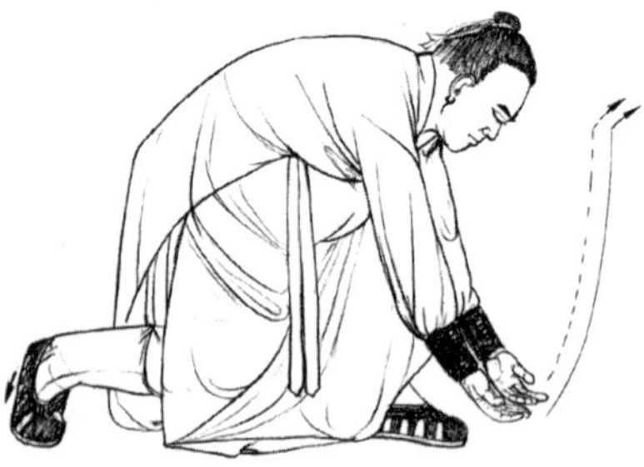

图3-10

4. 右脚跟落地，右腿蹬直，成左弓步；同时，两掌向前上方捞起，约至与胸相平时转腕前推，手心向前，虎口在里，掌根平肩；上身前探。目视两手。（图3-11）

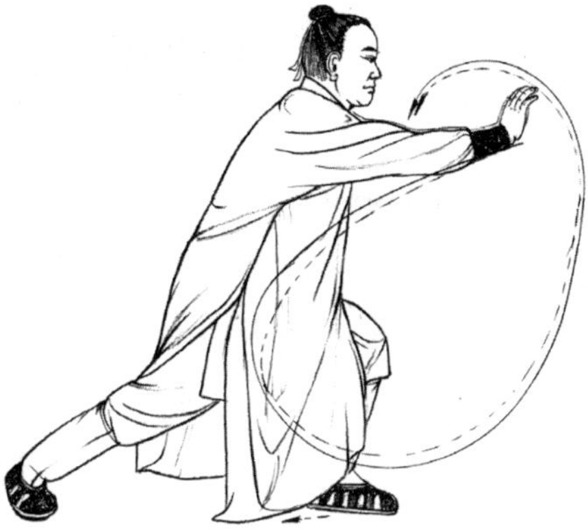

图3-11

5. 两掌勾手向后、向下划弧（身稍后撤）；约至裆前时（身向下俯，两腿稍屈），向下、向前、向上划弧（两腿稍起，身体前倾）；当两勾手超过肩部时，向后、向下划弧，屈肘收于胸前，手心向下，虎口向里，十指稍屈（重心后坐，左脚稍撤成左虚步）。目视前下方。（图3-12）

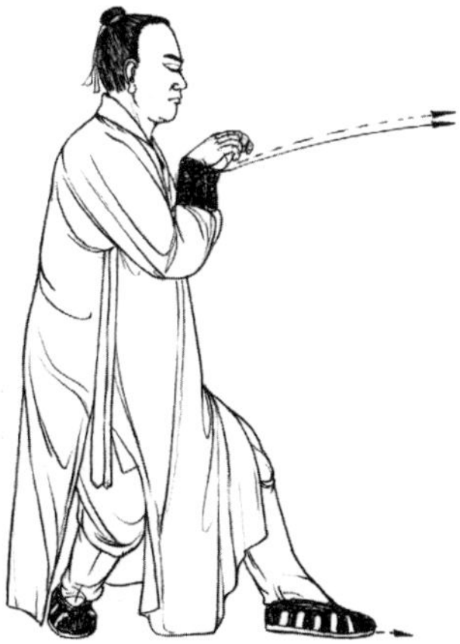

图3-12

第四式　浪里戏珠

【功法分解】

1. 左脚前移，右腿蹬伸，成左弓步；同时，两掌前推（两臂稍屈），掌心相对，指尖向上，掌根平肩。目视两掌。（图3–13）

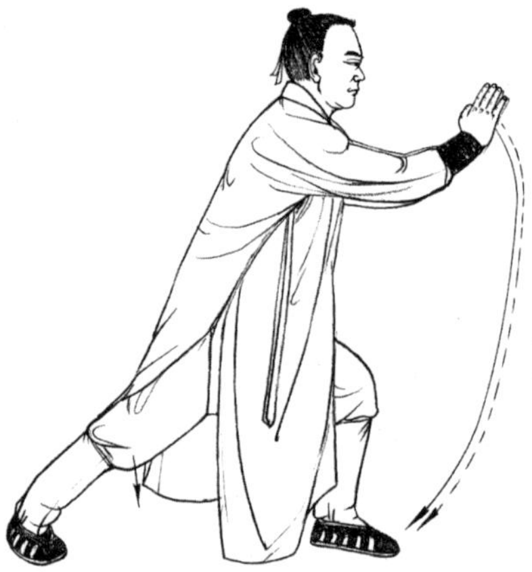

图3–13

2. 两手勾腕（成勾手），向下划弧至左脚前上侧，指尖向后，手心向上；同时，右膝下沉成左跪步；上体前俯，头部前探。目视前下方。（图3–14）

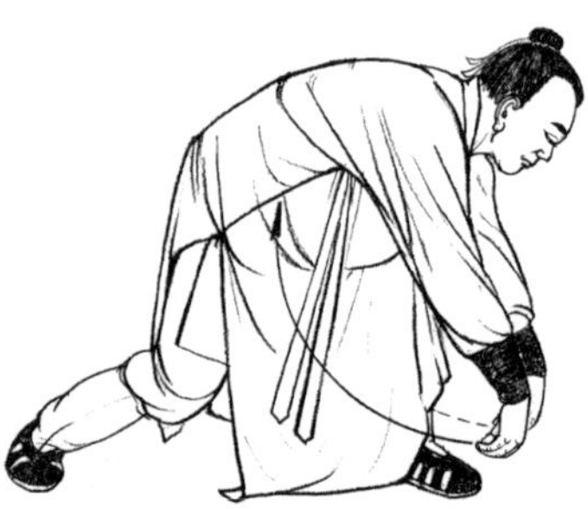

图3–14

3. 重心右移，上身立起，成左虚步；同时，两勾手变掌，上提腹侧，虎口向前，指尖斜向下。（图3–15）

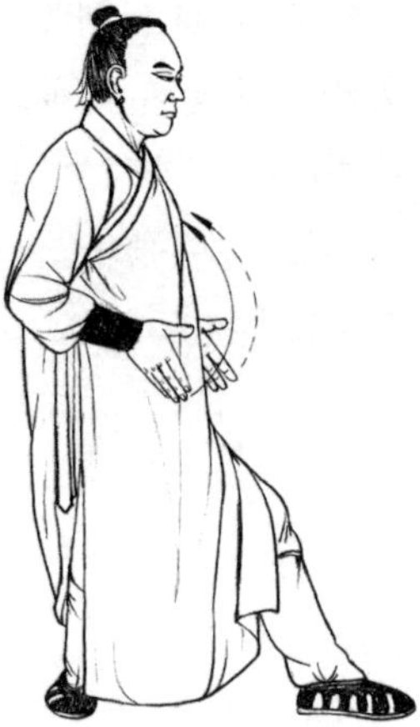

图3–15

4. 两掌向上划弧，立于胸前（两肘贴肋），掌心相对，指尖斜向上；身稍前弯，沉肩收腹。（图3–16）

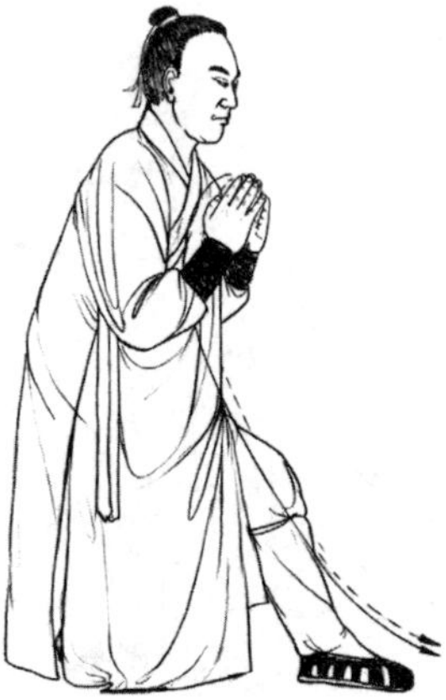

图3–16

5. 两掌向下划弧，过左膝两侧，落至左脚前上方，如捧物状；同时，上体前俯；两腿成左跪步。目视两手。（图3–17）

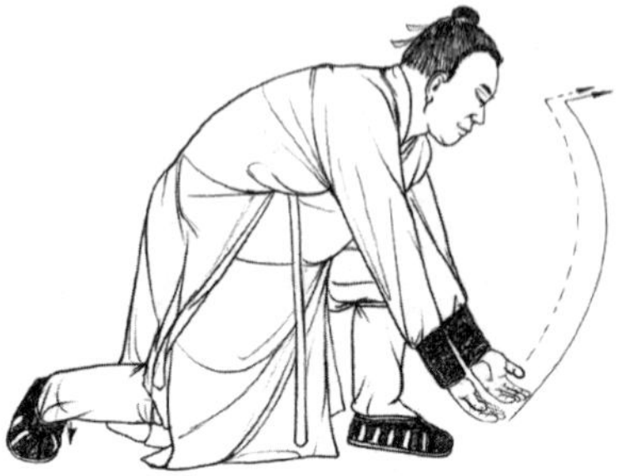

图3–17

6. 右脚跟落地，右腿蹬直，成左弓步；同时，两手向前上方捞起，约至与胸相平时转腕前推，手心向前，虎口在里，掌根平肩；上身前探。目视两手。（图3–18）

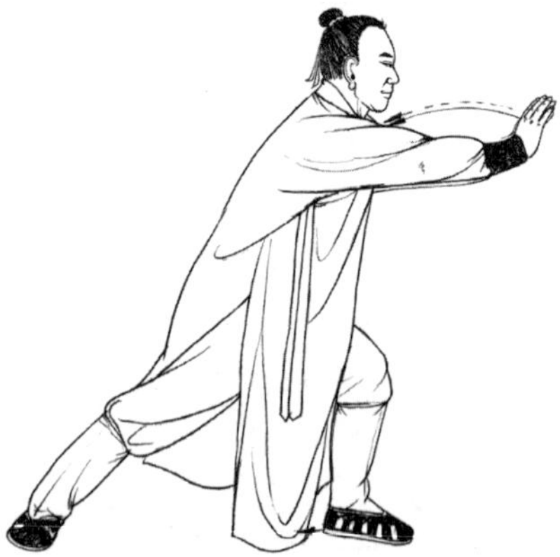

图3–18

7. 重心后移，左脚稍撤，成左高虚步；同时，两掌勾手，收于胸前，手心与指尖均向下。目视前方。（图3–19）

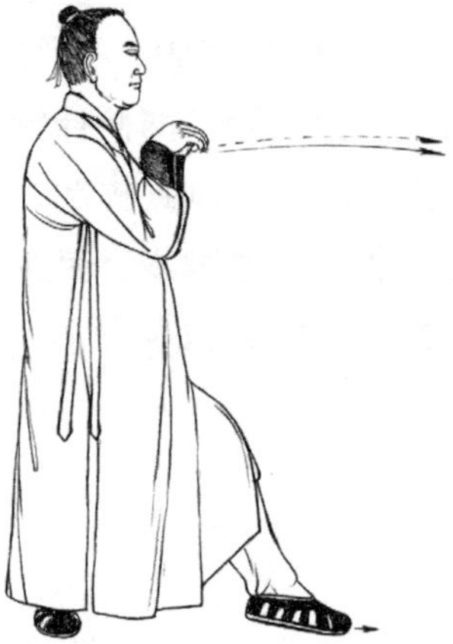

图3–19

8. 左脚前移，右腿蹬伸，成左弓步；同时，两勾手变掌向前推出（两肘稍屈），掌心相对，指尖斜向上，腕与肩平。目视两掌。（图3–20）

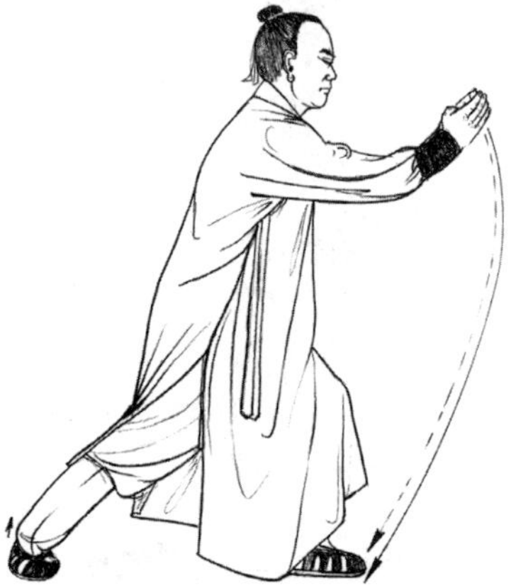

图3–20

9. 身向前俯；两掌变勾手，向左脚尖两侧伸臂勾下；同时，右脚跟提起，右膝下屈，成左跪步。目视前下方。（图3-21）

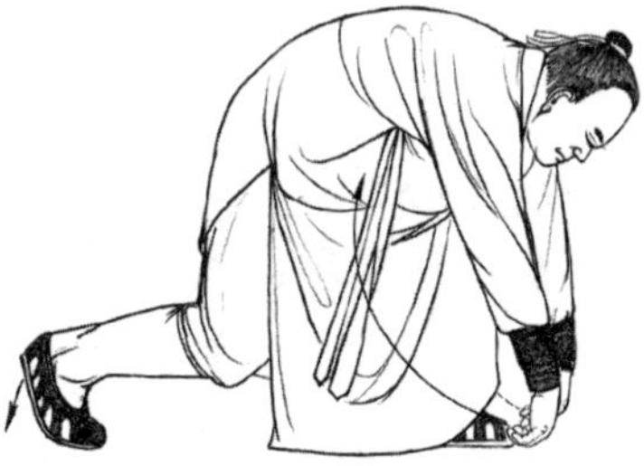

图3-21

第五式　玄丹归炉

【功法分解】

1. 重心右移，上身立起，右脚跟落地，成左虚步；同时，两手变掌，上提腹侧，虎口向前，指尖斜向下。目视前下方。（图3-22）

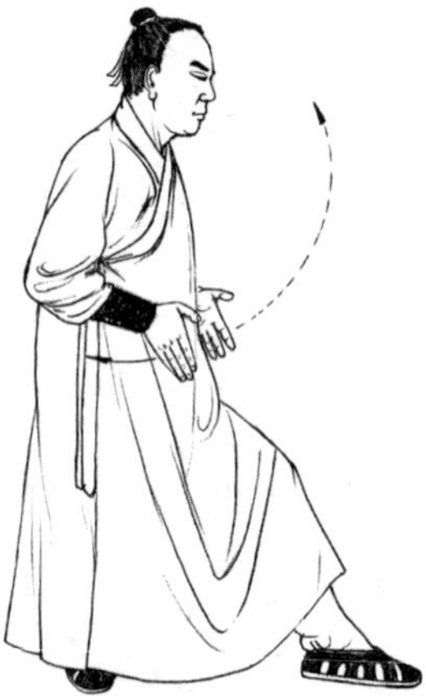

图3-22

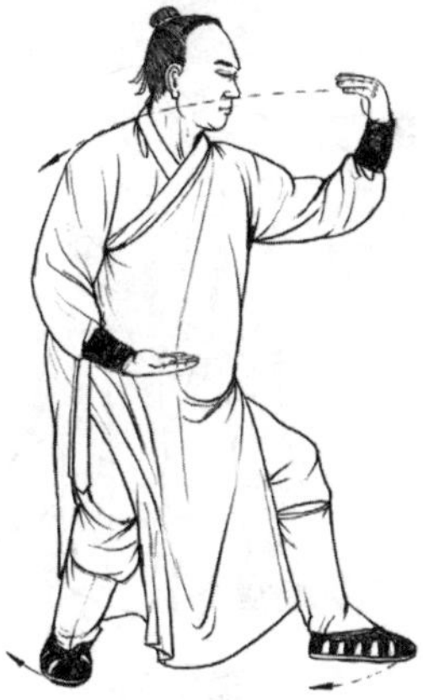

2. 稍向右转；左掌成勾手向前上提，指尖对眼；同时，右掌捧于右腹侧，指尖向左，掌心向上。目视左掌指尖。（图3–23）

图3–23

3. 向左转身半周，两脚摆扣，成右高跪步；同时，两掌成抱球状（左掌右摆，按至右肩前侧，掌心向下，指尖向右；右掌抱于小腹前，掌心向上）。目视右下方。（图3–24）

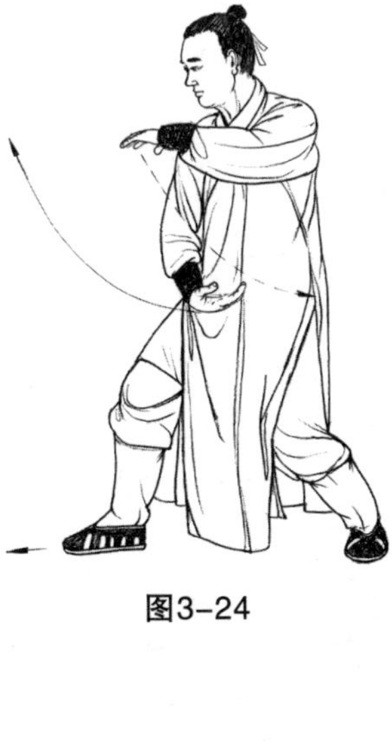

图3–24

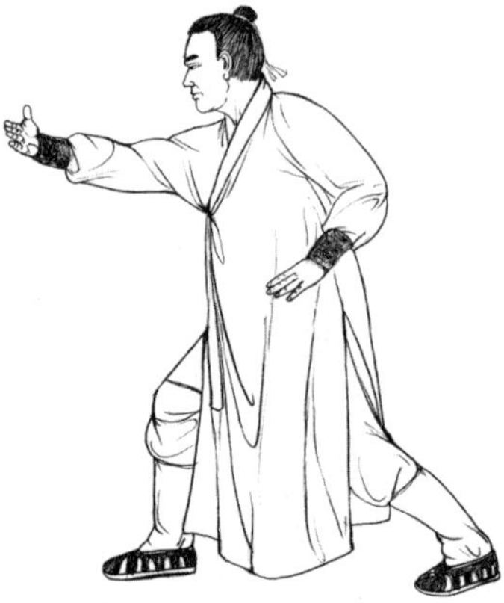

图3-25

4. 右脚向右稍进，仍成右高跪步；同时，右掌向右上方弧形推移，掌背向前，虎口向上，约与肩平；左掌下按于左腹侧，掌心向下，指尖向右。目视右掌。（图3-25）

5. 上为左5式，接练右5式，即从图3-4开始，按反向动作练习。（图略）

第六式　仙鹤服气

【功法分解】

1. 两脚并步，正身站立；两手垂于体侧。目视前方。（图3-26）

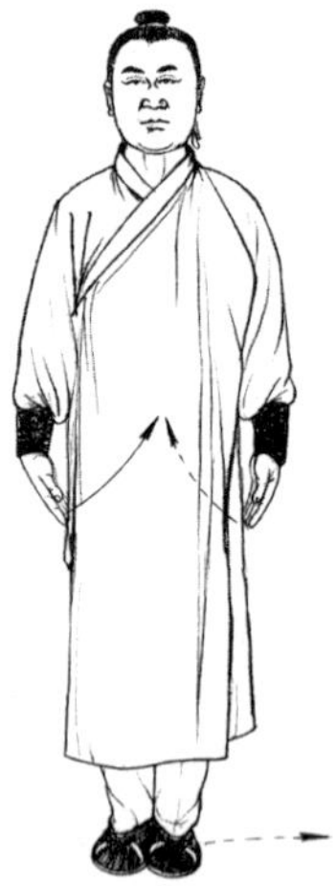

图3-26

2. 左脚向左一步，成大开步；同时，两掌上提，捧于腹前，指尖相对，掌心向上。（图3-27）

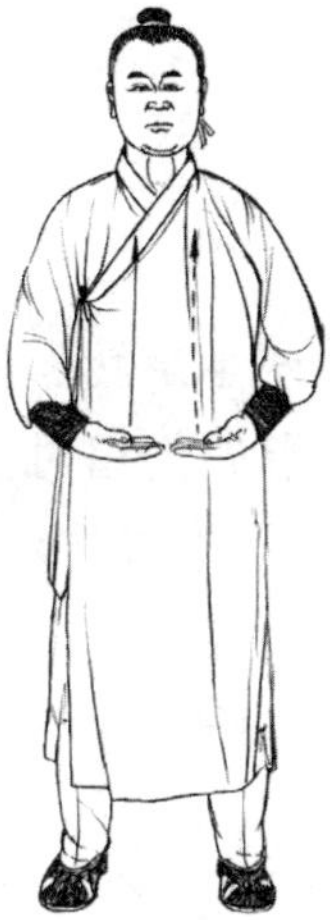

图3-27

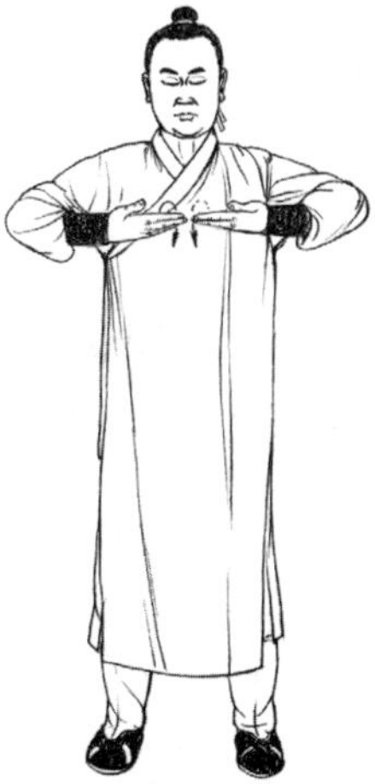

图3-28

3. 两掌托至胸前，指尖相对，掌心向上。目视两掌。（图3-28）

4. 两掌翻转，使掌心向下，指尖仍相对。目视前下方。（图3–29）

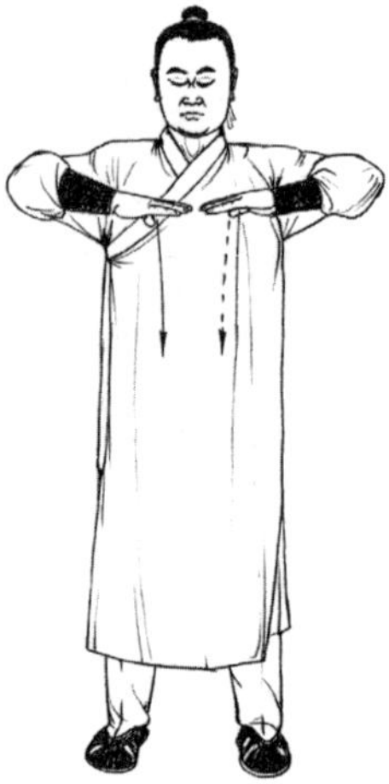

图3–29

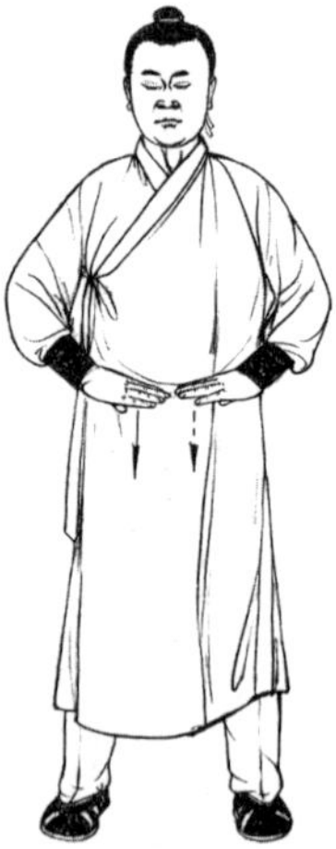

图3–30

5. 两掌下按至肚脐前。（图3–30）

6. 两掌继续下压，约至中极穴前。（图3–31）

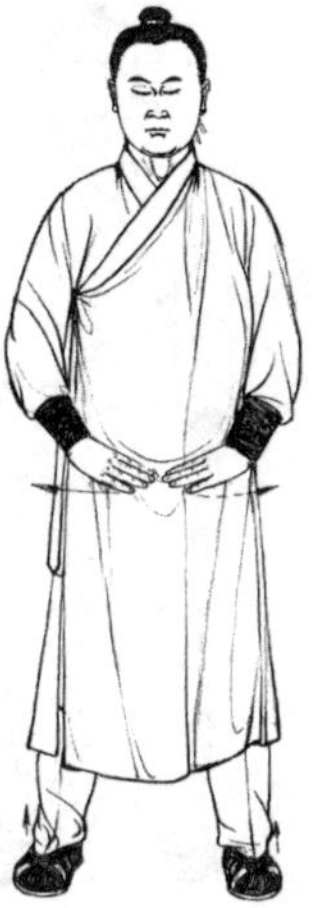

图3–31

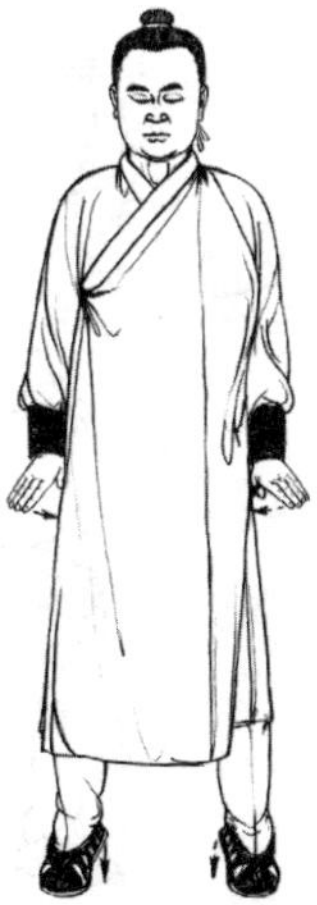

图3–32

7. 两掌外转至胯侧，掌心向下，指尖向前；同时，两脚跟提起。（图3–32）

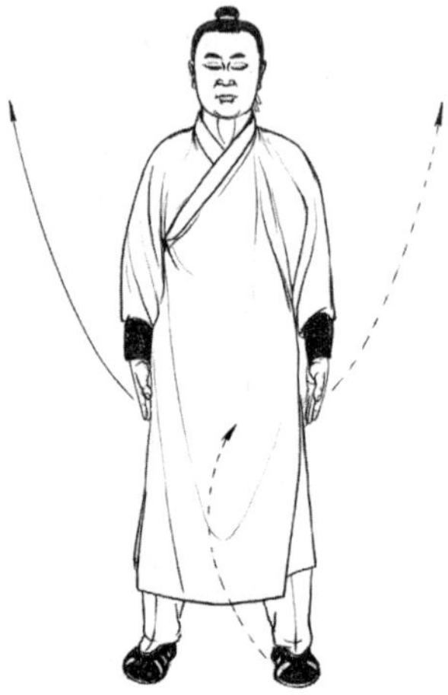

图3-33

8. 两脚跟放下；两掌垂于体侧。（图3-33）

第七式　仙鹤采气

【功法分解】

1. 左腿屈膝提起，脚腕勾起，脚尖斜向前，成右独立步；同时，两掌抬起，伸向两侧（如鹤展翅），肘腕略屈，掌心向下，指尖斜向下方，腕背约与耳根平。目视前方。（图3-34）

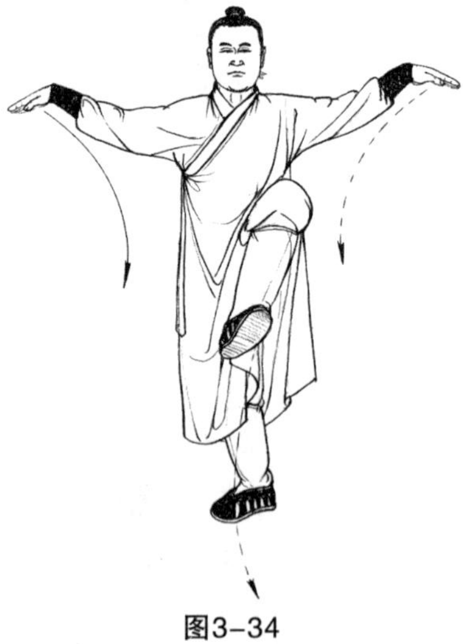

图3-34

2. 左脚向前落地，重心前移，成左弓步；同时，两掌挺腕下压，掌心向下，指尖向外，约与腰平。目视前方。（图3–35）

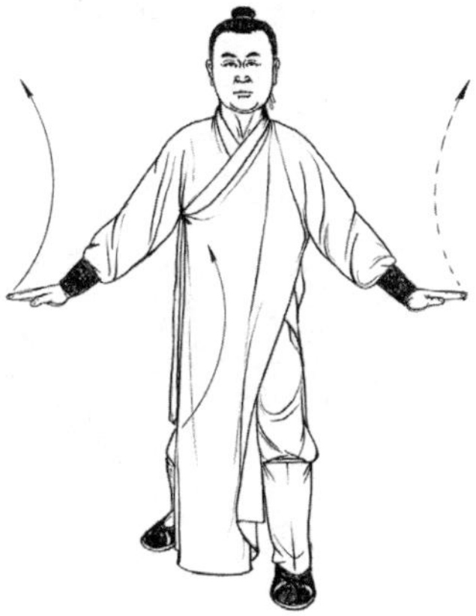

图3–35

3. 右腿向前屈膝提起，成左独立步；同时，两掌抬起，伸向两侧，如鹤展翅。与第1动手形相同，步形相反。（图3–36）

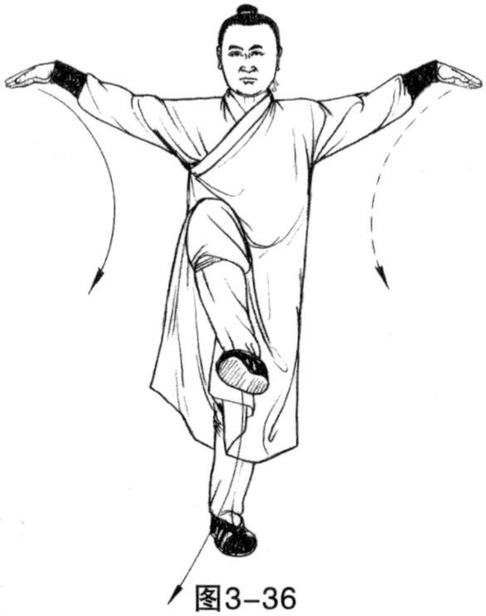

图3–36

4. 右脚向前落地，成右弓步；同时，两掌挺腕下压，指尖向外，约与腰平。与第2动手形相同，步形相反。（图3–37）

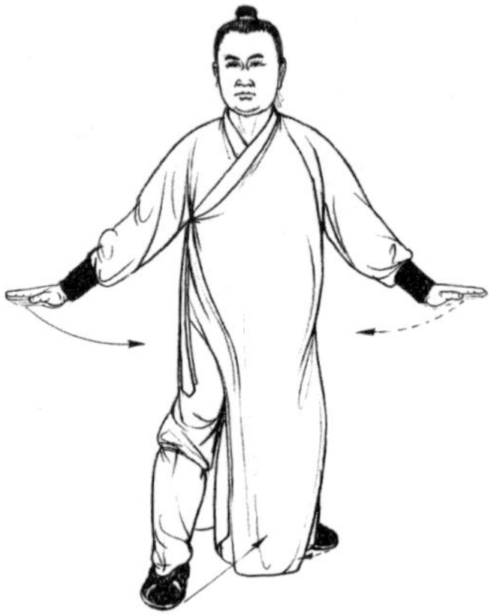

图3–37

5. 按上述动作，重提轻落，反复练习。

6. 然后，右脚后收，与左脚并步（左脚尖内扣），正身直立；同时，两掌里收（不要贴身），撑于体侧（两肘稍提），掌背向前，指尖向下。（图3–38）

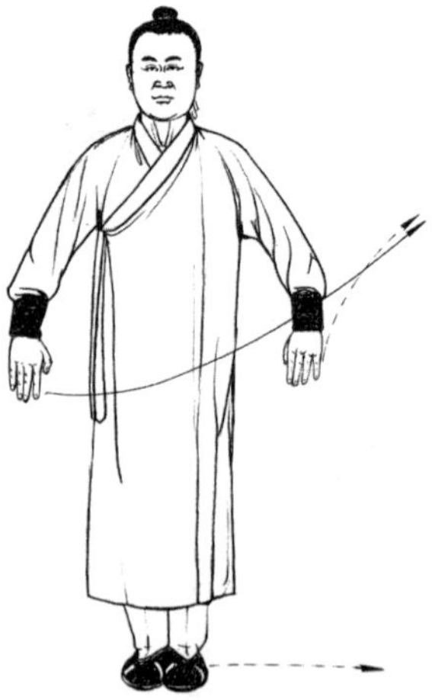

图3–38

第八式　仙鹤起舞

【功法分解】

1. 向左转体约90°，左脚向左上步，成左弓步；同时，两掌向左上方划弧相叠，右掌心斜托左掌背（两臂稍屈），指尖斜向上方，约与鼻平。目视左掌。（图3–39）

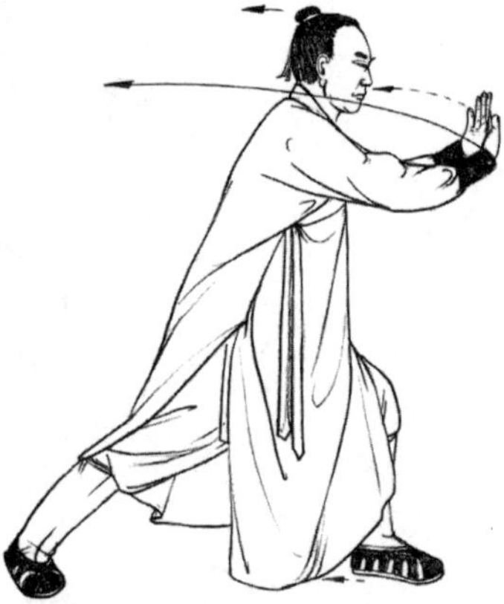

图3–39

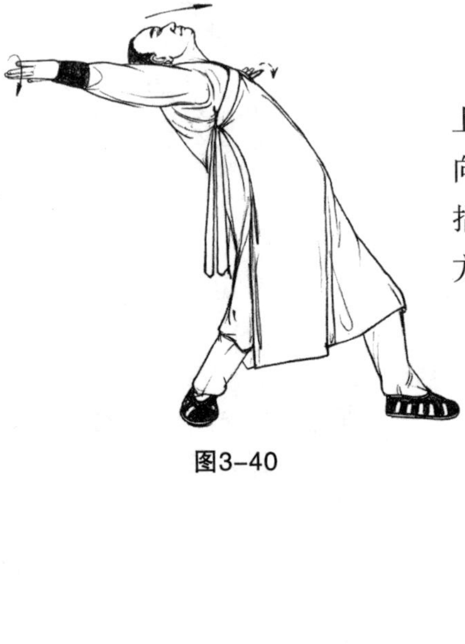

图3–40

2. 左脚稍向后移；同时，上身后仰，面部向上；两掌向两侧伸臂分展，掌心向上，指尖向外，高与肩平。目视上方。（图3–40）

3. 身向前俯，头部立起；两腿稍屈，成左高虚步；同时，两掌向前翻转，使掌心向下，高仍平肩。目视前方。（图3–41）

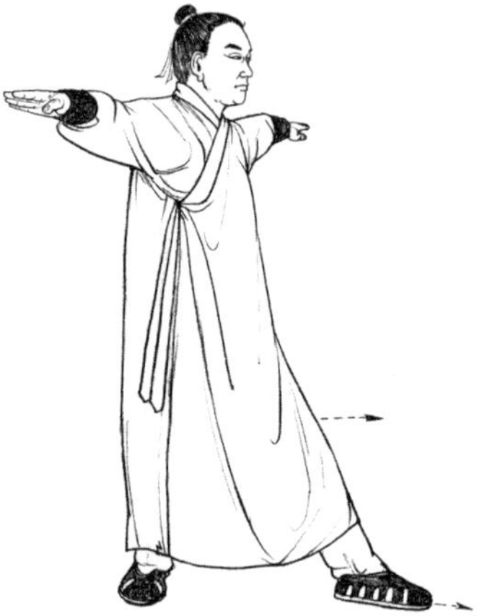

图3–41

4. 左脚前移，成左弓步；其余姿势不变。（图3–42）

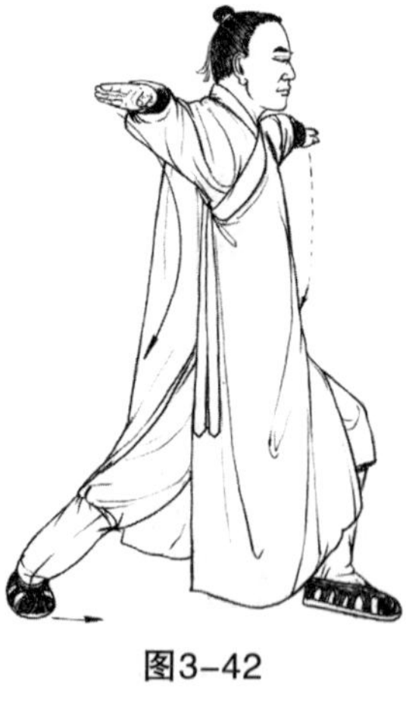

图3–42

5. 右脚前移半步，脚跟提起，脚尖点地；重心前移，身向上挺；同时，两掌划弧，向下压按（两臂伸直），掌心斜向下，指尖斜向前。目视斜上方。（图3–43）

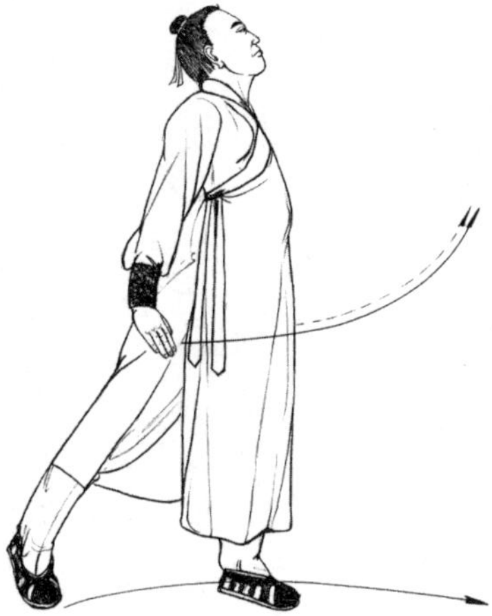

图3–43

6. 右脚向左上步，成右弓步；同时，两掌向前上方划弧相叠，左掌心斜托右掌背（两臂稍屈），指尖斜向上方，约与鼻平。目视右掌。（图3–44）

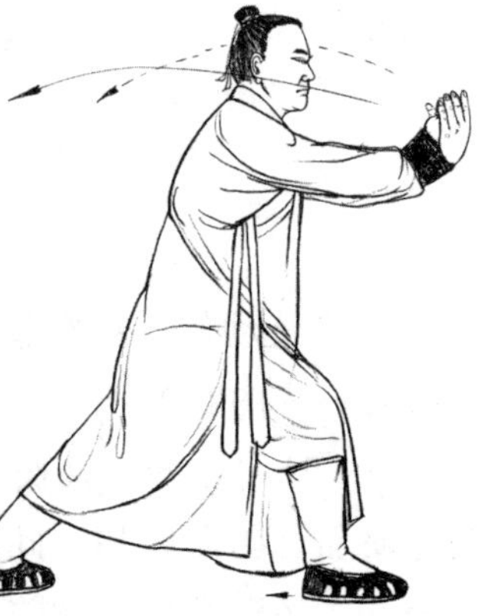

图3–44

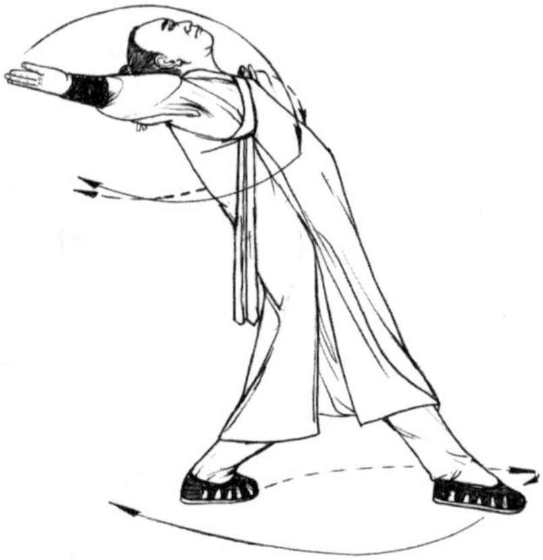

7. 右脚稍向后移；同时，上身后仰，面部向上；两掌向两侧伸臂分展，掌心向上，指尖向外，高与肩平。目视上方。（图3-45）

图3-45

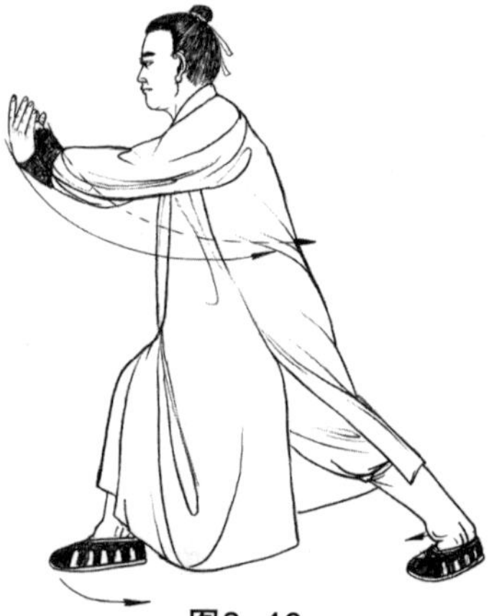

图3-46

8. 身向前俯，左脚向右脚前迈步，随即向右转身，右脚向右摆步，成右弓步；同时，两掌相叠前伸，手法动作同前。（图3-46）

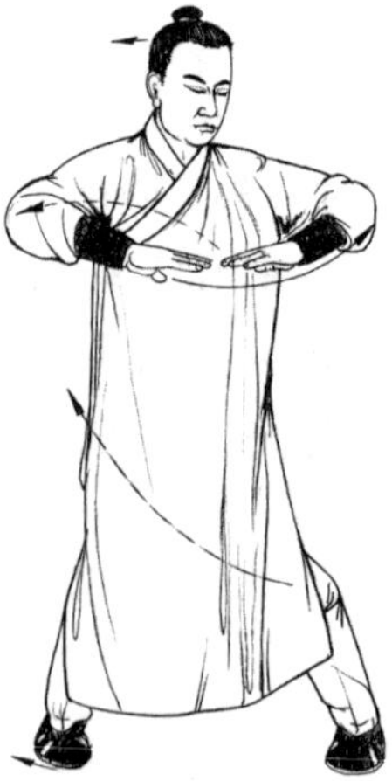

9. 上述动作，数次起舞，反复练习。（图略）

10. 身向左转，两脚摆扣，两膝略屈，斜向内扣；同时，两掌分开，环臂撑按于胸前，指尖相对，掌心向下。目视左下方。（图3-47）

图3-47

第九式　仙鹤养气

【功法分解】

1. 右脚外摆，身向右转；左腿屈膝提起，左脚尖斜向下垂，成右独立步；同时，两前臂于胸前相叠，右掌抱住左肘头，左掌压住右肘弯；前额抵住左前臂；目光下视。定势后不动，保持姿势，右腿站稳，坚持数秒。（图3–48、图3–48附图）

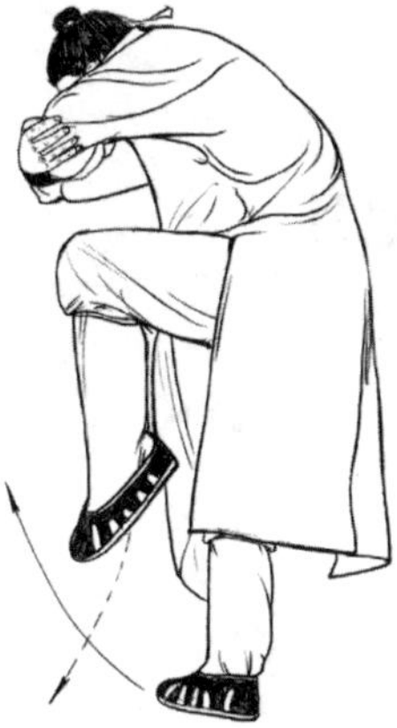

图3–48

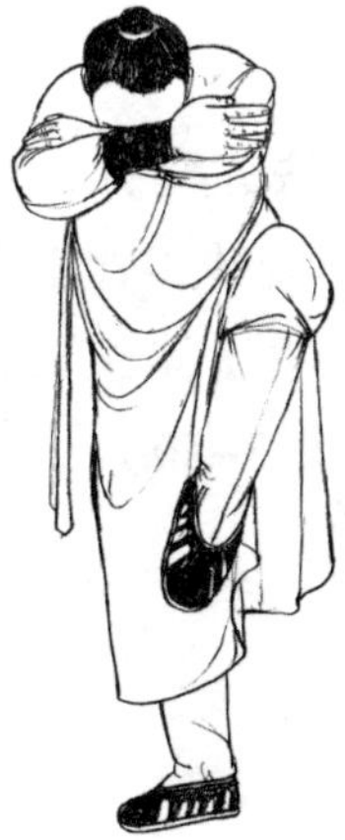

图3–48附图

2. 右腿乏力时，左脚向前落步，右腿屈膝向前提起；上体姿势不变。左腿独立站稳，坚持数秒。（图3–49）

3. 如此练习，逐渐增加起落次数与独立时间，则腰腿有力，脚步稳健。

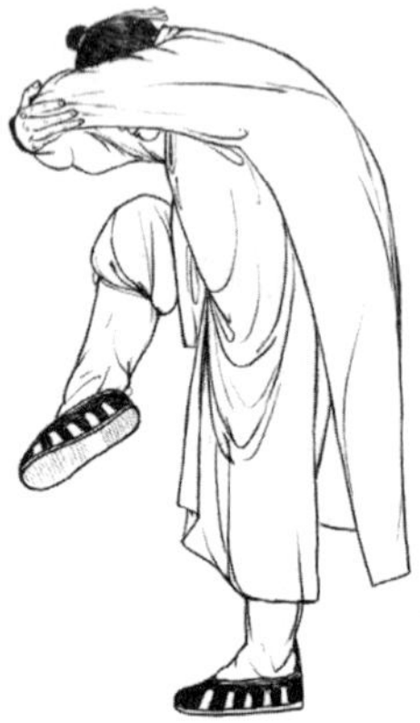

图3–49

第十式　仙鹤抱丹

【功法分解】

1. 两脚并步，正身站立；两手垂于体侧。目视前方。（图3–50）

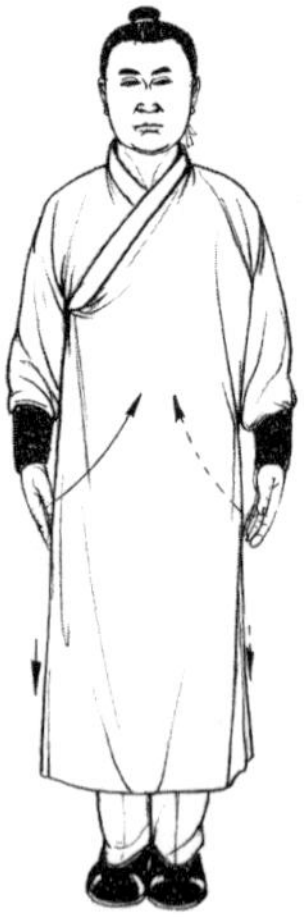

图3–50

2. 两膝向下屈蹲；同时，两掌上提，撑按于小腹前，掌心向下，指尖相对；两目垂帘。意守丹田，调息片刻。（图3–51）

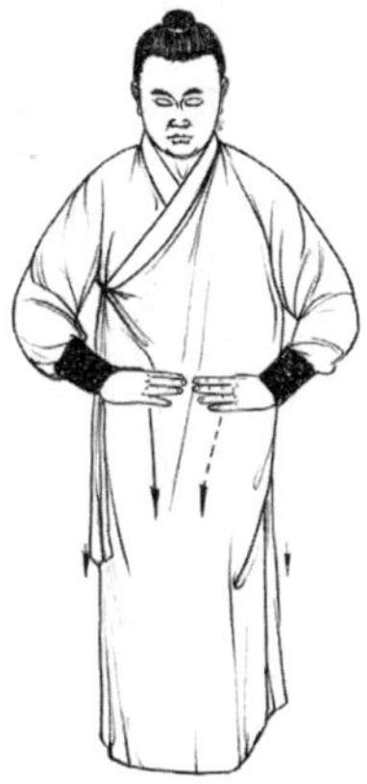

图3–51

3. 两掌用力下压，约至小腹部中极穴前；两膝稍向下沉。目视前下方。（图3–52）

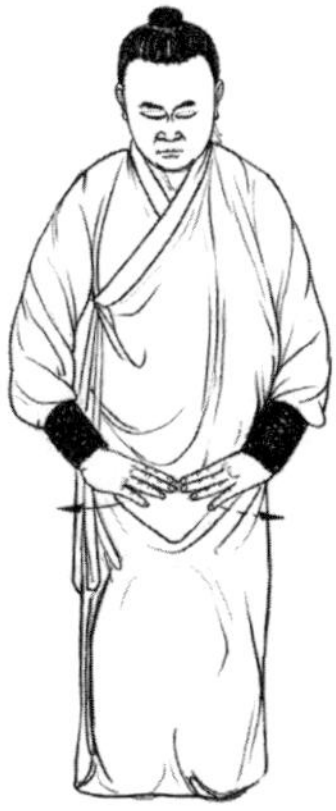

图3–52

4. 两掌外转，外撑于两膝两侧，掌心向里，腕部稍勾，指尖斜向下。（图3-53）

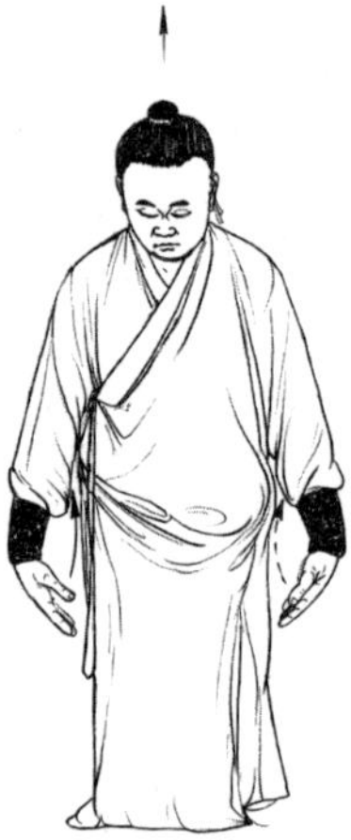

图3-53

5. 两腿伸直，身体立起；两掌垂于体侧。（图3-54）

6. 上述动作，反复练习。

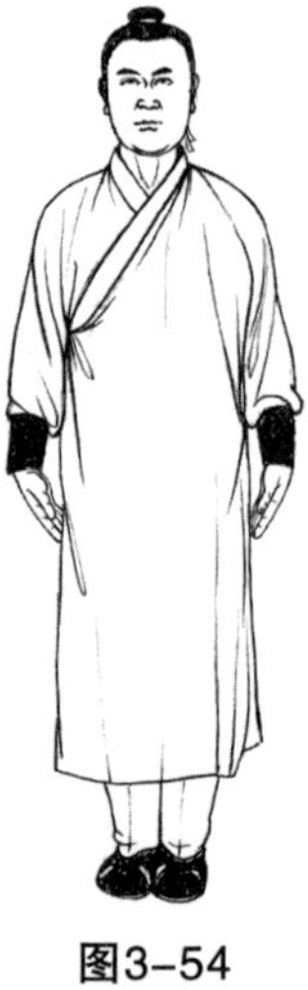

图3-54

第十一式　白蛇舒静

【功法分解】

1. 两脚并步，正身站立；两手垂于体侧。目视前方。（图3-55）

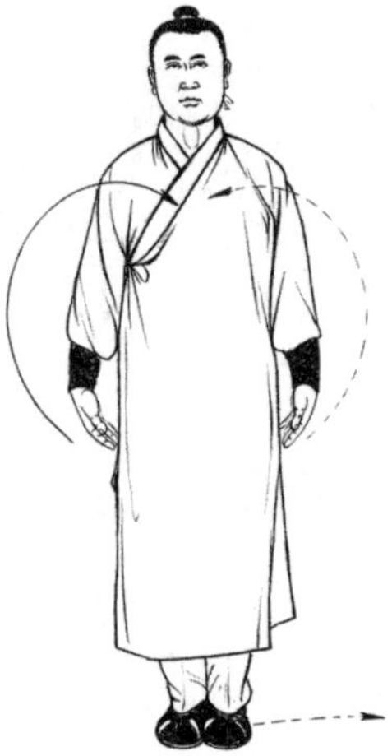

图3-55

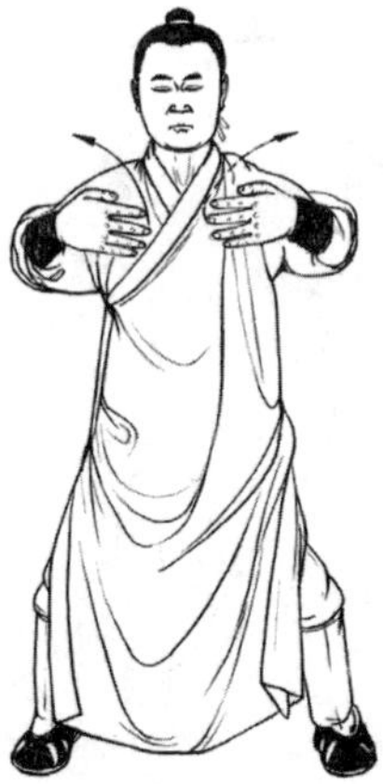

图3-56

2. 左脚向左摆跨一步，两膝屈蹲，成马步；同时，两掌向外、向上划弧，环臂抱于胸前，指尖相对，虎口向上。目视两掌。（图3-56）

3. 两掌向外上提，指尖前转成“蛇形手”，掌心向下，指尖向前（约与颈平），腕肘后缩（有蓄势待发之意）。目视前方。（图3–57）

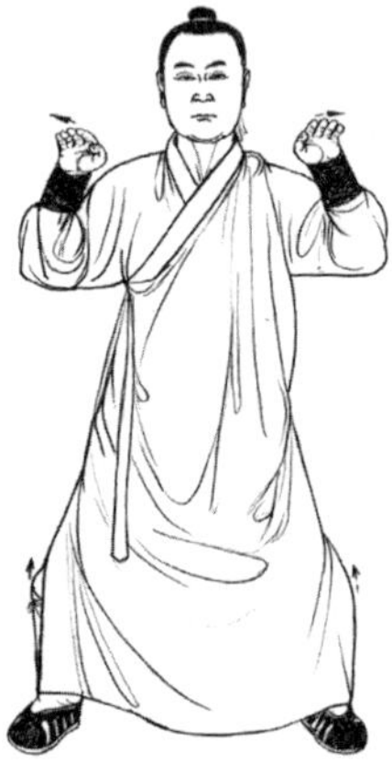

图3–57

4. 两膝稍向上起；同时，两掌向前上插（如蛇伸头），约与耳平。（图3–58）

5. 上述两动，可反复练习。

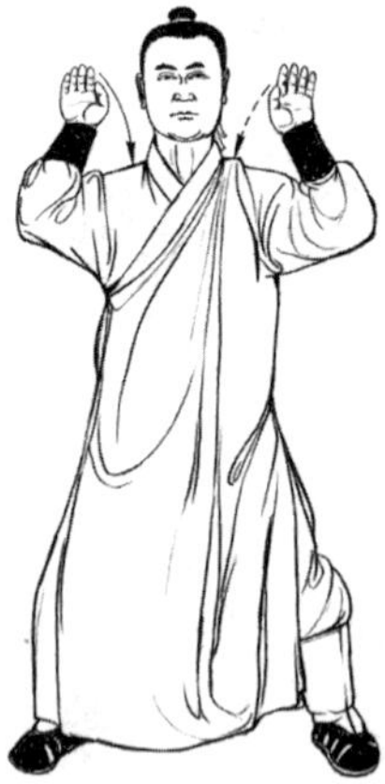

图3–58

6. 两手后转，收于肩上，指尖向下，虎口向后；两肘外张。目视前方。（图3-59）

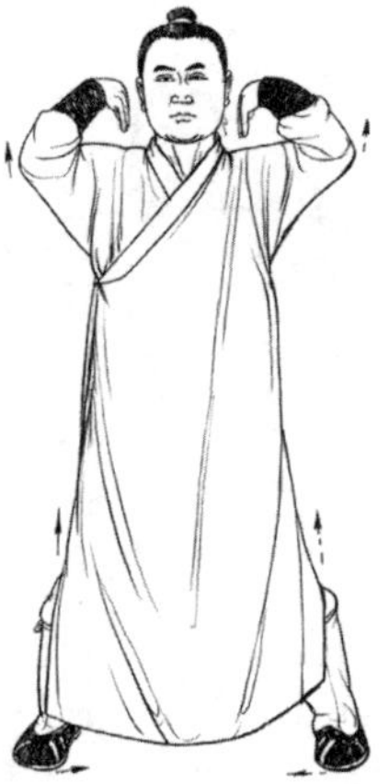

图3-59

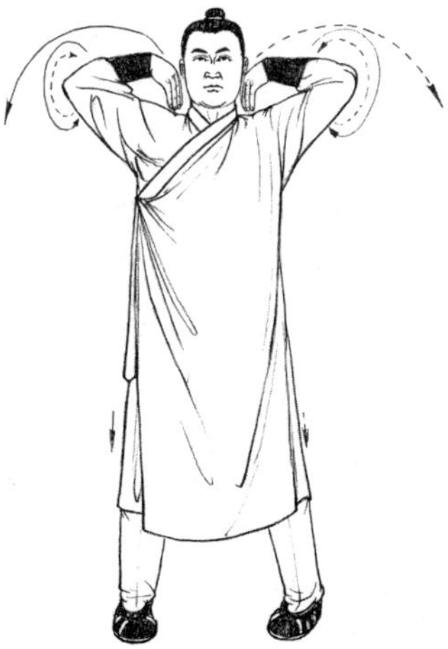

图3-60

7. 两脚尖内扣，两腿伸膝立身；随即两肘带动肩部，前、后抡转数次（两手不变）。（图3-60）

8. 两膝屈蹲，成马步；同时，两手向外划弧分展，掌背向外，指尖向上，约与顶平。目视前方。（图3-61）

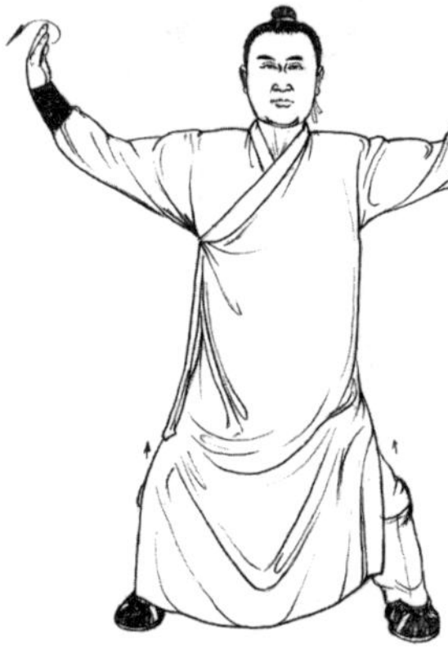

图3-61

9. 两膝略起，马步不变；同时，两手向外转腕，仍成蛇形手，指尖斜向外，手心向下，约与眉平。目视前方。（图3-62）

10. 上述两动，可反复练习。

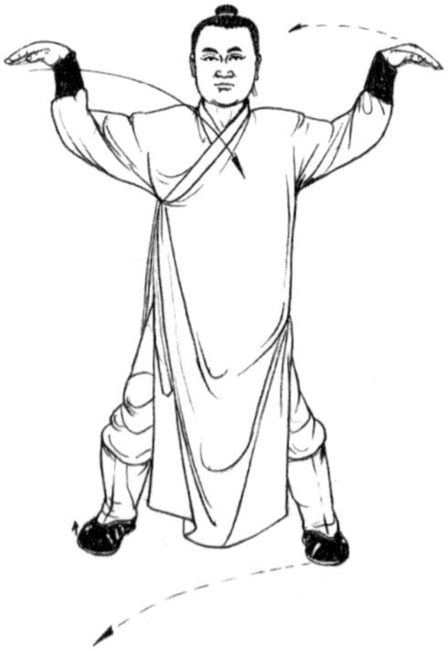

图3-62

第十二式　喜看宏图

【功法分解】

1. 左脚向右脚前方弧形上步，前脚掌着地，成左虚步；同时，左手右摆提伸（屈肘勾腕，如蛇昂首之势），掌心向下，指尖向前，约与额平；右手向左下落，置于左胸前侧，掌心向下，指尖向前。目视前方。（图3-63）

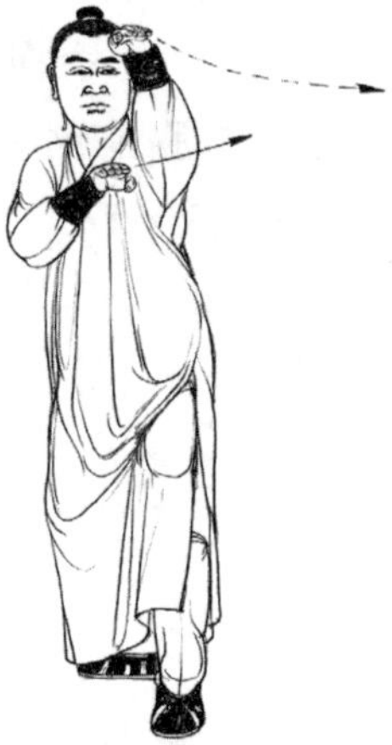

图3-63

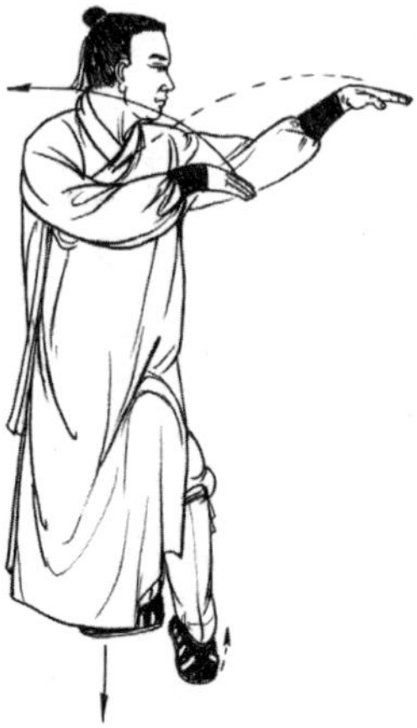

图3-64

2. 身向左转，步形不变；同时，两手左摆（如蛇摇头），左蛇形手指尖向左，掌心向下，约与鼻平；右蛇形手置于左上臂内侧。目视左掌。（图3-64）

3. 左脚跟落地，脚尖外摆；右脚向前上步，脚前掌着地，成右虚步；同时，右手右摆提伸（屈肘勾腕，如蛇昂首之势），约与额平；左手向右下落，置于右胸前侧。目视前方。（图3–65）

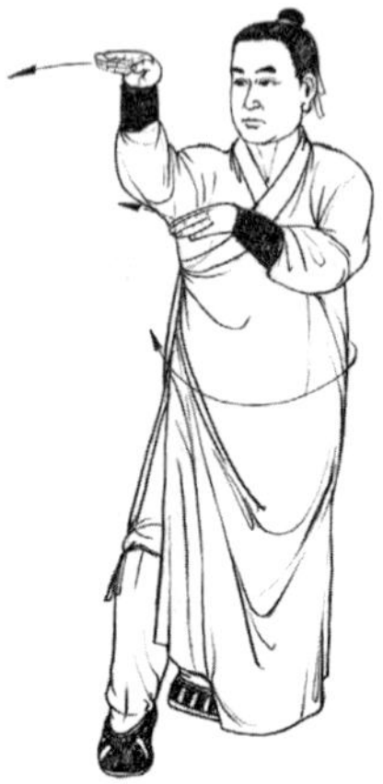

图3–65

4. 向右转身；同时，两手右摆（如蛇摇头），右手指尖向右，掌心向下，约与鼻平；左手置于左上臂内侧。目视右掌。（图3–66）

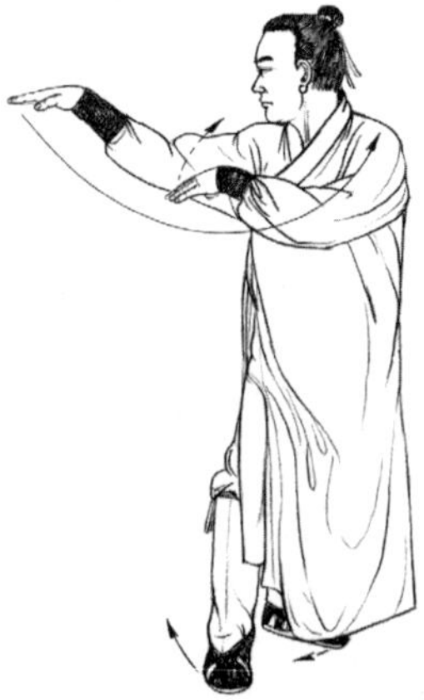

图3–66

第十三式　吐信康寿

【功法分解】

1. 右脚向右退步，左脚尖内扣，两腿伸直，大开步站立；同时，右掌向左划弧，左掌向左稍提，两前臂于胸前相交（右外左内），两掌心向后，指尖斜向上。目视前方。（图3-67）

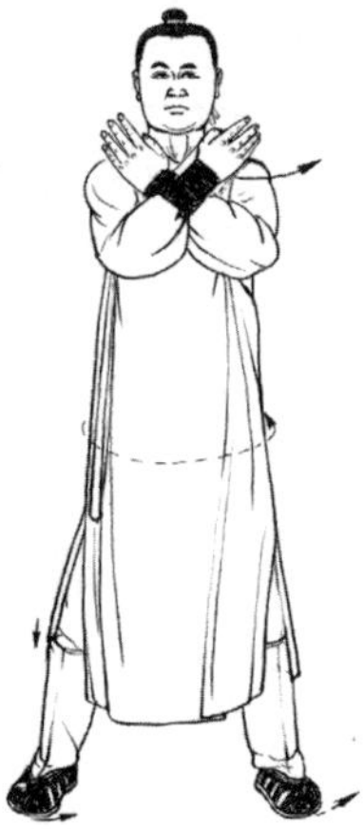

图3-67

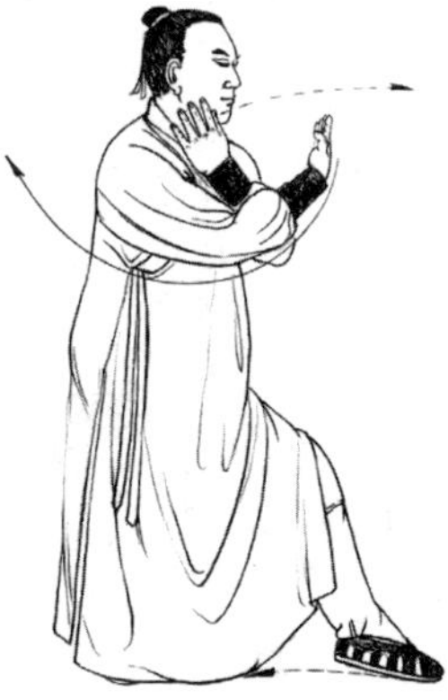

图3-68

2. 向左转身约90°，两脚摆扣，成左虚步；同时，两掌随之左摆，右臂稍向下沉。目视左前方。（图3-68）

3. 左脚内收半步，脚尖点地，成左丁步；同时，两掌成蛇形手前后分开，左手掌心向下，指尖斜向左前方，约与鼻平；右手指尖斜向右后方，腕部约与肩平。目视左手。（图3-69）

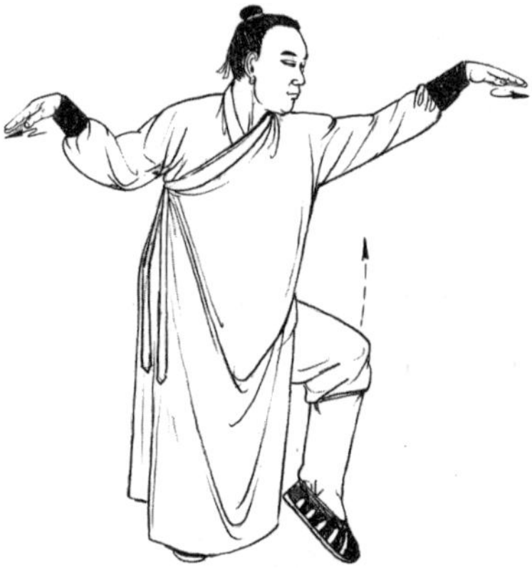

图3-69

4. 左腿屈膝提起，成右独立步；同时，两掌伸缩1次或数次（如蛇吐信般）。目视左手。（图3-70）

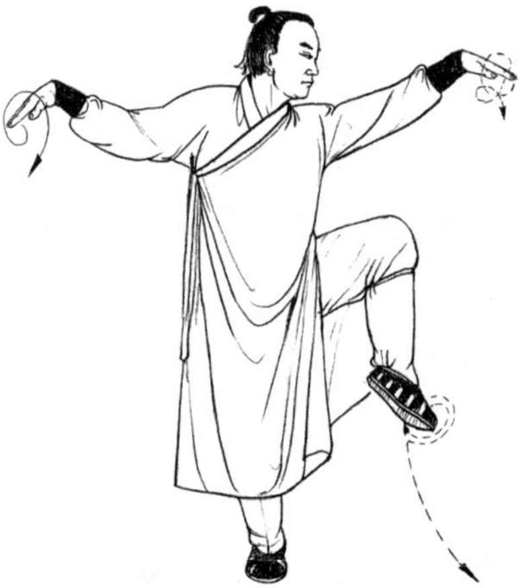

图3-70

5. 两掌与左脚同时划转数圈（动作不固定，随意划圈即可），然后左脚向左前方落步，成左虚步；两蛇形手前后摆平，腕肘稍屈，指尖约与肩平。目视左掌。（图3–71）

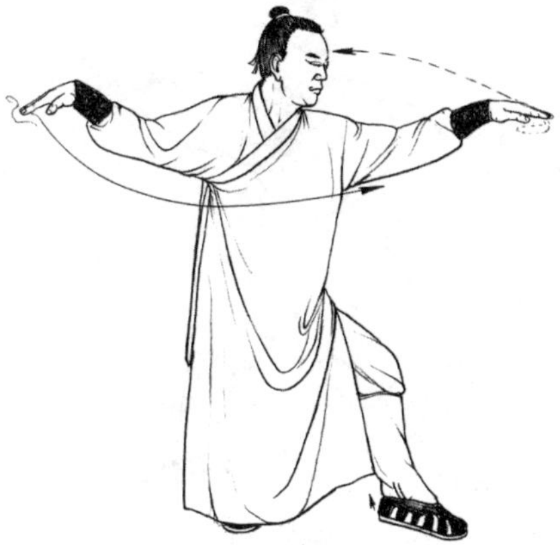

图3–71

6. 左脚跟稍向上提，仍为左虚步；同时，左掌上收于左额侧，掌心对耳，指尖向上，肘尖向前；右掌左插，置于左肘尖下侧，掌心向下，指尖向左。目视左前方。（图3–72）

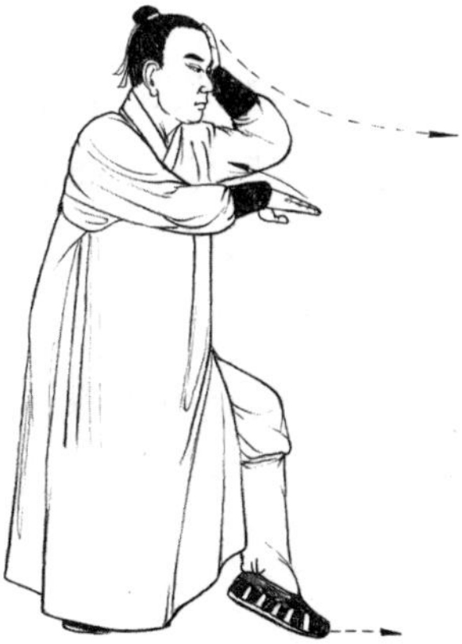

图3–72

7. 左脚前移，脚跟落地，成左半马步；同时，左手成蛇形手向左前方探出，肘部略屈，指尖向左，约与鼻平；右掌立起，置于左肩前，指尖斜向上。目视左掌。（图3–73）

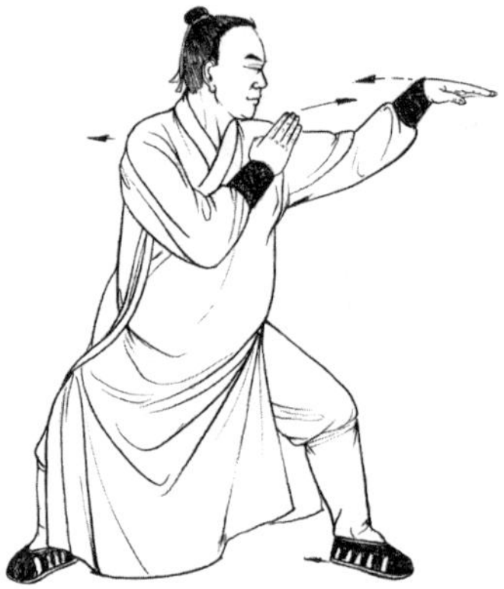

图3–73

8. 左脚略收，上体略向后吞；同时，左掌屈肘内收，腕部约与鼻平，指尖仍向左；右掌屈腕成蛇形手，仍置于左肩前，指尖向左。目视左掌。（图3–74）

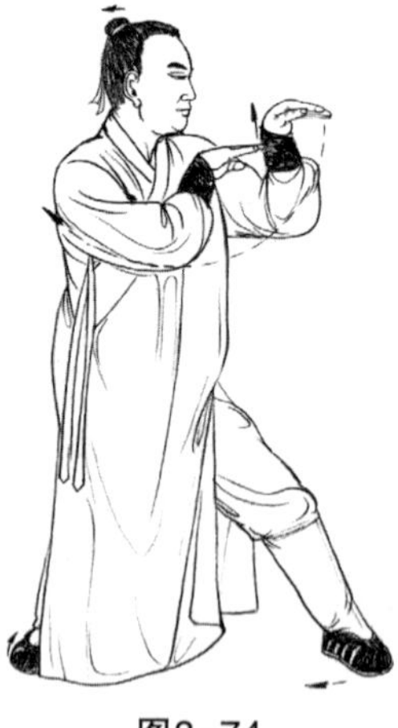

图3–74

9. 身向右转，两脚摆扣，成右虚步；同时，左掌向右划弧，抱住右肘；右掌上提于左肩上侧，虎口向上，指尖向后。目视右下方。（图3–75）

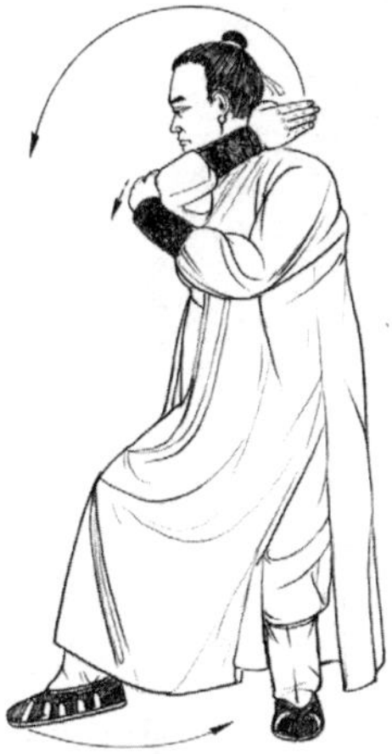

图3–75

10. 右脚内收，脚尖点地，成右丁步；同时，右掌经头顶向右前方划弧劈切（臂成半弧状），掌外沿向前，指尖向上，约与眼平；左掌下落，按于右肘内侧，掌心向下，指尖向右。目视右掌。（图3–76）

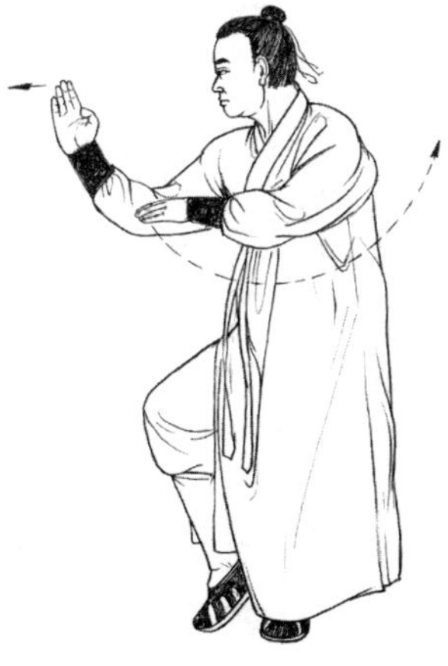

图3–76

11. 两掌屈腕成蛇形手，前后摆伸，右掌掌心向下，指尖向右，腕背约与口平；左掌掌心向下，指尖斜向左，腕背约与耳平。目视右掌。（图3-77）

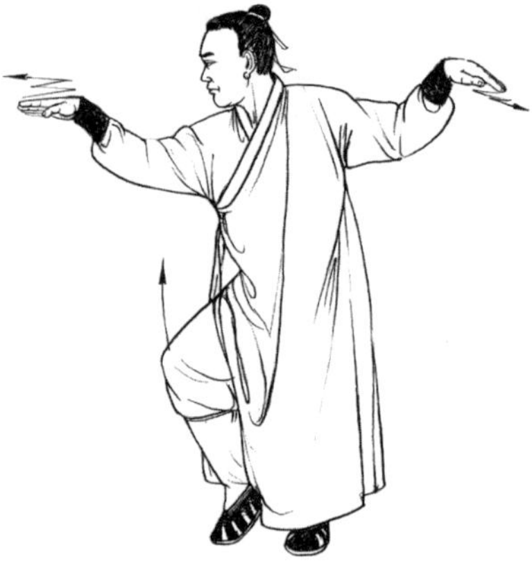

图3-77

12. 反向练习，练法参上。（图3-78～图3-81）

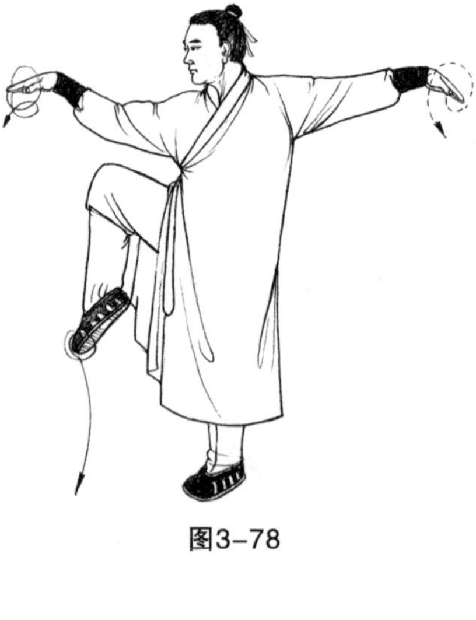

图3-78

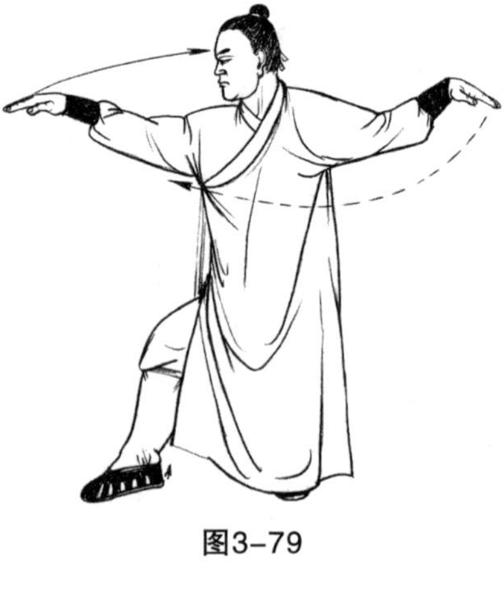

图3-79

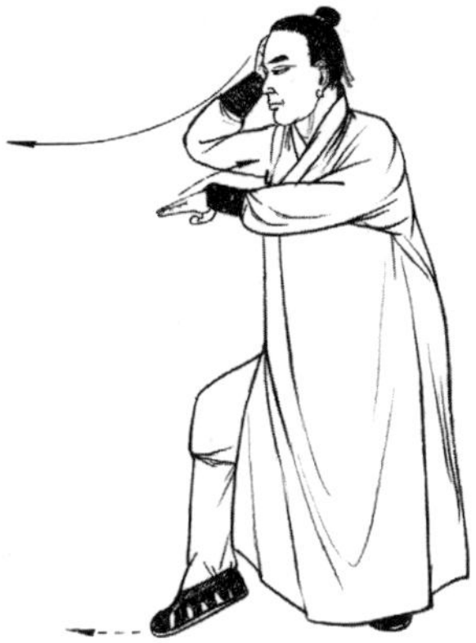

图3-80

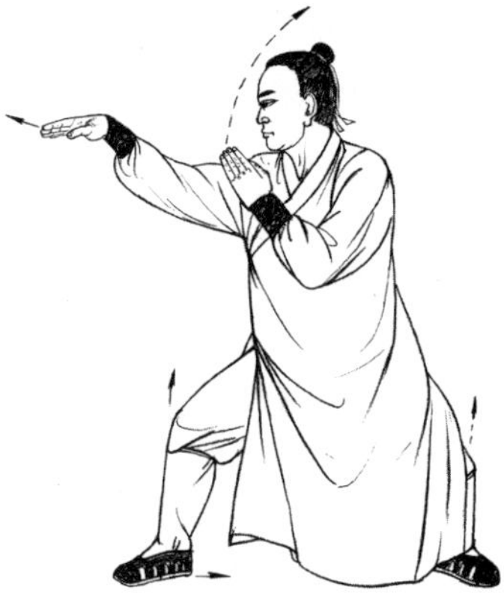

图3-81

13. 右脚略收，两腿伸膝立身；同时，右掌翻转，向右穿插（腕臂伸直），掌心向上，指尖向右，约与肩平；左掌经右侧向上划弧，架臂亮掌于头顶左上方（臂成环状），掌心斜向上，指尖向右。目视右掌。（图3-82）

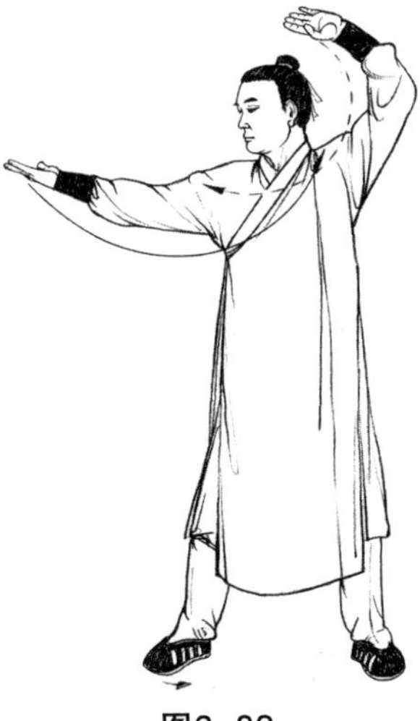

图3-82

14. 右脚左扣，开步站立，头身转正；同时，两掌划弧，两前臂于胸前相交，左外右内，两掌心向后，指尖斜向上。目视前方。（图3-83）

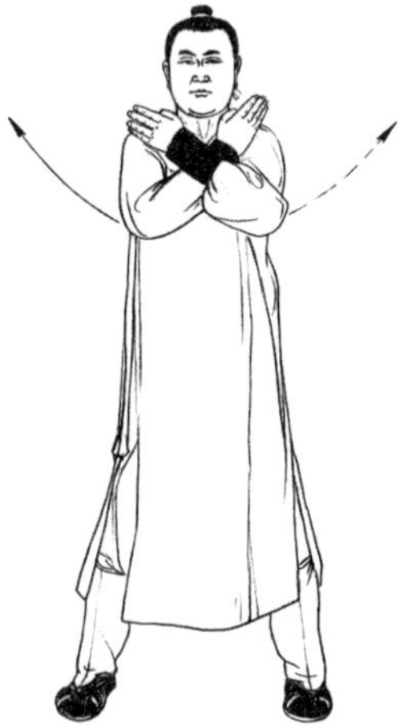

图3-83

15. 两肘撑向两侧，两掌分开落于胸前，指尖相对，掌心向下。目视两掌。（图3-84）

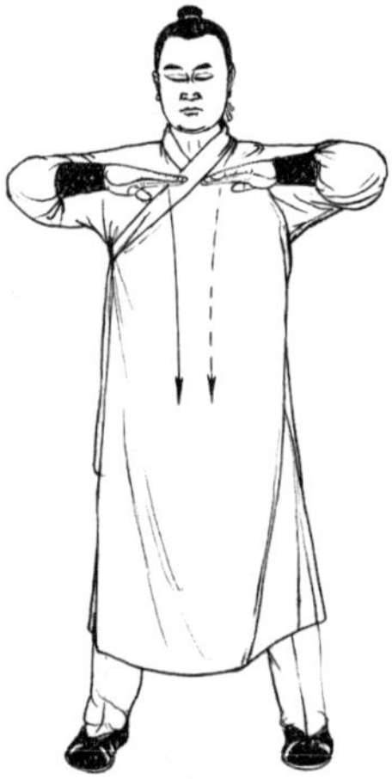

图3-84

16. 两掌下按于腹前。（图3-85）

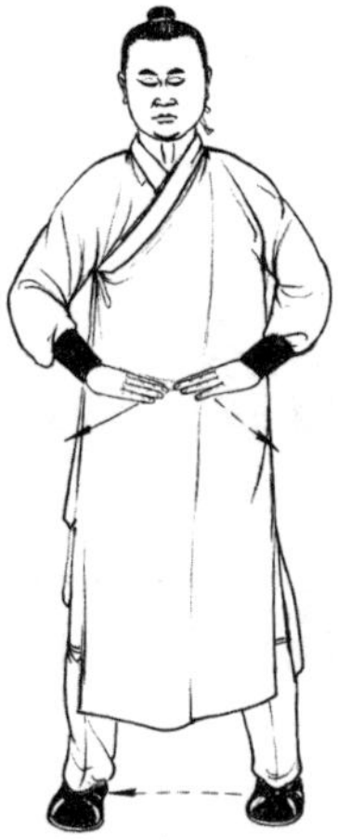

图3-85

17. 左脚右收，两脚并步；两掌外落，垂于体侧；全身放松，调息片刻。本功收势。（图3-86）

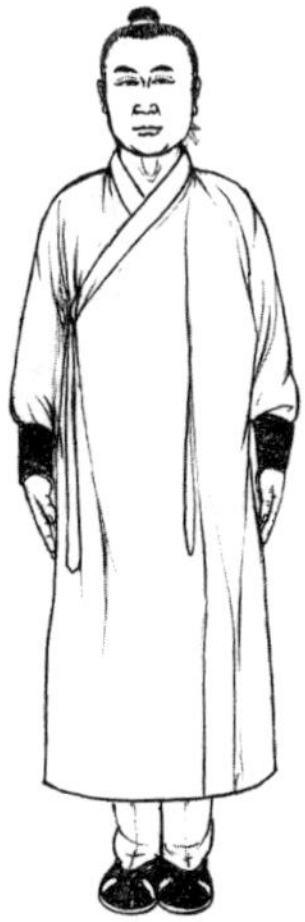

图3-86

第四章

武当道家两仪导引功（32式）

两仪导引功，是一套非常优秀的武当道家导引功。

“妙合阴阳，故名两仪”。何谓“两仪”？“两仪”是我国道教文化术语，在古典哲学中指“阴阳”，乃大道之本。从功法上讲，“两仪”就是动静相宜，刚柔并济；养练结合，内外兼修；“阴平阳秘，精神乃治”。

此功练法独特，动作较多，运动量较大，强身效果明显。在姿势上象形取意，取古传禽功导引中的鹿形（仙鹿）与雀形（朱雀），按传统功理：鹿形功主肾，练之能补元填髓，强肾壮腰；雀形功主肺，能活血益气，健肺增力。

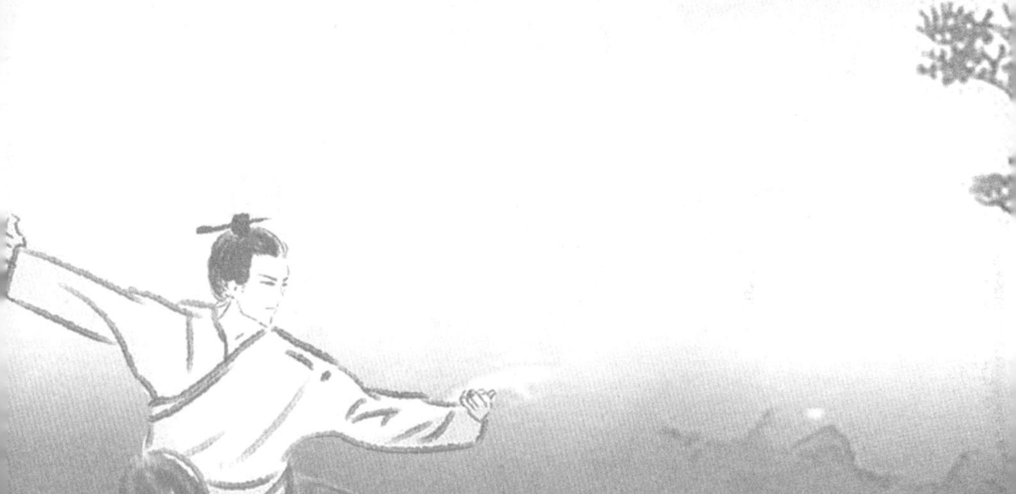

此功讲究“意守丹田，息息归根”，勿忘勿助，自可安神养气，而且要求以动调息，深吸长呼，以使意气相合、气形相合。肺气为后天之气，肾气为先天之气，《类证治裁》曰：“肺为气之主，肾为气之根。肺主出气，肾主纳气。阴阳相交，呼吸乃和。”

强呼吸，补元气，既是两仪导引功的主要功效，也是重要的修为方法。由此入手，“故能通和上下，分理阴阳，去旧生新，充实五脏，驱外感之诸邪，消内生之百症，补不足，泻有余，消长之道，妙应无穷，何须借药烧丹，自有却病延年之实效耳”。“炼精化气，炼气化神，炼神还虚，炼虚合道”，渐达更高境界。

第一式 仙鹿望月

【功法分解】

1. 两脚并步，正身站立；两手垂于体侧。目视前方。（图4-1）

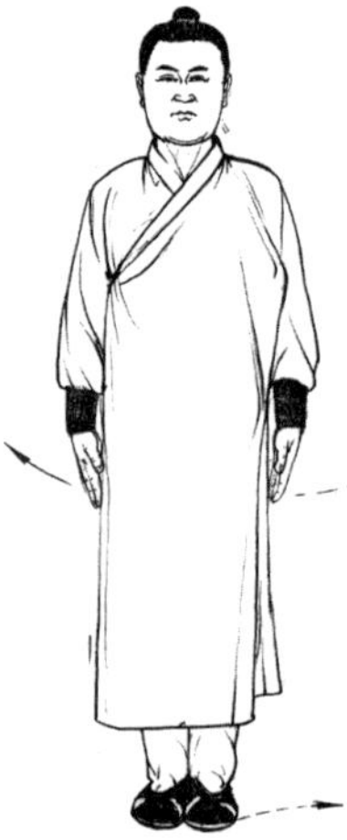

图4-1

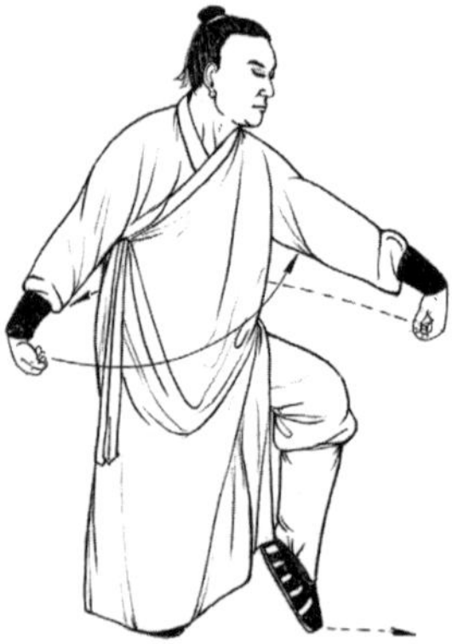

图4-2

2. 重心右移，身向左转，左脚向左摆步，脚尖点地，成左丁步；同时，两掌成鹿蹄手（四指并紧，向内勾屈，拇指扣住食指尖，手心含空），前后分开，约与胯平，左手背向前，右手背向后。目视左下方。（图4-2）

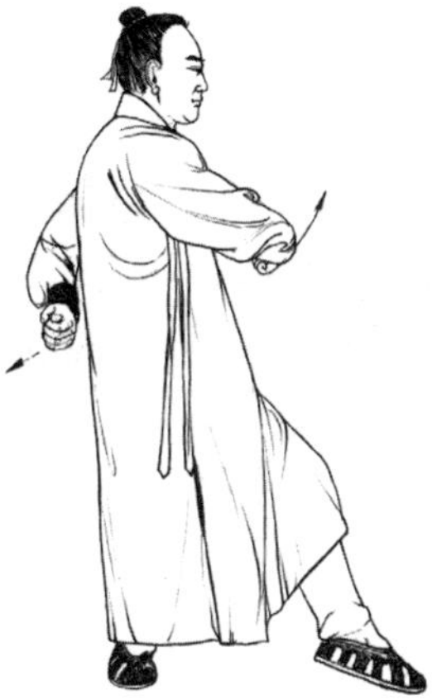

图4-3

3. 左脚前移，前脚掌踏实，脚跟略抬，成左虚步，身稍后仰；同时，右手向前、向上、向左划弧，摆至胸前，虎口向上，手心向后；左手向左后划弧，摆于腰后，虎口向上，手背向前。目视前方。（图4-3）

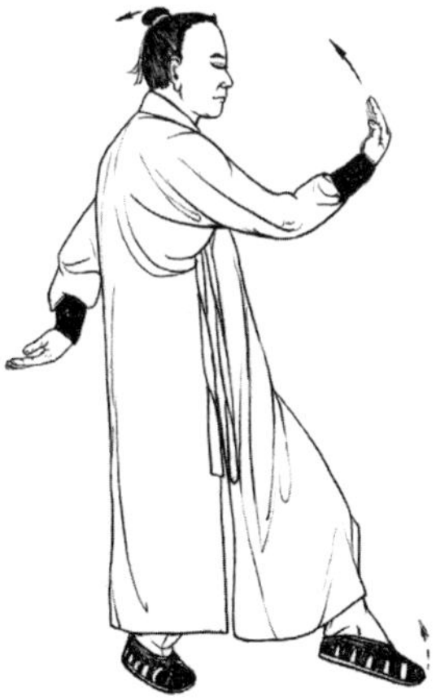

图4-4

4. 两手变掌，右掌向前上伸，掌心向后，四指稍勾，指尖斜向上；左掌稍向后伸，手腕稍勾，掌心向上，指尖向后。目视右掌。（图4-4）

5. 上体向后倾，左脚尖向上翘起；同时，右掌上穿，高度过头，臂成半弧状。目视右掌。（图4-5）

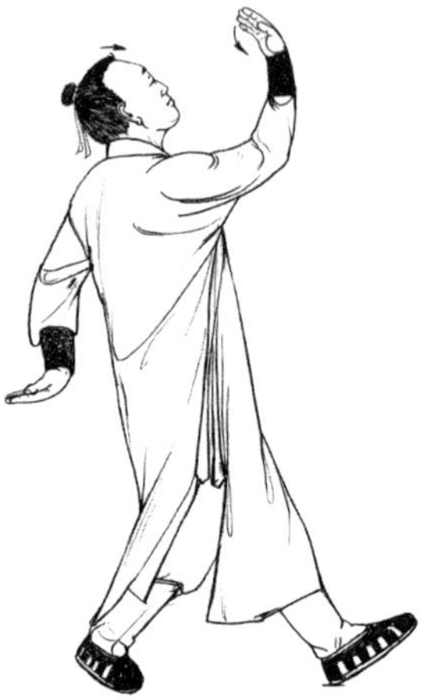

图4-5

6. 右掌向左屈腕，使指尖斜向左，虎口向上；同时，上身前倾。（图4-6）

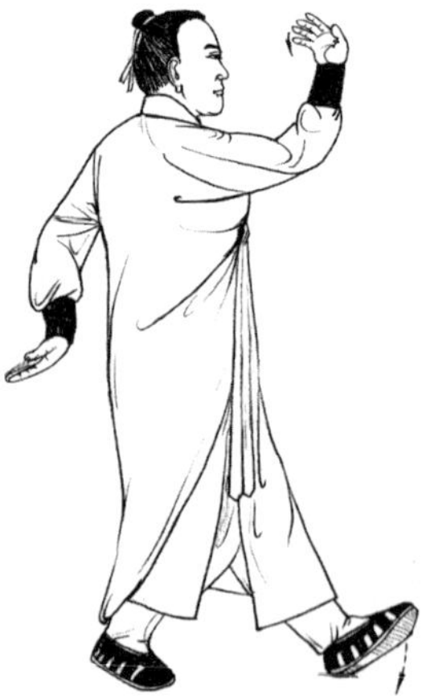

图4-6

7. 左脚落地踏平，重心前移，两腿微屈；同时，右掌向前下落。（图4-7）

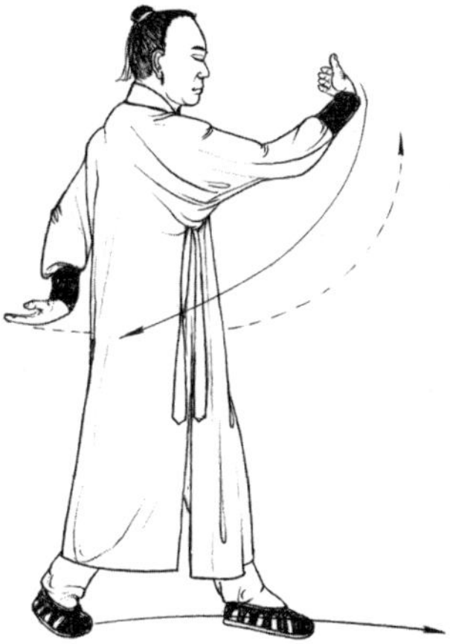

图4-7

8. 右脚上步，成右虚步；两掌成鹿蹄手，左手前提，右手下落。（图4-8）

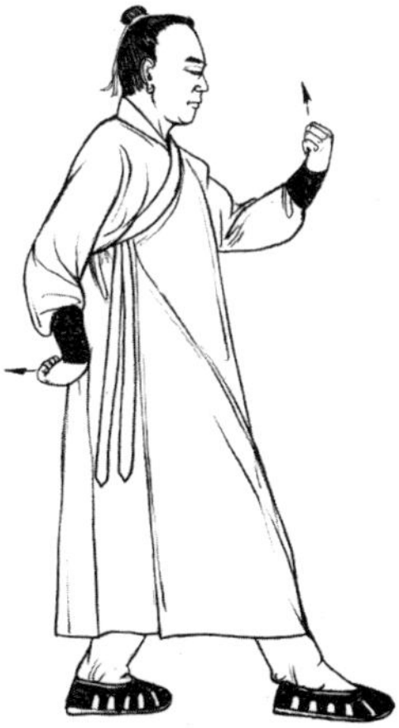

图4-8

9. 反向练习，练法参上。（图4-9 ~ 图4-11）

10. 上述动作，左右连环，反复练习。

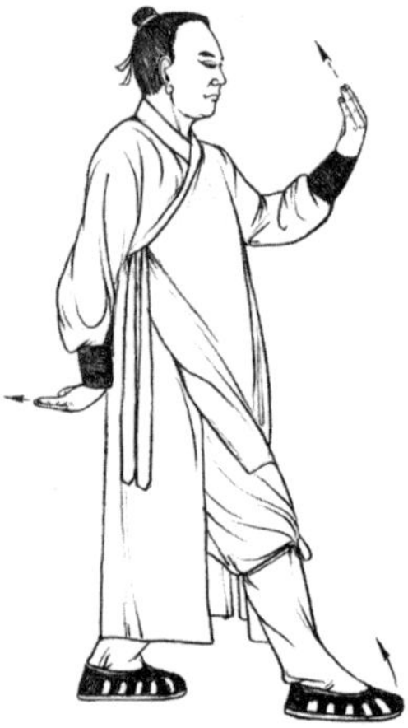

图4-9

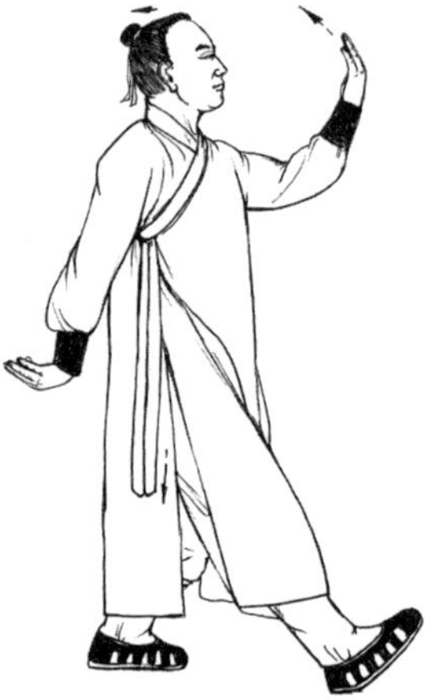

图4-10

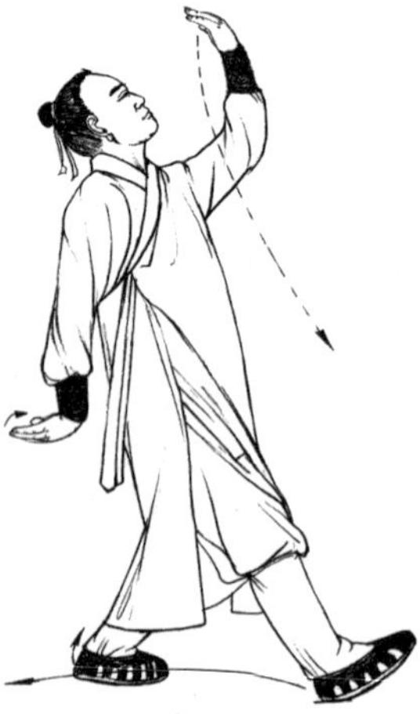

图4-11

第二式　仙鹿缩脖

【功法分解】

1. 接上式。右脚后撤一步，脚尖外展，左脚跟提起，成左丁步；同时，两掌成鹿蹄手，左手向前下落，置于左腿前侧，手背向前；右手置于右腿后侧，手背向后。目视左前方。（图4-12）

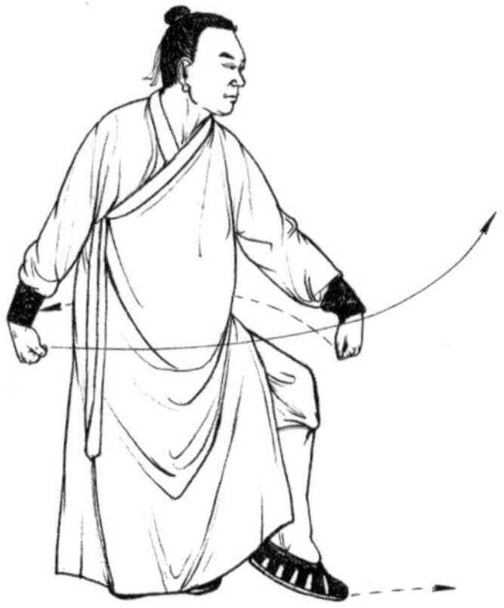

图4-12

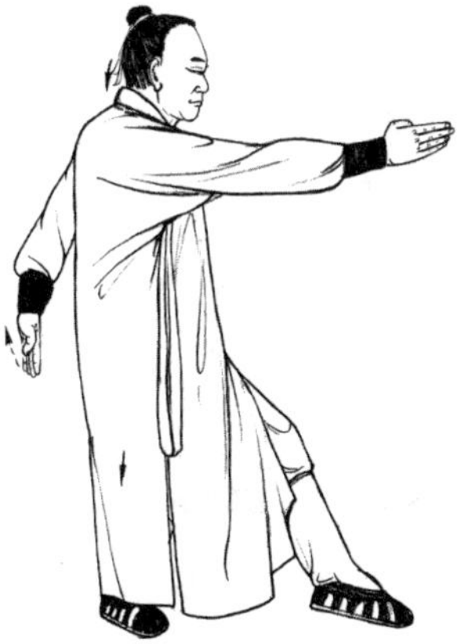

图4-13

2. 左脚前移，前脚掌踏平，脚跟略抬，成左高虚步；同时，右手变掌向前上摆，掌心向左，指尖向前，右臂伸直，约与肩平；左手变掌向左后摆，指尖向下，掌心向后，约与臀平。目视右掌。（图4-13）

3. 右腿稍屈，上体前倾，脖颈后缩；同时，右掌暗劲前伸；左掌勾腕稍提。（图4-14）

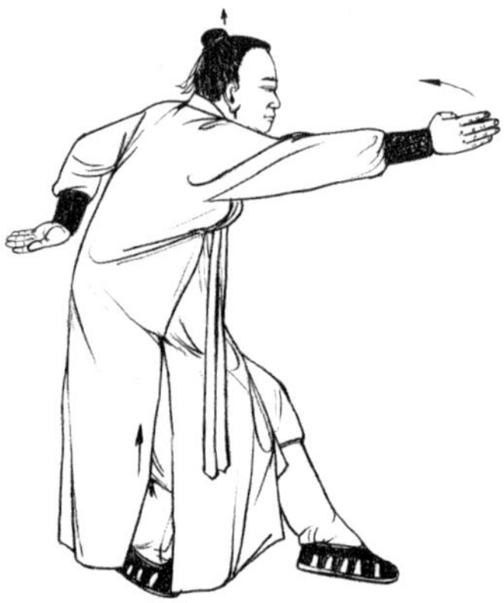

图4-14

4. 右腿伸直，上身立起；同时，右掌向左屈肘勾腕，虎口向上，指尖向左，掌心对嘴。目视右掌。（图4-15）

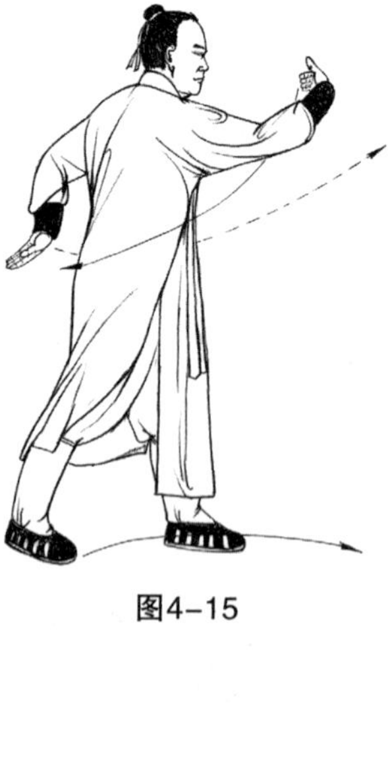

图4-15

5. 右脚上步，反向练习。（图4-16、图4-17）

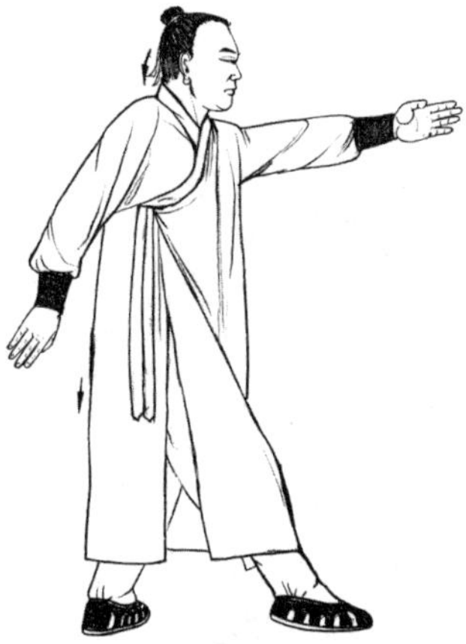

图4-16

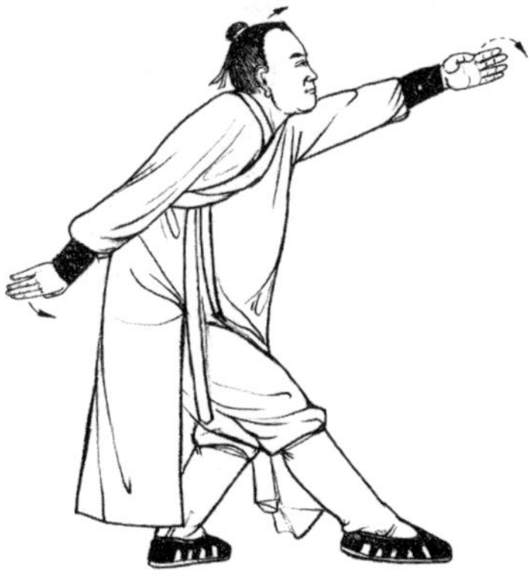

图4-17

6. 上述动作，左右连环，反复练习。

7. 接着，左腿伸直，立起上身；同时，左掌向右屈肘屈腕，虎口向上，指尖向右，掌心对嘴；右掌稍落。目视左掌。（图4-18）

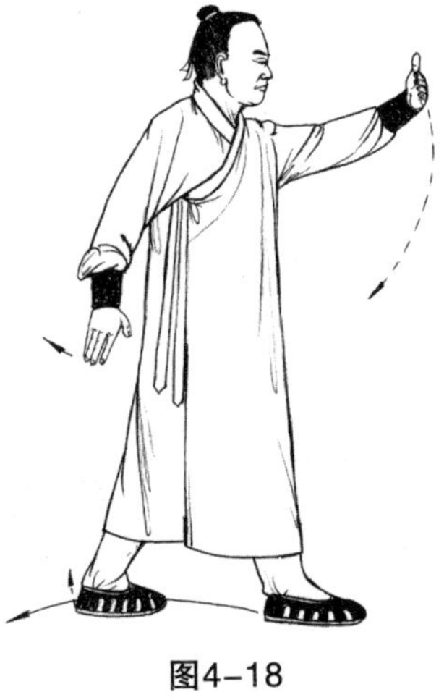

图4-18

第三式　仙鹿弹蹄

【功法分解】

1. 接上式。右脚后退一步，左脚跟提起，成左丁步；同时，两掌成鹿蹄手，左手向前下落，置于左腿前侧，手背向前；右手置于右腿后侧，手背向后。目视左下方。（图4-19）

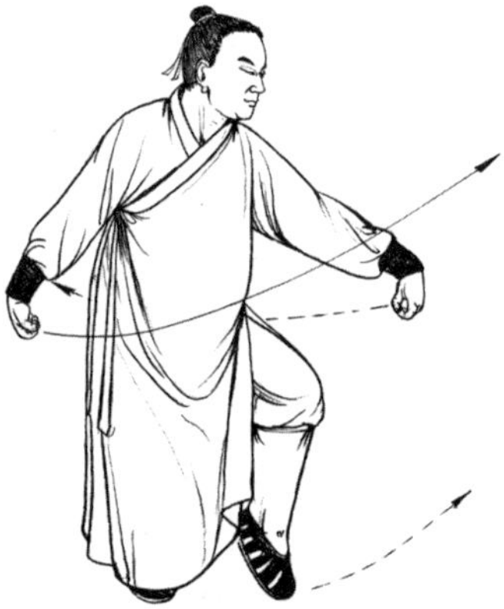

图4-19

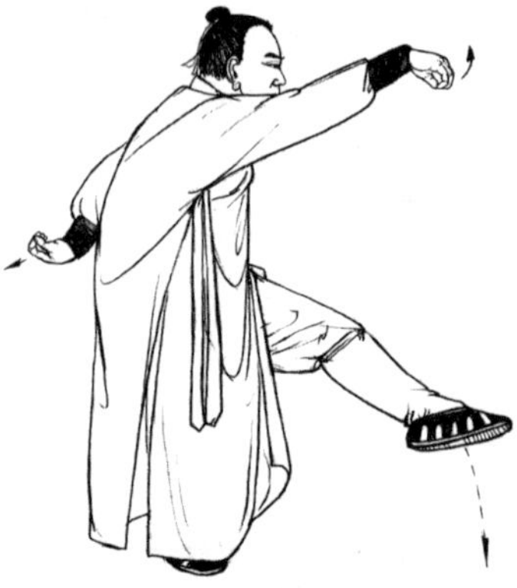

图4-20

2. 重心右移（右腿稍屈），左脚向左前方弹伸而出（左腿稍屈，脚尖向前，稍低于膝），似鹿扬蹄前奔之势；同时，右手向左上方摆，虎口向左，手心向下，约与眉平；左手向左后侧摆，虎口向右，手心向上，约与胯平。目视左前方。（图4-20）

3. 左脚前落，两腿成左弓步；同时，右手转腕伸指，使指尖向上，掌心内含，约与眉平，臂成半弧；左手转腕伸指，使指尖向后，掌心向上，约与胯平。目视右掌。（图4–21）

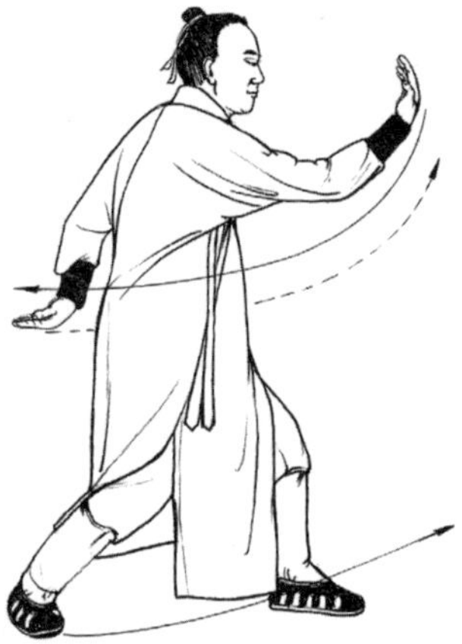

图4–21

4. 重心左移（左腿稍屈），身向左转，右脚向左前方弹伸而出（脚尖向前，稍低于膝）；同时，两手成鹿蹄手，左手向左上方摆起，虎口向右，手心向下，约与眉平；右手向右后侧摆去，虎口向左，手心向上，约与胯平。目视左前方。（图4–22）

5. 上述动作，一左一右，反复练习。

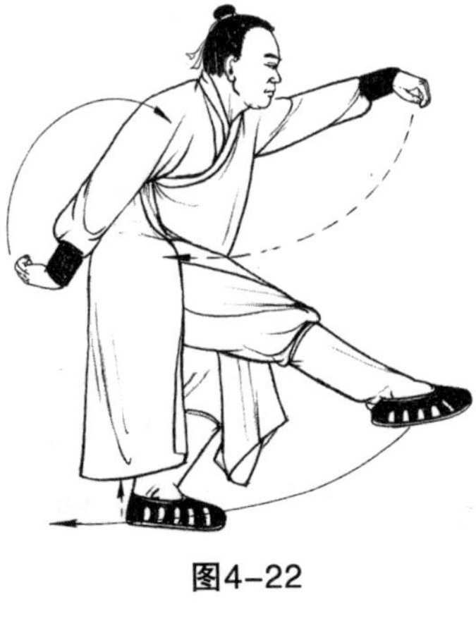

图4–22

第四式　仙鹿伸腿

【功法分解】

1. 接上式。右脚后收落地，左脚跟提起，成左丁步；同时，右手向上、向左划弧，提至右肩前，指尖向下，右臂过肩；左手向下、向右划弧，落于小腹前，手心向上。目视左前方。（图4–23）

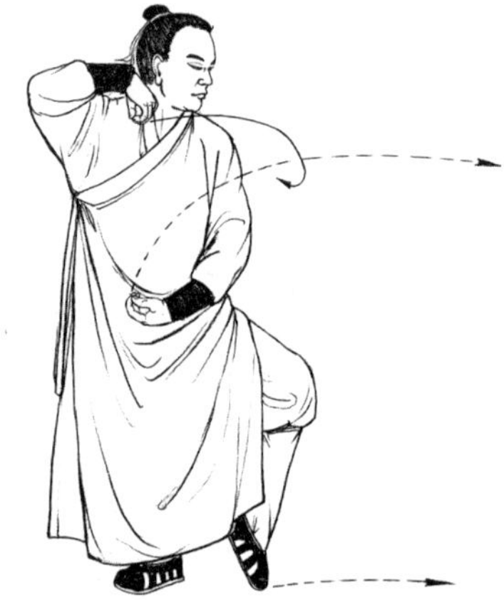

图4–23

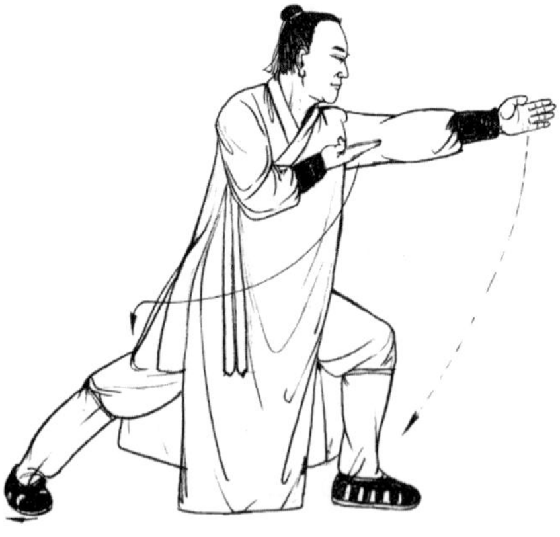

图4–24

2. 左脚前迈一步，成左弓步；同时，左手变掌向左前方插去，虎口向上，指尖向左，臂与肩平；右掌转腕，托于左胸前侧，掌心向上，指尖向左。目视左掌。（图4–24）

3. 重心后移，成左仆步；同时，左掌翻转，伸向左脚前上方，虎口向下，掌心向后；右掌向右划弧，按于右腰侧，虎口向上，指尖斜向前下方。目视左掌。（图4–25）

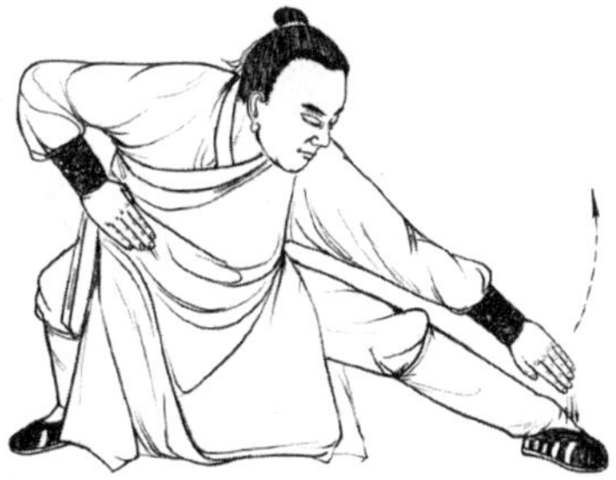

图4–25

4. 左掌向下以掌心轻拍左脚背三次，然后向左撑起，掌心向前，虎口向下，指尖向右；身稍上起。目视左掌。（图4–26）

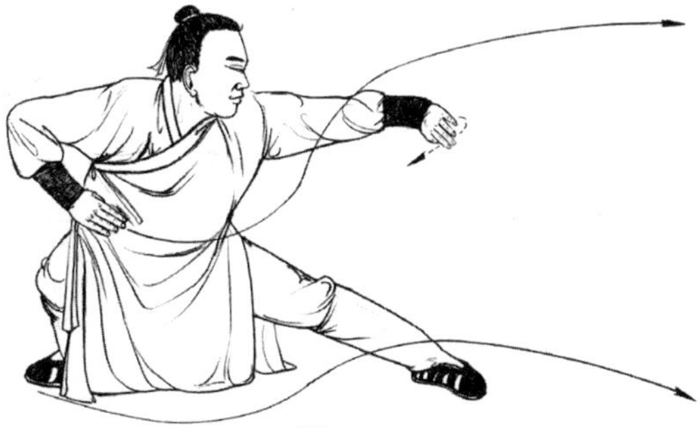

图4–26

5. 右腿进步，身体左转，两腿成右弓步；同时，右掌向前上方穿出，掌心向上，指尖向右，约与肩平；左掌转腕下按，指尖向右，置于右腹外侧。目视右掌。（图4–27）

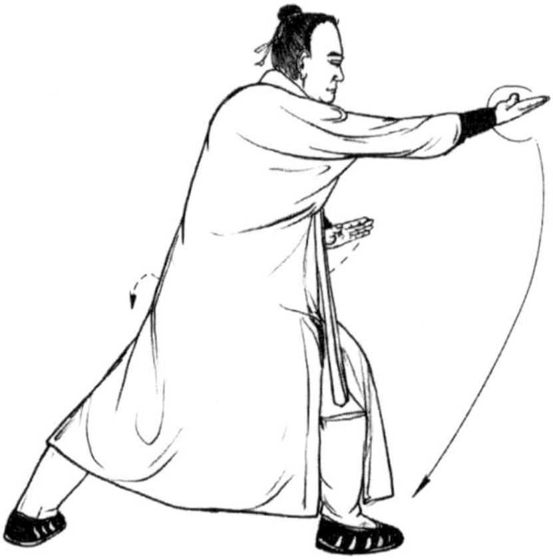

图4–27

6. 重心后移，成右仆步；同时，右掌翻转，伸向右脚前上方，虎口向下，掌心向外；左掌向左划弧，按于左腰侧，虎口向上，指尖向右。目视右掌。（图4–28）

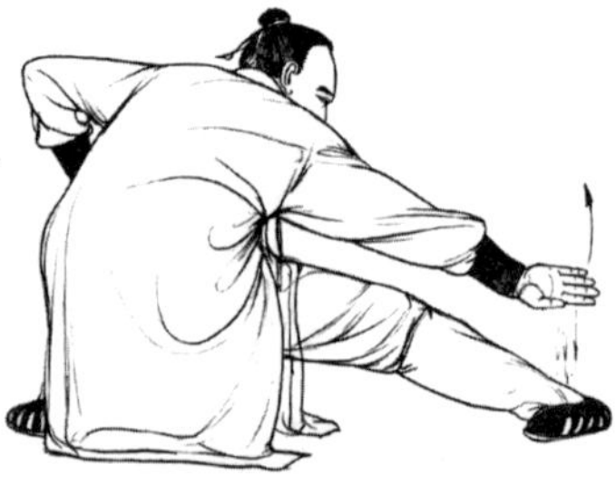

图4–28

7. 右掌向下以掌心轻拍右脚背三次，然后向右撑起，掌心向前，虎口向下，指尖向左；身稍上起。目视右掌。（图4-29）

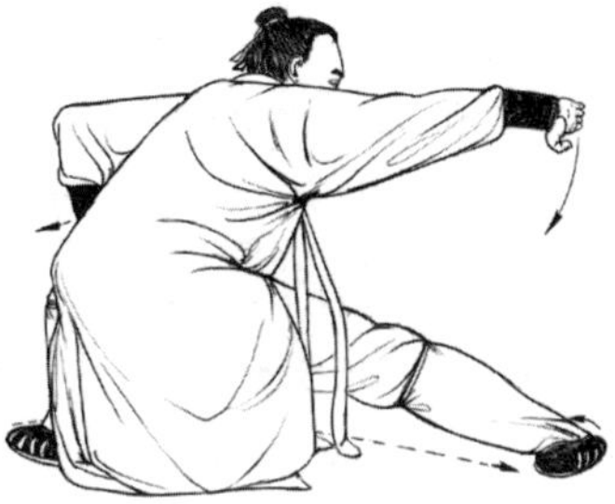

图4-29

8. 上述动作，一左一右，反复练习。

9. 身体左转约90°，右脚内扣，左脚后收，脚尖点地，成左丁步；同时，两掌成鹿蹄手，左手前伸，置于左腿前侧，手背向前；右手下落，置于右腿后侧，手背向后。目视左下方。（图4-30）

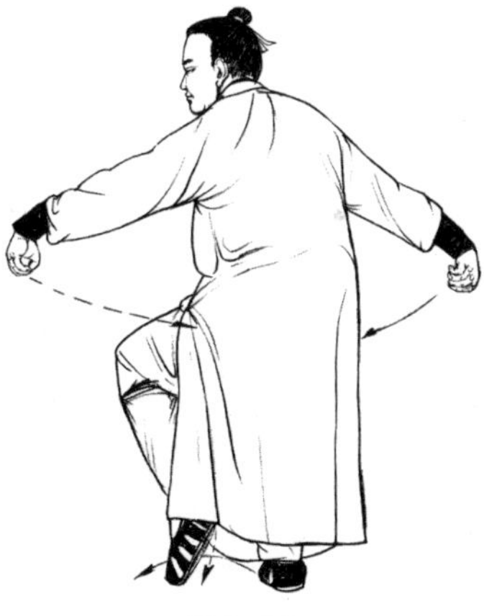

图4-30

10. 左脚跟内旋落地，右脚向左脚并步，身向左转，面向正前；同时，两手成掌，垂于体侧。目视前方。（图4-31）

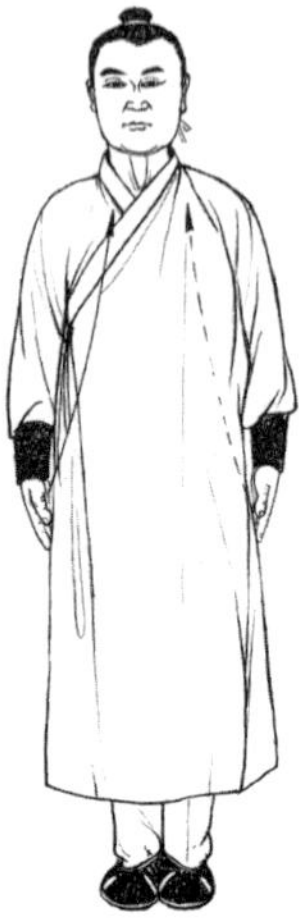

图4-31

第五式　朱雀展翅

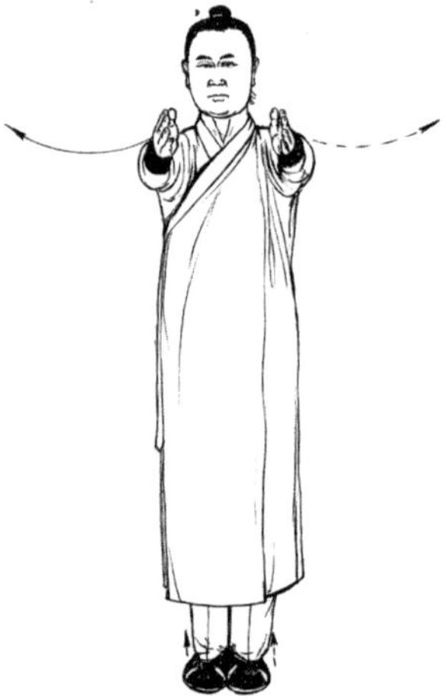

图4-32

【功法分解】

1. 接上式。两掌向前直臂上抬（两臂平行，臂与肩平），掌心相对，指尖向前。目视前方。（图4-32）

2. 两掌向两侧展臂平伸，挺胸收腹，掌心向上，指尖向外，高与肩平；同时，两脚跟提起。目视前上方。（图4-33）

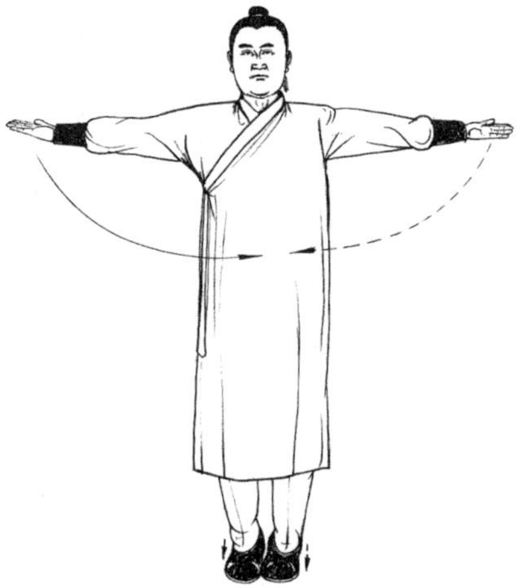

图4-33

第六式　朱雀合翅

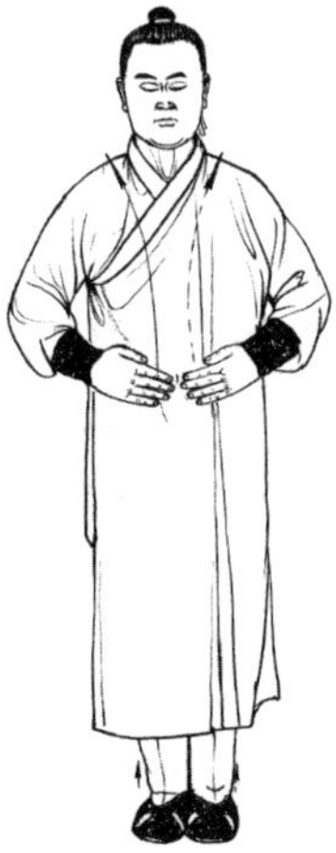

图4-34

【功法分解】

接上式。两臂下落里合，抱于小腹前侧，掌心向后，指尖斜相对；同时，两脚跟落地。目视前下方。（图4-34）

第七式　朱雀折窝

【功法分解】

1. 接上式。两掌向前直臂上抬（两臂平行，臂与肩平），掌心相对，指尖向前；同时，两脚跟提起。目视前下方。（图4–35）

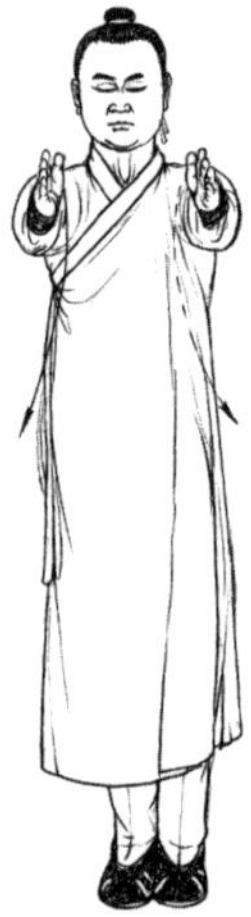

图4–35

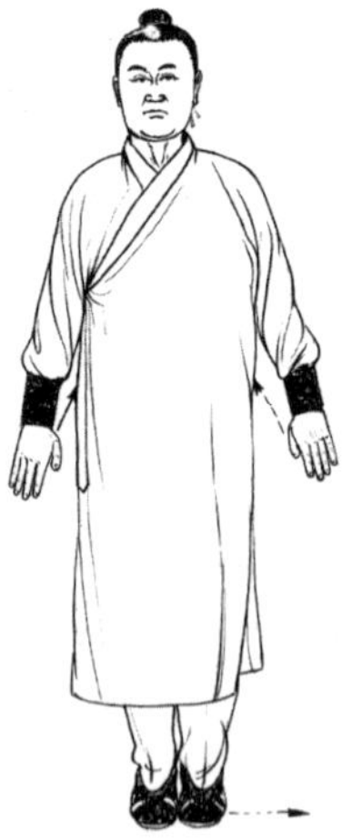

图4–36

2. 两掌直臂向两胯外侧伸去，掌背向前，掌心向后，指尖向下；两脚跟不落地。目视前方。（图4–36）

第八式　朱雀抖膀

【功法分解】

1. 接上式。左脚向左摆步，成大开步（两脚跟不落地）；同时，两臂屈肘，两掌握成空心拳，绕至腰后，贴于两肾俞穴外侧，拳心向后，虎口向上。目视前方。（图4–37、图4–37附图）

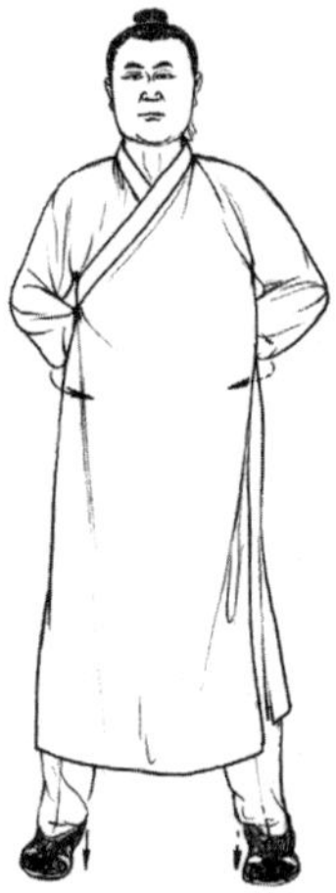

图4–37

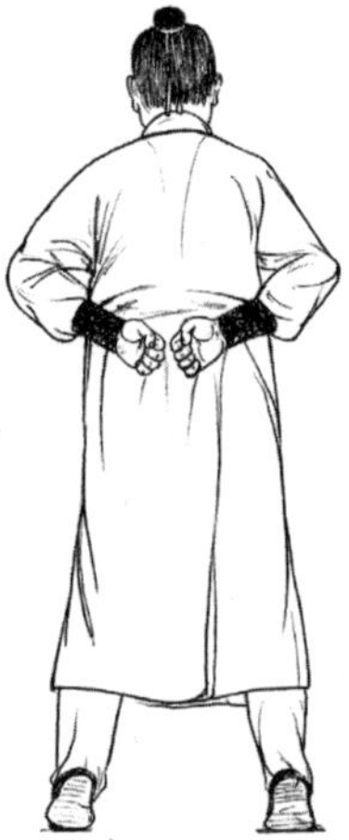

图4–37附图

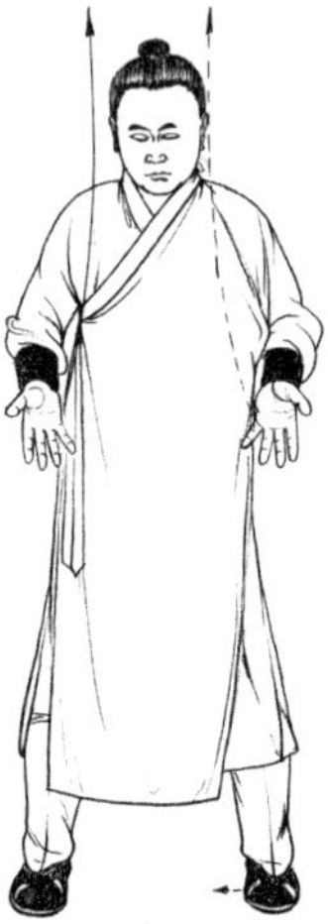

图4-38

2. 两拳变掌前绕，置于两腰侧，掌心向前，虎口向外，指尖斜向下；同时，两脚跟落地；头稍下低。目视前下方。（图4-38）

第九式　朱雀举翅

【功法分解】

1. 接上式。左脚略向内收，仍成开步站立；同时，两掌向两肩正上方伸举（两臂略成半弧状），掌心向后，指尖向上。目视前下方。（图4-39）

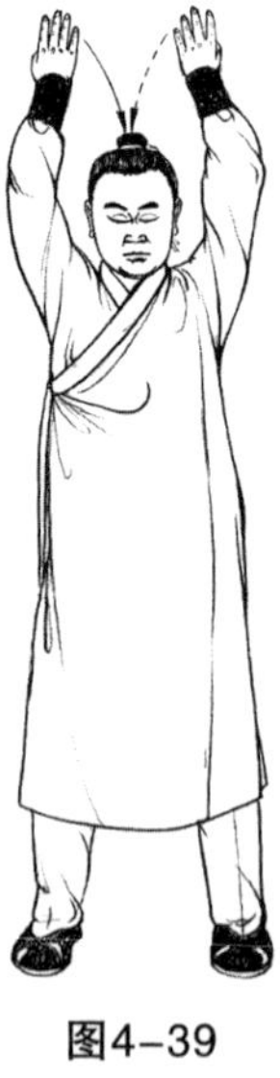

图4-39

2. 两掌下落，十指相叉按压头顶，掌心向下，虎口在后，两肘外张。（图4-40）

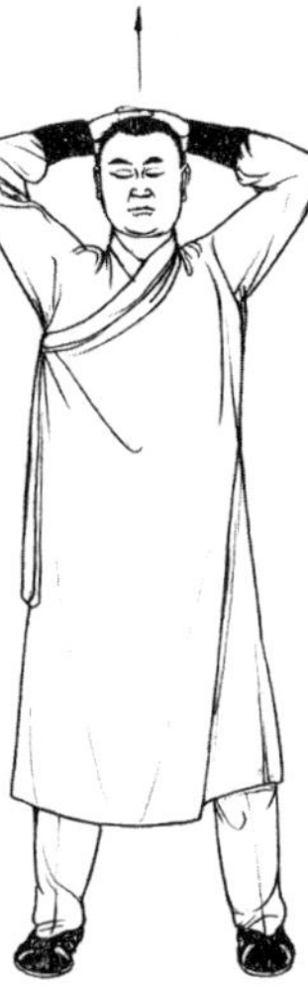

图4-40

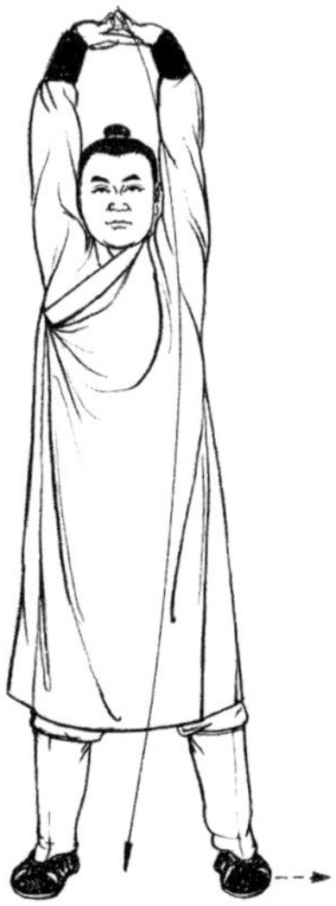

图4-41

3. 两掌翻转（十指仍相叉），向上直臂伸托，掌心向上，虎口向前。目视前上方。（图4-41）

第十式　探海打躬

【功法分解】

接上式。左脚稍向左横开半步，成大开步；同时，上体前俯，两掌翻转（十指仍相叉），向前下按地（两腿不要弯曲）。目视两掌。（图4-42）

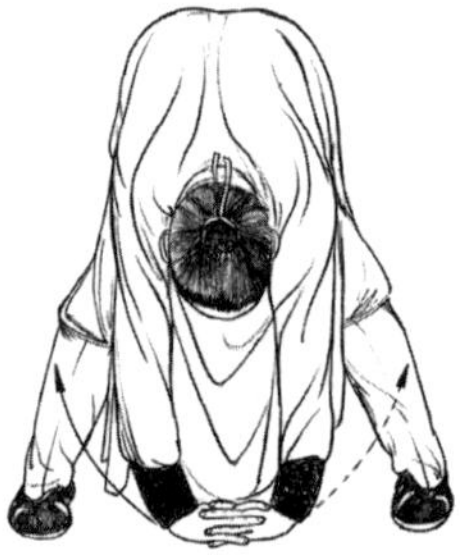

图4-42

第十一式　缠手合翼

【功法分解】

1. 接上式。上身略起；两掌分开，向外提撑而起，低于两膝，指尖斜相对，掌心向下。目视前下方。（图4-43）

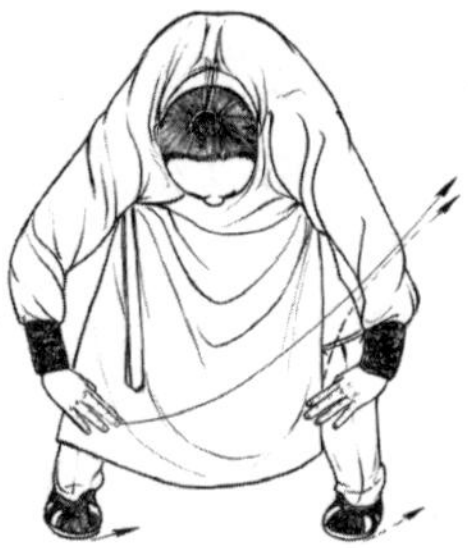

图4-43

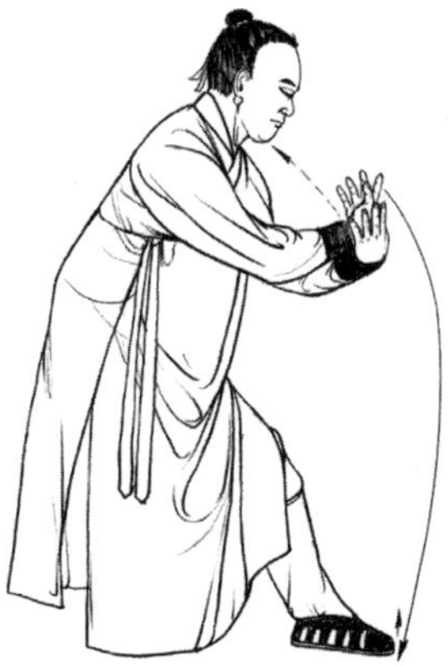

图4-44

2. 向左转体，上身立起（略前倾），两脚摆扣，两腿屈蹲，成左虚步；同时，两掌向左上抄，两臂相交于胸前，掌心斜向后，指尖斜向上。目视两掌。（图4-44）

第十二式　朱雀弹足

【功法分解】

1. 接上式。上体前俯，左腿伸直，左脚尖后勾；同时，右掌下落，扣扳左前脚掌；左手撮指勾腕，提至左肩前，虎口在外，指尖向上，贴按左肩。目视右掌。（图4-45）

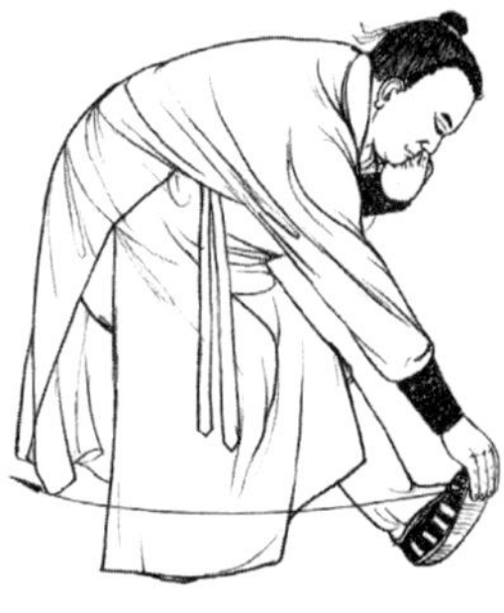

图4-45

2. 右手扣住左脚，扳压数次。（图略）

3. 右手松开，摆向右脚外上侧，指尖向下，掌背向前；同时，身向右转，低头俯身。目视右掌。（图4–46）

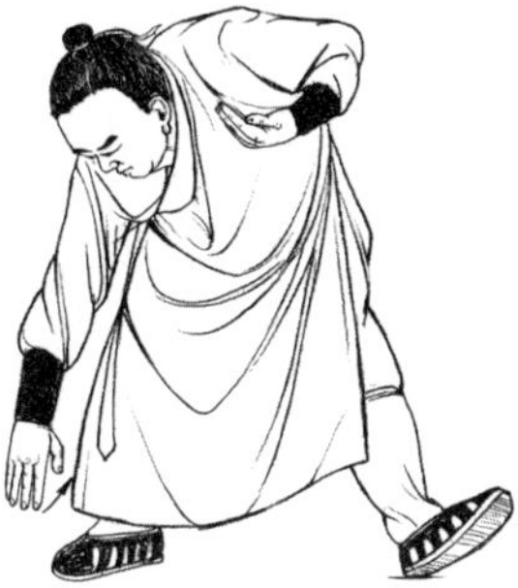

图4–46

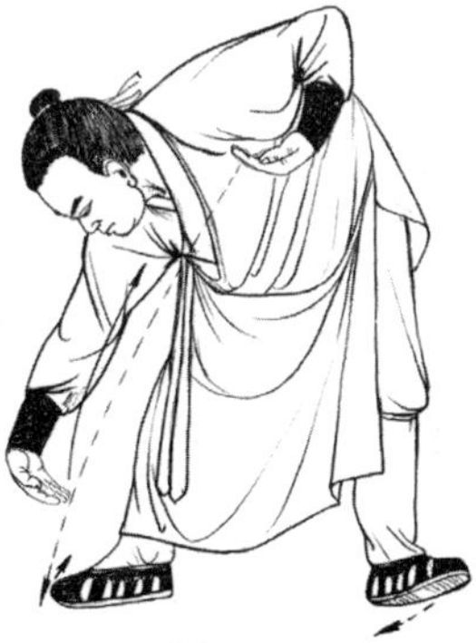

图4–47

4. 右掌向左勾腕，使掌心向上，指尖向左。（图4–47）

5. 反向练习。（图4-48 ~ 图4-50）

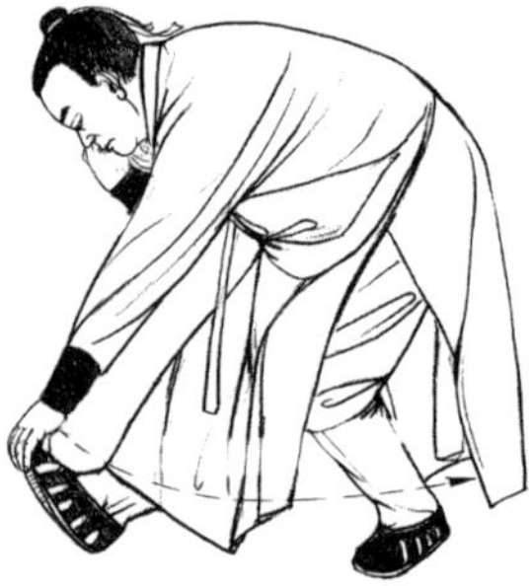

图4-48

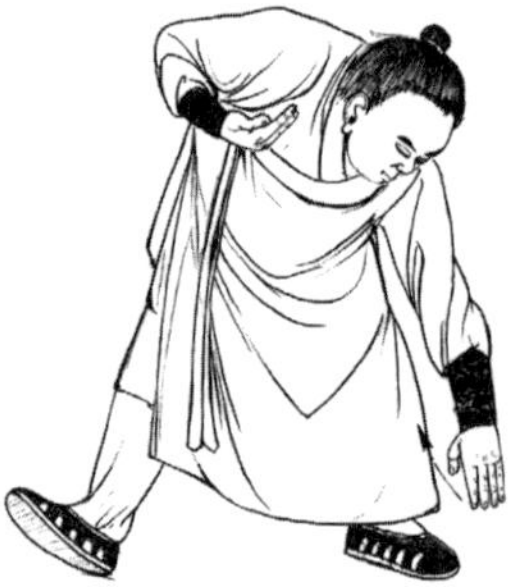

图4-49

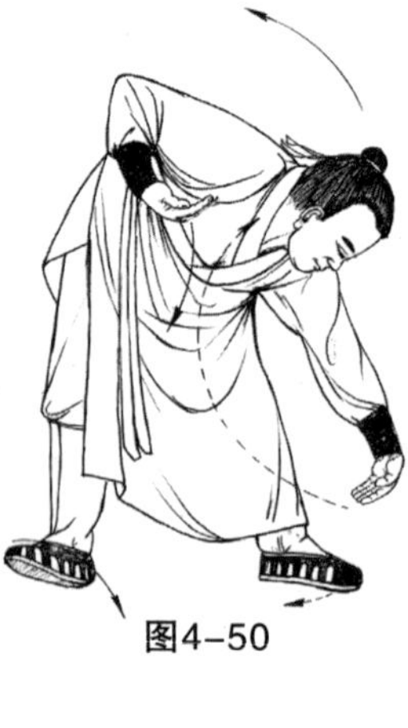

图4-50

第十三式　顺逆缠手

【功法分解】

1. 接上式。右脚尖左摆落地，左脚内扣，两腿开步；同时，上身立起，两掌成抱球状（左掌向后、向上划弧，抱于胸前，掌心向下，指尖向右；右掌下移，抱于腹前，掌心向上，指尖向左）。目视左掌。（图4-51）

2. 两掌于胸腹前以抱球势顺、逆旋转（缠手），练习数圈。（图略）

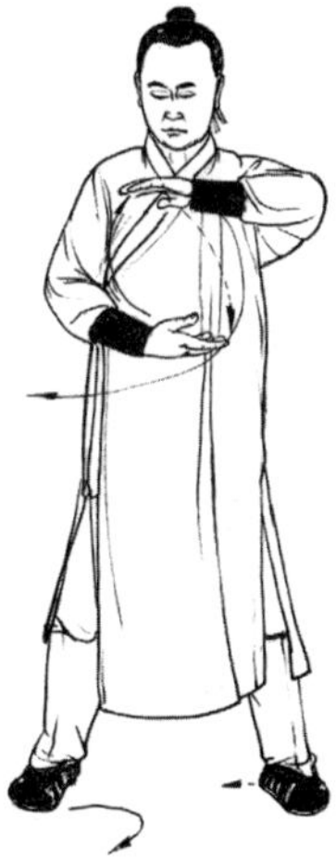

图4-51

第十四式　左右云手

【功法分解】

1. 接上式。缠手结束后，两掌顺揉，左掌落至左腹侧臂成半弧状，掌心向上，指尖斜向右前方；右掌划弧一圈，伸向右前方，掌心向上，指尖斜向右前方，约与胯平；同时，右脚向前划弧上半步，左脚跟略内收，成右高虚步。目视右掌。（图4-52）

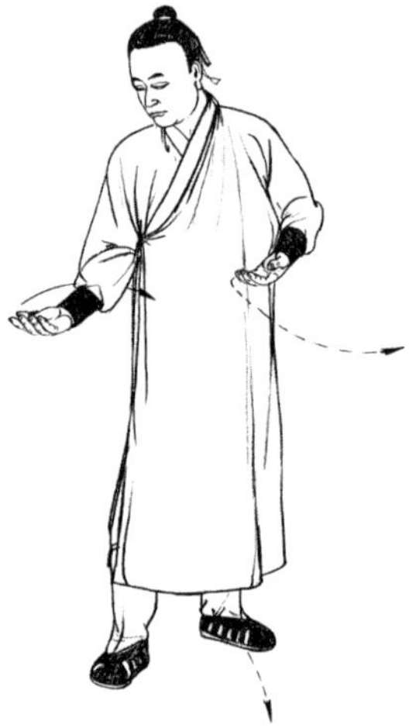

图4-52

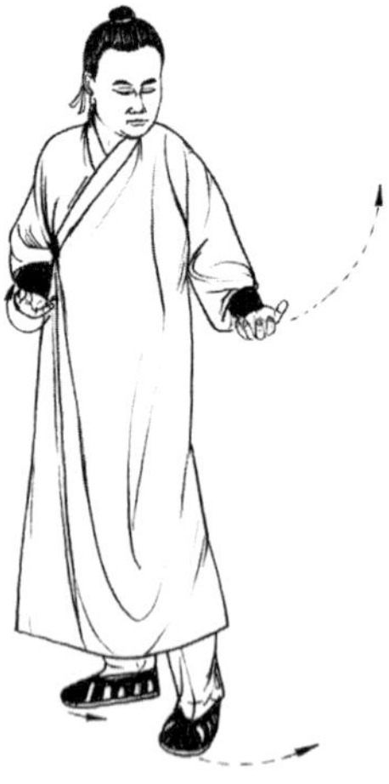

图4-53

2. 左掌向左斜前方转出，掌心向上，约与胯平，指尖斜向右前方；右掌向右后方划弧，置于右腹侧，掌心向上，指尖斜向右前方；同时，左脚向前方上步，两脚略向右摆，成左高虚步。目视左掌。（图4-53）

第十五节　转翅涮腰

【功法分解】

1. 接上式。身向左转，左脚向左划弧上步，重心右移，成左虚步；同时，左掌向左上提，掌心向上，指尖向左，约与胸平；右掌后转，以右手虎口贴在右腰后，掌心向上。目视左掌。（图4–54）

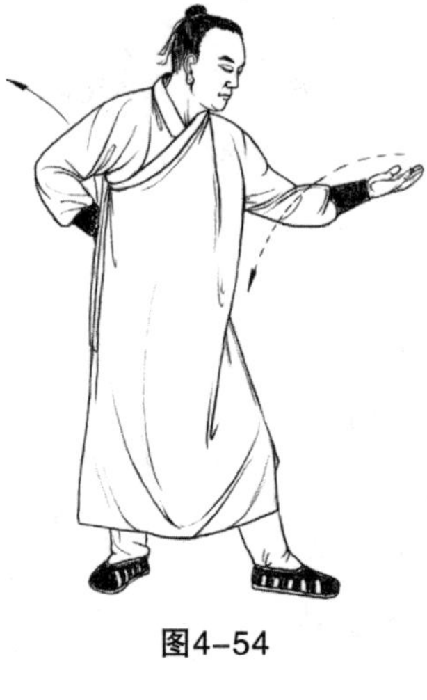

图4–54

2. 左掌向里划弧，垂于左腰侧（臂成半弧状），掌心向后，指尖向下；同时，右掌向右扭转，摆向右上方，手腕后勾，虎口向左，指尖向下。目视左下方。（图4-55）

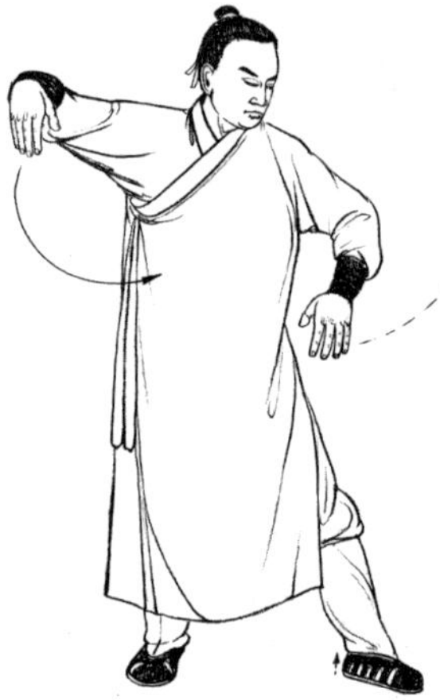

图4-55

3. 重心左移，左脚跟稍提，左虚步不变；同时，左掌向左前方划弧上提，掌心向后，指尖向上，约与眉平；右掌向左划弧下落内转，置于右肋侧，掌心向上，指尖向左。目视左掌。（图4-56）

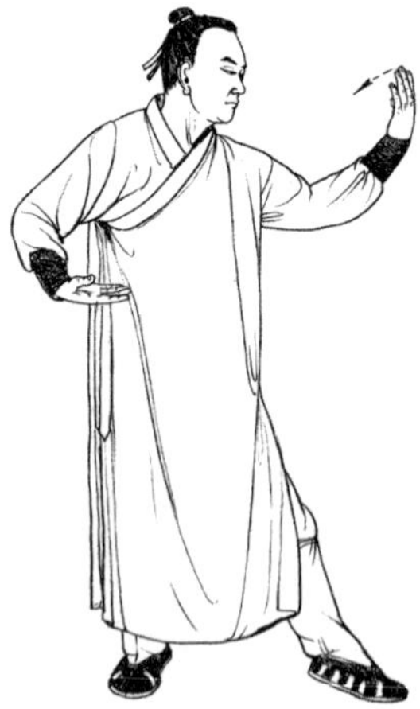

图4-56

4. 身稍右倾；左掌向内屈腕，稍向上提，指尖斜对额部。目视左掌。（图4–57）

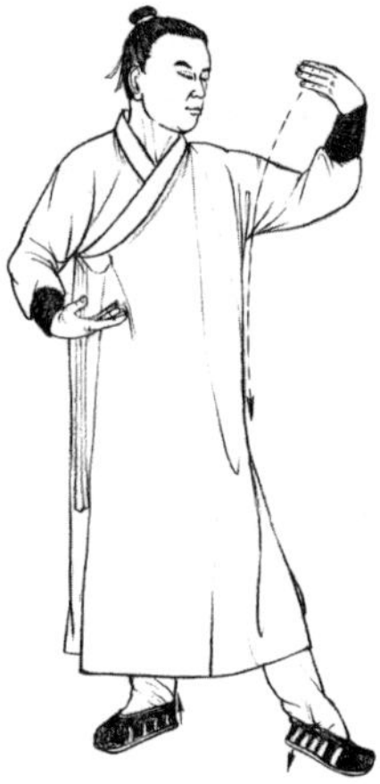

图4–57

5. 左臂向左后方划弧下落，置于左臀部后侧，掌心向后，指尖向下；同时，左脚跟落地踏平。目视左下方。（图4–58）

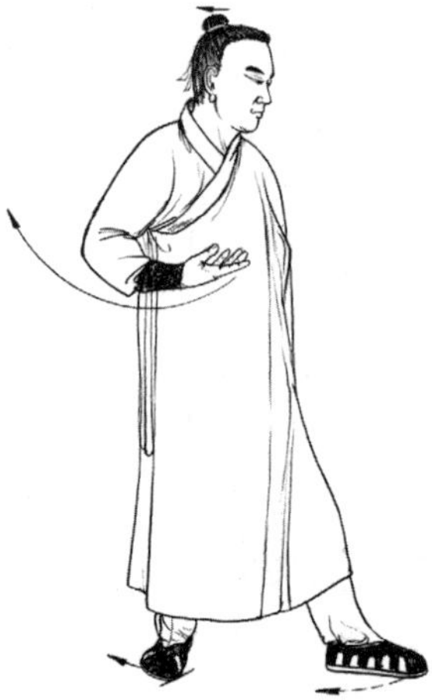

图4–58

第十六式　雀翅单展

【功法分解】

1. 接上式。身向右转，两脚摆扣，成右虚步；同时，右掌向右上划弧伸出，掌心向上，指尖向前，约与胸平。目视右掌。（图4–59）

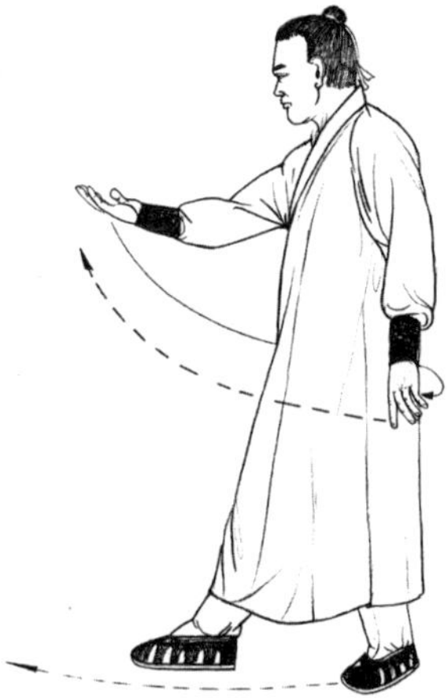

图4–59

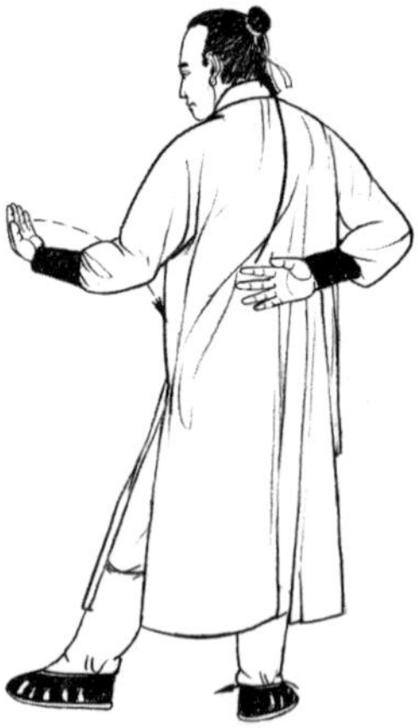

图4–60

2. 左脚上步，重心左移，成左高虚步；同时，左掌向右上划弧伸出，掌心内含，约与腹平，指尖斜向前上方；右掌向右后转，掌背贴住后腰，虎口向上，指尖向左。目视左掌。（图4–60）

第十七式　缠头过耳

【功法分解】

1. 接上式。上身向左扭转；同时，右掌翻转上提，按于脑后，指尖向左，虎口在下；左掌内收，按于左肋侧，指尖斜向下。目视左下方。（图4–61）

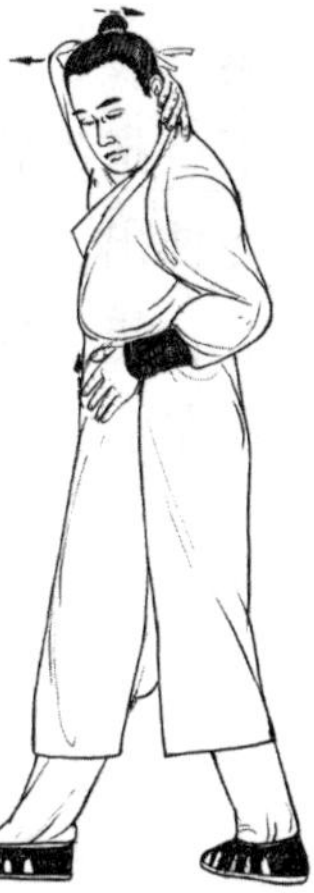

图4–61

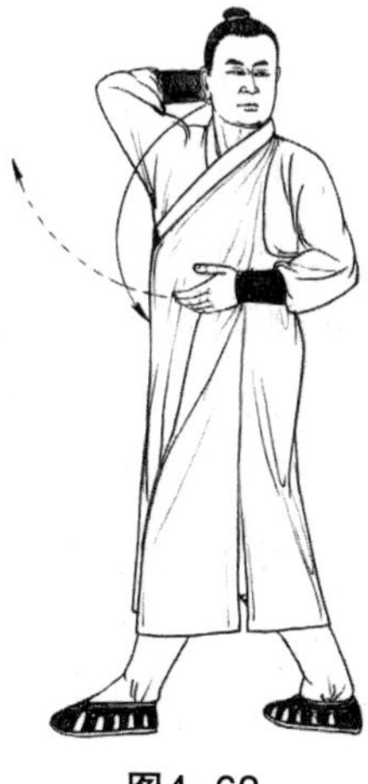

图4–62

2. 继续左转；同时，右肘稍向前顶，使头部左转；左掌稍向外旋，使掌心向上。目视左后方。（图4–62）

3. 上体右转；同时，右手划弧下落，按于右腹前侧，掌心转向下，指尖斜向前；左掌向左上方伸出（手臂微屈），掌心向上，指尖向前，约与肩平。目视左掌。（图4-63）

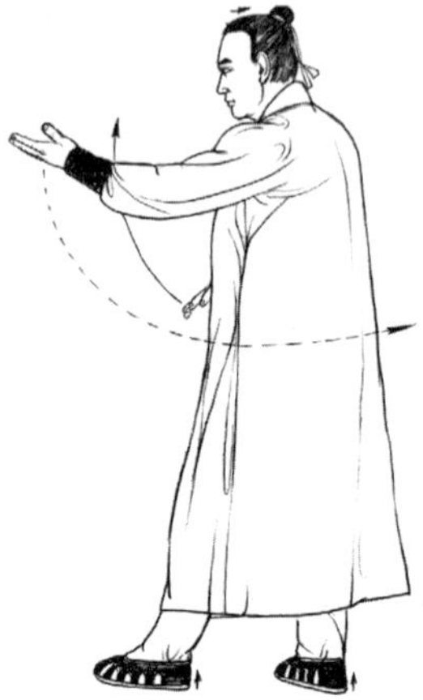

图4-63

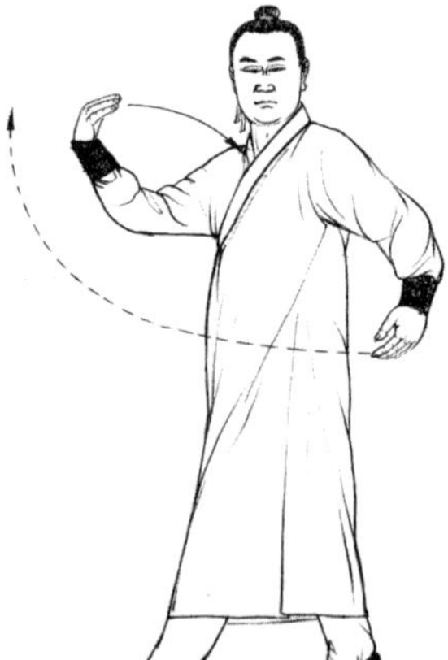

图4-64

4. 身向左转，两脚跟稍提；同时，右掌上提勾腕，置于右耳右前方（臂成半弧状），掌心向后，指尖斜向后；左掌向后下摆，置于左腰外侧，肘尖向后上提，掌心内含，指尖斜向下。目视左下方。（图4-64）

第十八式　抖翅捞月

【功法分解】

1. 接上式。两脚跟落地，身稍右转；同时，右掌后落，指尖按于右肩，虎口向里；左掌向左前方划弧抄起（臂成半弧状），手心向后，指尖向上，约与鼻平。目视左掌。（图4–65）

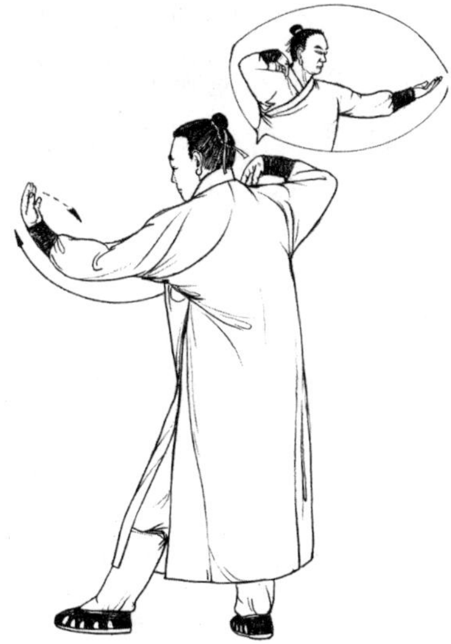

图4–65

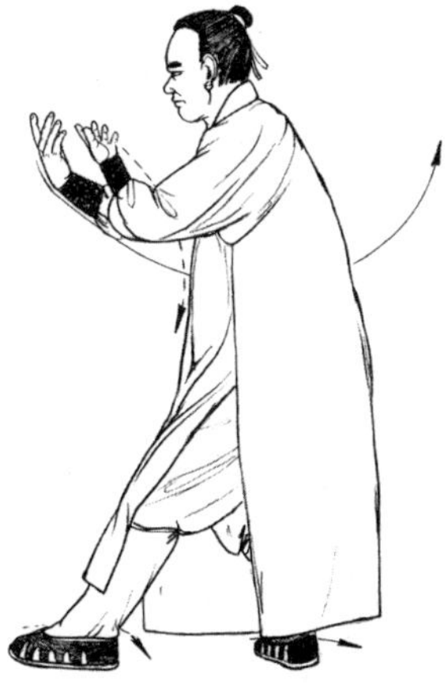

图4–66

2. 两腿稍向下蹲，仍为左虚步；同时，两前臂相交于胸前（左掌后收；右掌向下、向前划弧，从左臂下上穿而出，两掌心斜向后，指尖斜向上）。目视右掌。（图4–66）

第十九式　转身望月

1. 接上式。向右转身约半周，两脚摆扣，成右虚步；同时，右掌向右划弧上穿（臂成半弧状），虎口向外，指尖向上，约与口平；左掌翻转，向下划弧，置于左胯后方，左肘微屈，手心向上，指尖向后。目视右掌。（图4-67）

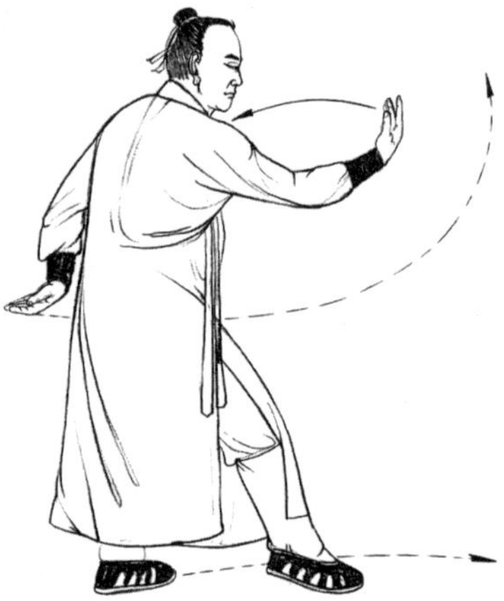

图4-67

2. 左脚上前一步，成左虚步；同时，左臂外旋，向前上穿（臂成半弧状），虎口在外，指尖向上，约与眉平；右掌收于右耳侧（肘尖后张），虎口在里，指尖斜向左下方。目视左掌。（图4-68）

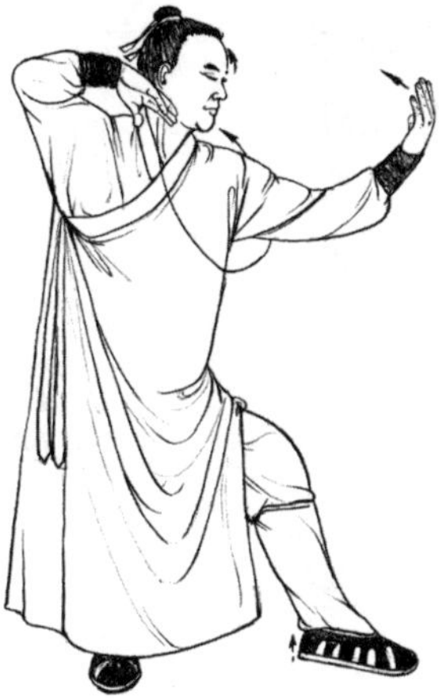

图4-68

3. 左脚跟略提，左虚步不变；同时，右掌经胸前穿过左腋，抱贴左肩胛；上身向左扭转，左掌顺势稍向上伸。目视左上方。（图4-69）

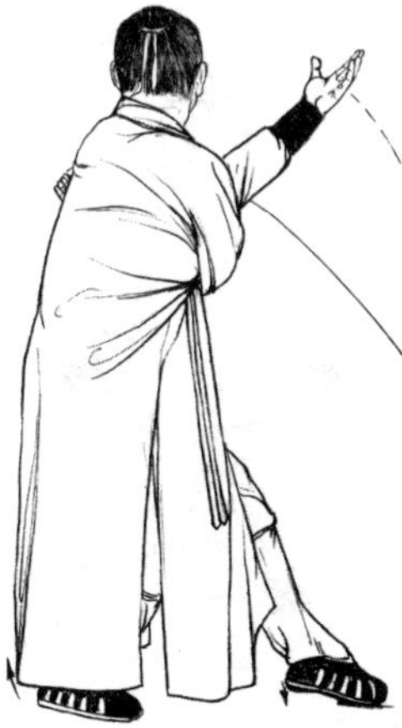

图4-69

第二十式　转身压气

【功法分解】

1. 接上式。左脚跟落地，右脚跟抬起，两腿屈膝成左跪步；同时，两掌划弧前落，捧于左膝两侧，掌心向上，指尖向前。目视两掌。（图4–70）

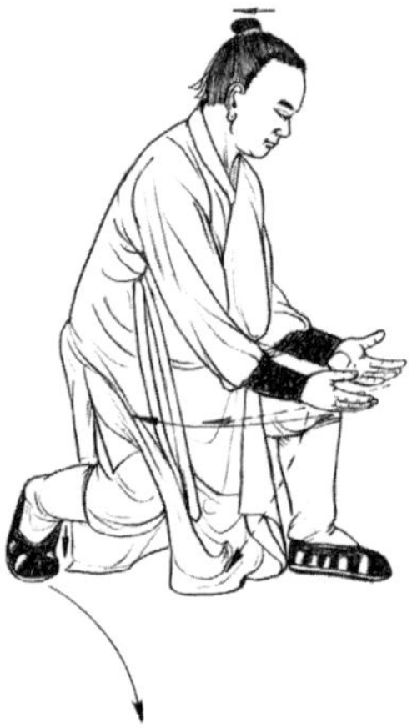

图4–70

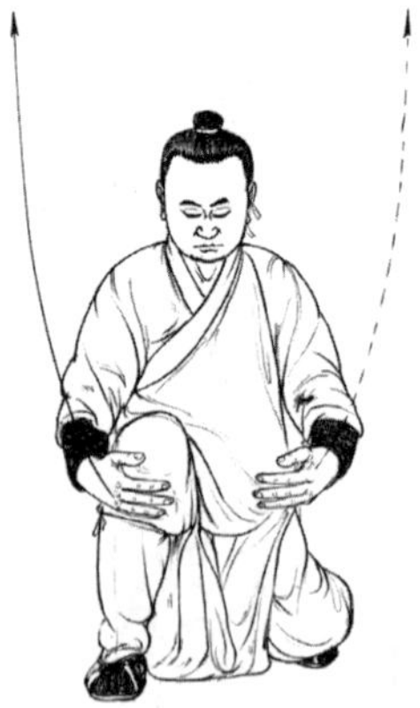

图4–71

2. 右脚向右前方上步，成右跪步；同时，两掌向右平摆，抱于身前，略低于膝，掌心向后，指尖相对。目随两掌。（图4–71）

第二十一式　泳动瞰水

【功法分解】

1. 接上式。重心移至右脚，两腿伸直（左脚跟不落地），上身立起，头稍上仰；同时，两掌向两侧上举（两臂伸直），掌心斜向上，指尖斜向外。目视前上方。（图4-72）

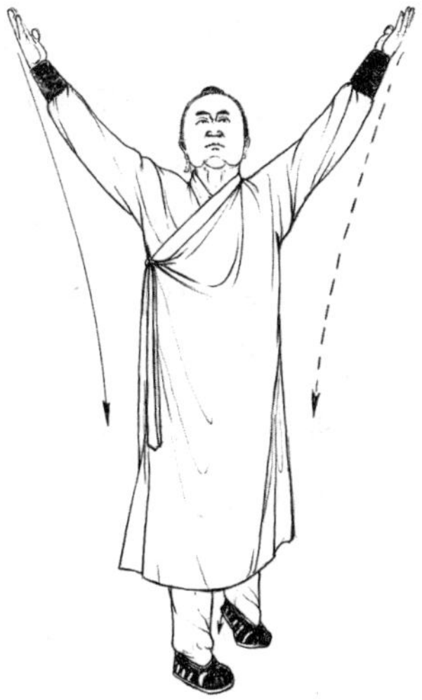

图4-72

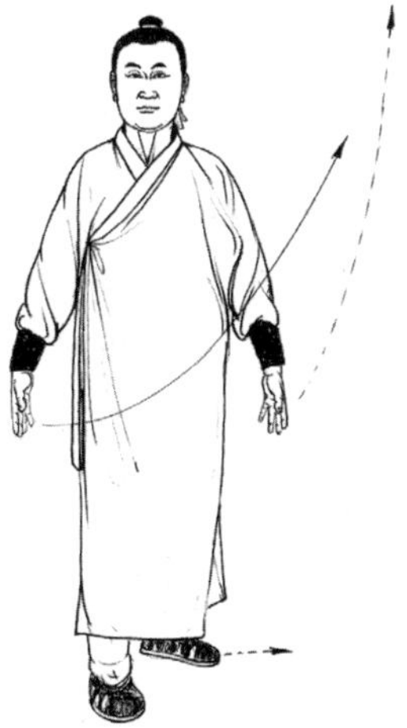

图4-73

2. 左脚跟落地；同时，两掌直臂下落于体侧，掌心向里，指尖向下。目视前方。（图4-73）

第二十二式　拍水飞翔

【功法分解】

1. 接上式。左脚左摆半步，身向左转；同时，两掌划弧，摆向左上方，左掌高过头顶，掌心斜向左前方，指尖斜向左上方；右掌置于左肩左前侧，虎口向上，指尖斜向左上方。目视左掌。（图4–74）

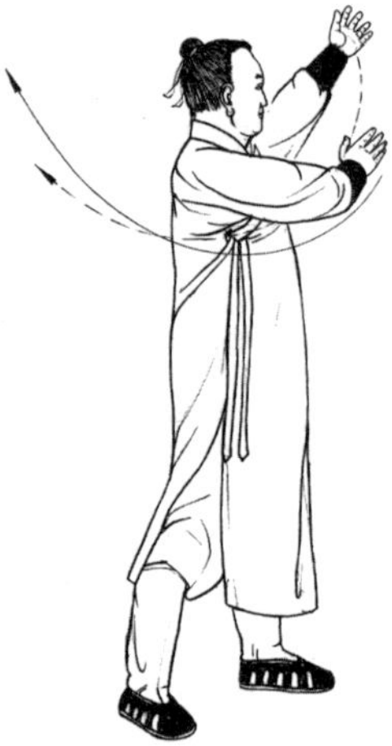

图4–74

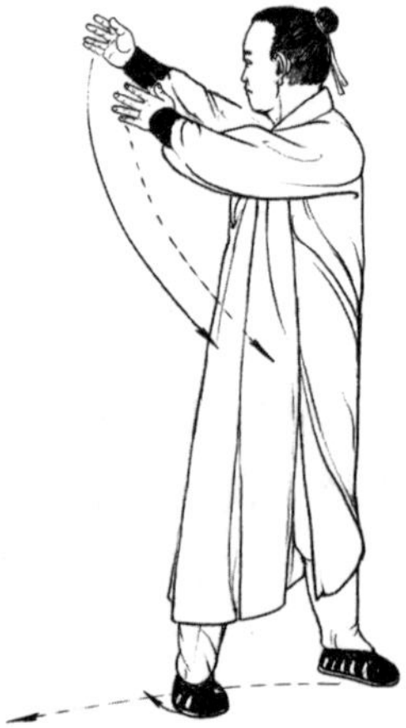

图4–75

2. 身向右转；两掌划弧，摆向右上方，右掌约与顶平，掌心斜向右前方，指尖斜向右上方；左掌置于右肩右前侧，虎口向上，指尖斜向右上方。目视右掌。（图4–75）

第二十三式　朱雀饮水

【功法分解】

1. 接上式。右脚外摆，左脚向右前方上步，成左虚步；同时，两掌下落，收于两腰侧，虎口向上，指尖斜向下。目视前下方。（图4–76）

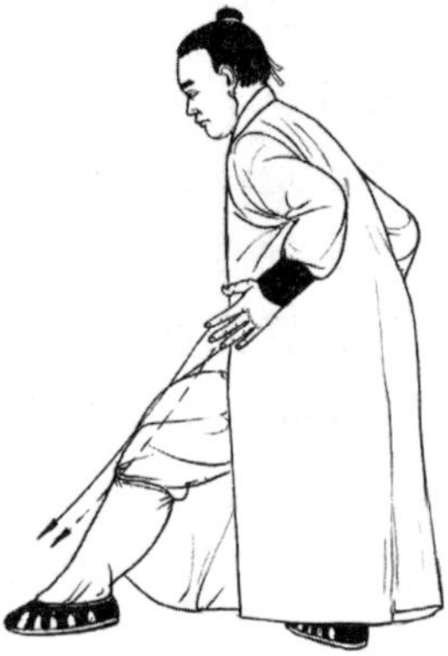

图4–76

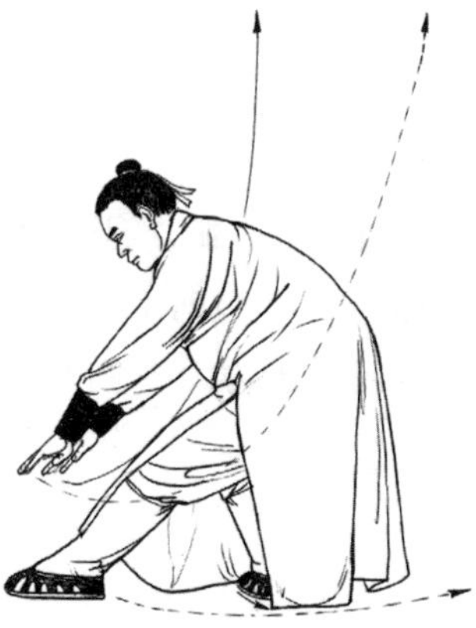

图4–77

2. 上身前俯；两掌向前下伸，按于左膝前方，掌心向下，指尖斜向前下方。目视两掌。（图4–77）

第二十四式　望天归气

【功法分解】

1. 接上式。身向左转，左脚向左后侧退步，两腿伸直，开步正立；同时，两掌划弧斜向上托（两臂伸直），掌心向上，指尖斜向后方。目视前上方。（图4–78）。

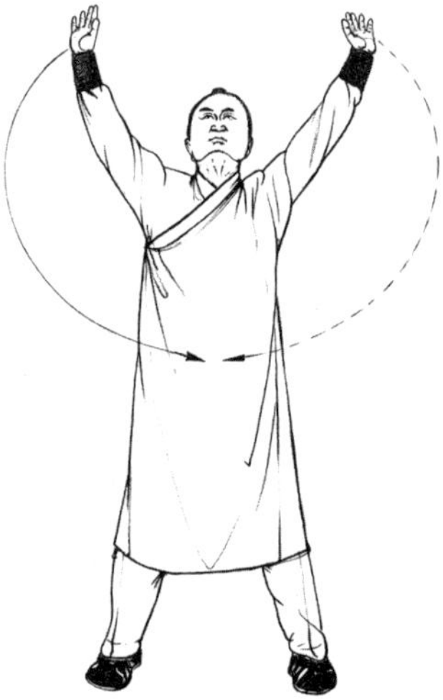

图4–78

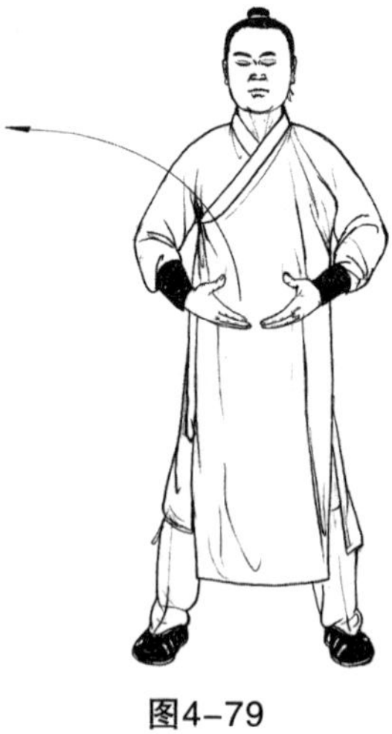

图4–79

2. 两掌划弧，于小腹前“抱球”，掌心向上，虎口向前。目视前下方。（图4–79）

第二十五式　翻掌抓气

【功法分解】

1. 接上式。右掌斜向右前方直臂伸去，约与肩平，掌心向下，指尖斜向右前方。目视右掌。（图4-80）

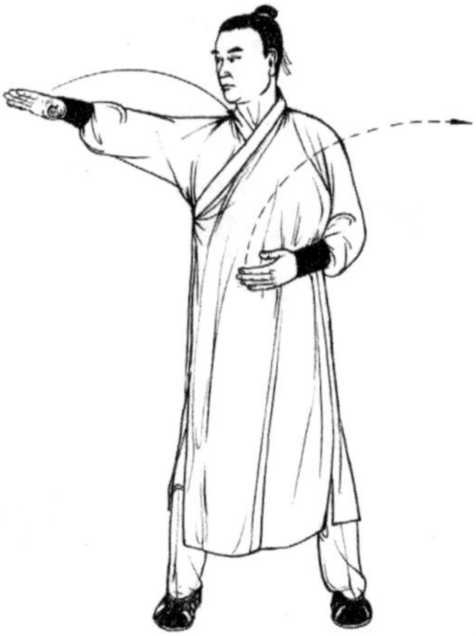

图4-80

2. 右掌虚握成空心拳，拉至右肩前（右肘外张），手腕勾屈，手心向右；同时，头向左转；左掌向左上方直臂伸去，约与肩平，掌心向下，指尖向左。目视左掌。（图4-81）

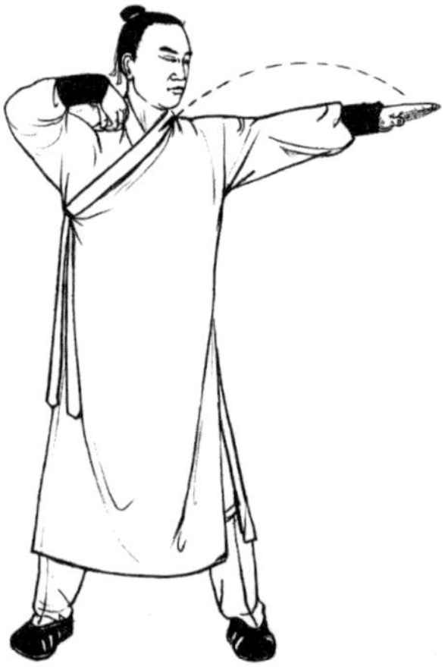

图4-81

3. 左掌虚握成空心拳，拉至左肩前（左肘外张），手腕勾屈，手心向左；头部转正。目视前下方。（图4-82）

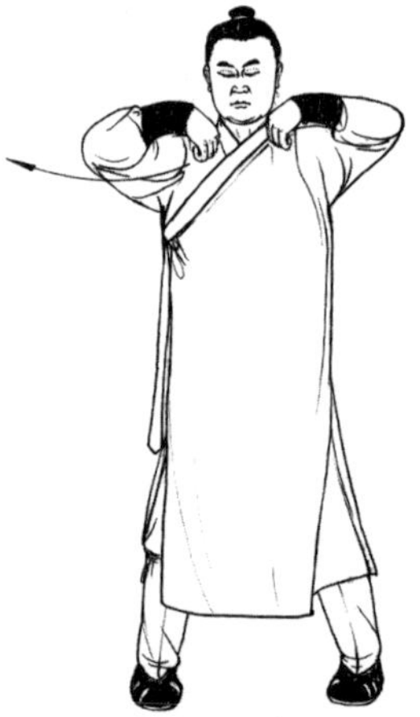

图4-82

4. 重复上述动作1遍。（图4-83 ~ 图4-85）

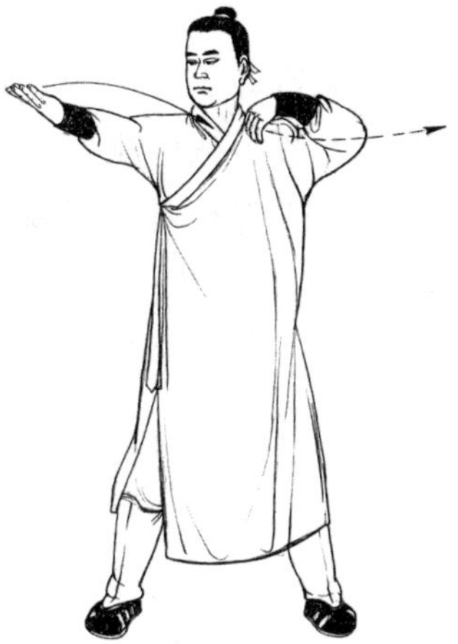

图4-83

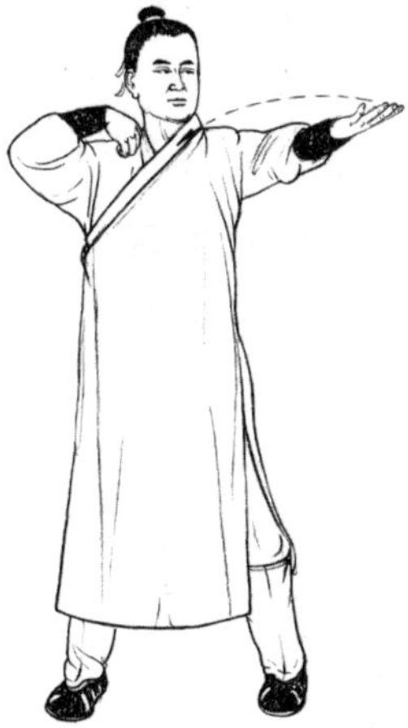

图4-84

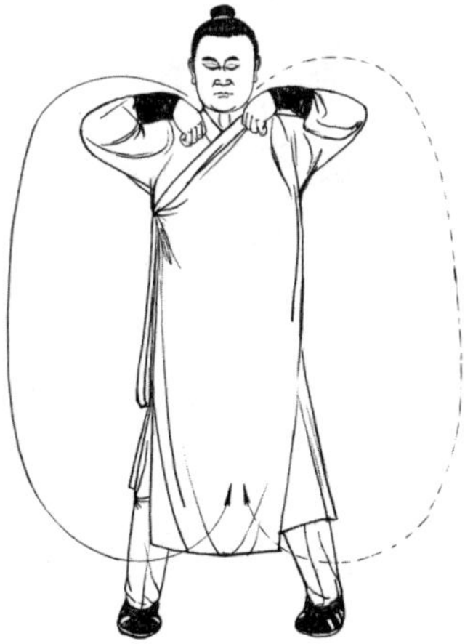

图4-85

第二十六式　两手抱揉

【功法分解】

1. 接上式。上体前俯（两腿伸直，不要弯曲）；同时，两拳变掌，向外、向下、向里、向上划弧，于两小腿前里侧“抱球”（两肘伸直），手腕稍勾，掌心向上，指尖相对。目视两掌。（图4-86）

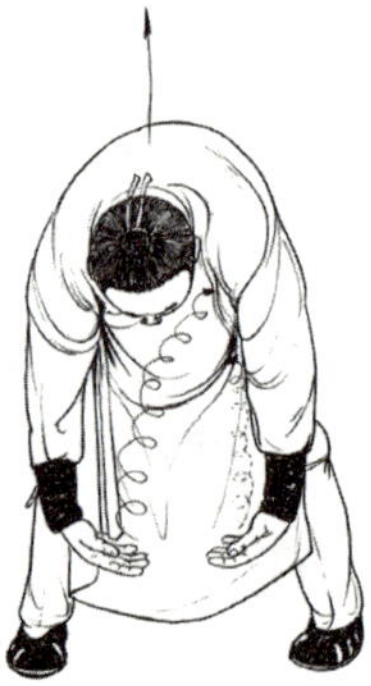

图4-86

2. 上身立起，稍向左转；同时，两掌揉动，提至左肋侧，使右掌在上，仍成抱球状。目视右掌。（图4-87）

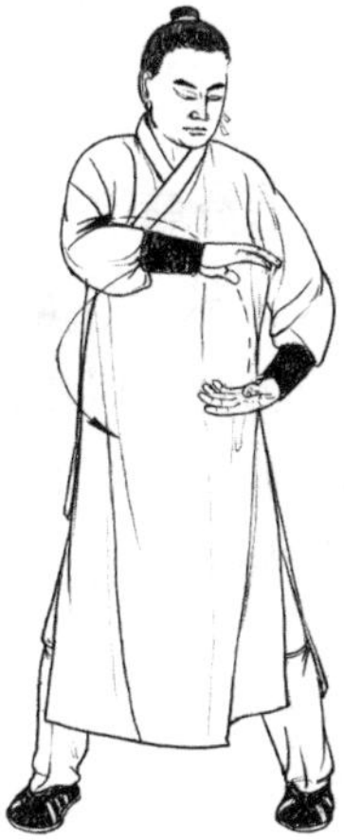

图4-87

3. 两掌翻转，揉动至右肋侧，使左掌在上，仍成抱球状。目视左掌。（图4-88）

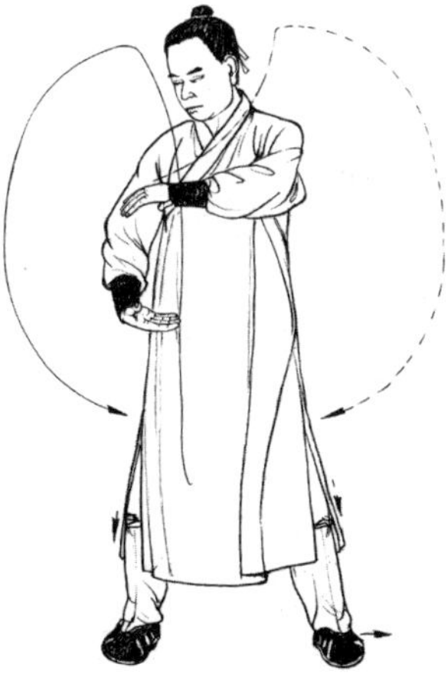

图4-88

第二十七式　贯气丹田

【功法分解】

1. 接上式。左脚稍向外移，两腿屈蹲成马步，上身前俯；同时，右掌向上划弧，左掌向左、向上划弧，约与额相平时，两掌分向两侧弧形下落，于两膝前外侧“抱球”，手腕勾屈，虎口向前，指尖斜向里。目视前下方。（图4-89）

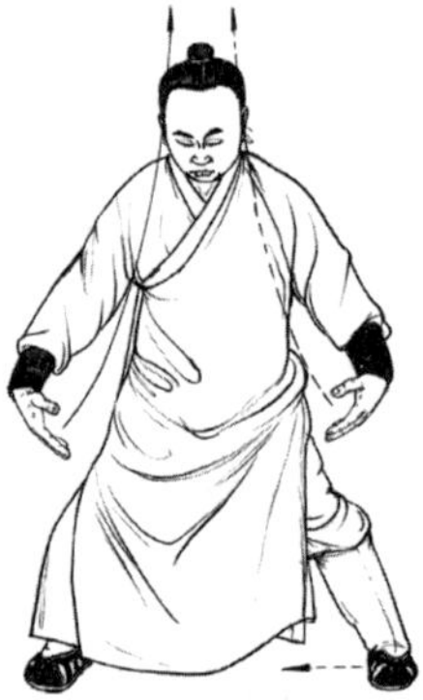

图4-89

2. 左脚内收，两腿伸膝，开步直立；同时，两掌向前划弧，上提于额侧，掌心向下，指尖相对。（图4–90）

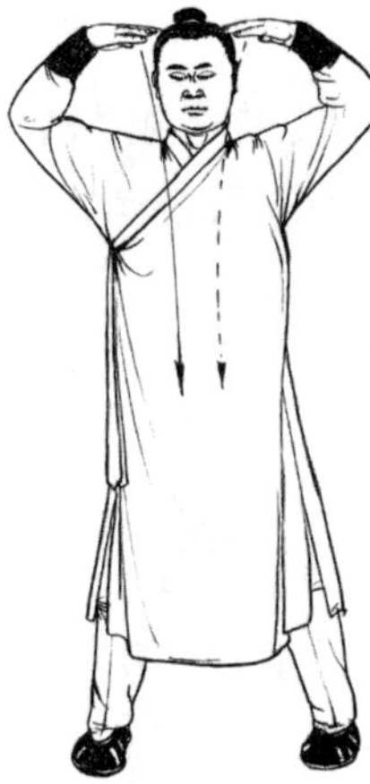

图4–90

3. 两掌下按于小腹前；两目垂帘，内视丹田。调息片刻。（图4–91）

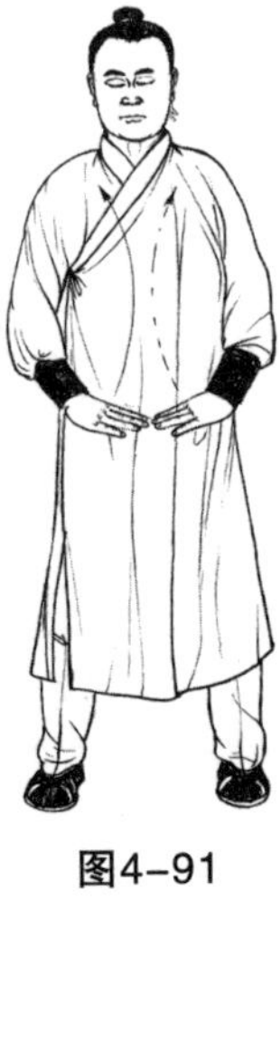

图4–91

第二十八式　抬膀翻翅

【功法分解】

1. 接上式。两掌向前上提（臂与肩平，两臂平行），勾腕垂指，指尖向下，掌背向前。目视两掌。（图4-92）

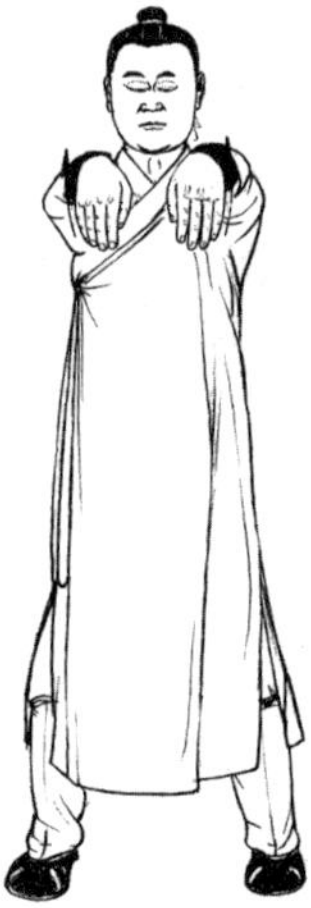

图4-92

2. 两掌坐腕翘指，暗劲推伸，指尖向上，掌心向前，腕与肩平。目视前方。（图4-93）

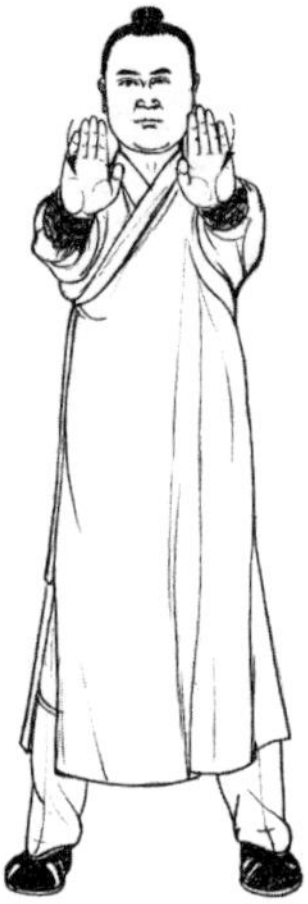

图4-93

3. 两掌屈腕，向后下勾，勾尖斜向后，虎口相对。目视两手。（图4-94）

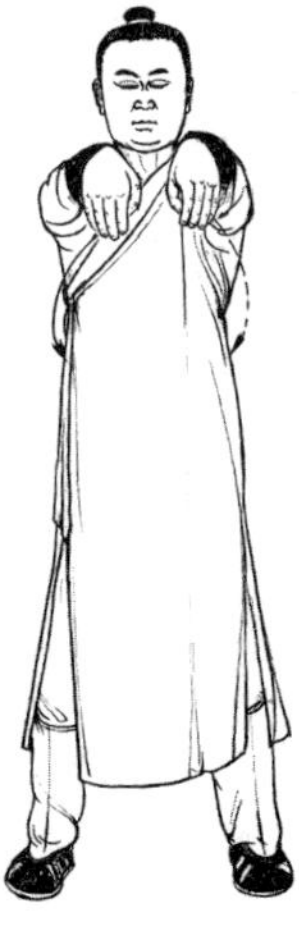

图4-94

4. 两手绕向身后，约以合谷穴贴住肾俞穴。目视前下方。（图4–95、图4–95附图）

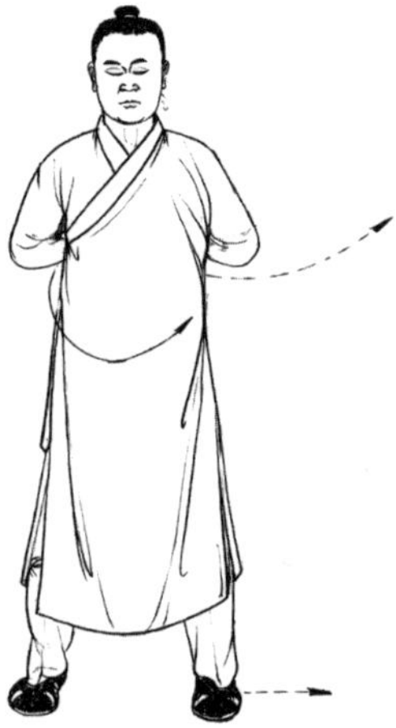

图4–95

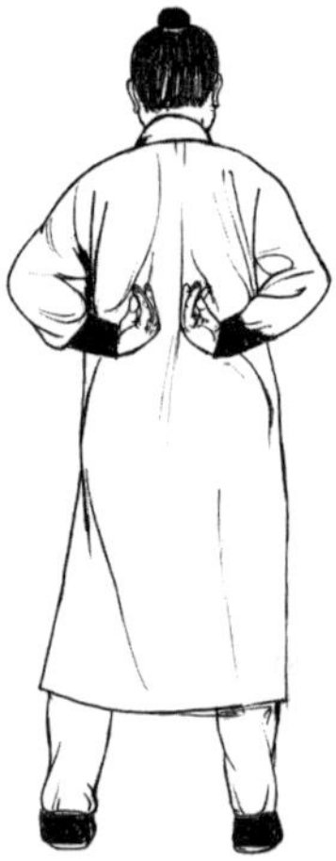

图4–95附图

第二十九式　展翅翻飞

【功法分解】

1. 接上式。左脚向左上步，两腿成左虚步；同时，两手变掌向左划弧，左掌向左上方勾腕摆伸，手背向前，虎口向上，约与眉平；右掌摆于腹前，掌心向上，指尖向左。目视左掌。（图4–96）

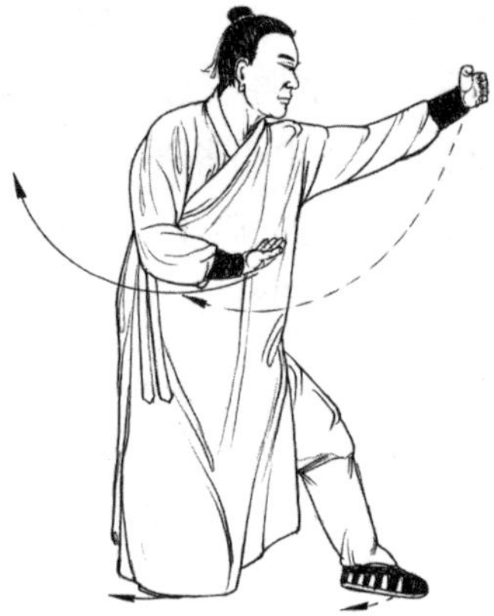

图4–96

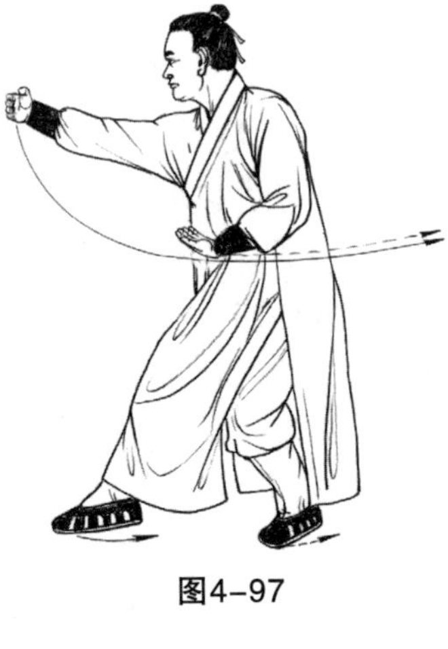

图4–97

2. 右转半周，两脚摆扣，成右虚步；同时，两掌向右划弧，右掌向右上方勾腕摆伸，掌背向前，虎口向上，约与鼻平；左掌落于腹前，掌心向上，指尖向右。目视右掌。（图4–97）

3. 左转半周，左脚左摆，右脚左扣，两腿伸直；同时，两掌向左划弧，两臂伸直，两掌心相对，虎口向上，约与上腹平。目视两掌。（图4-98）

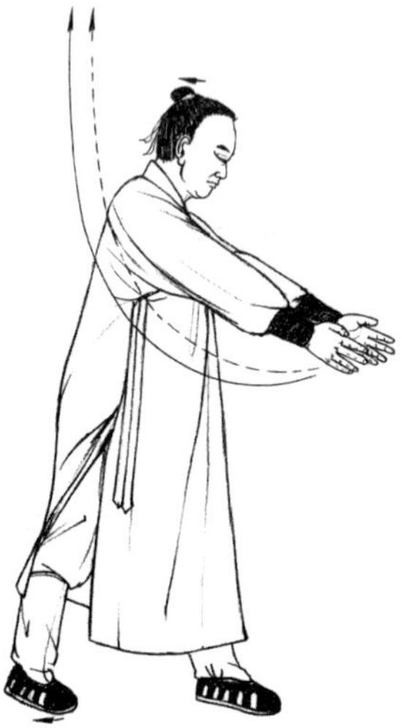

图4-98

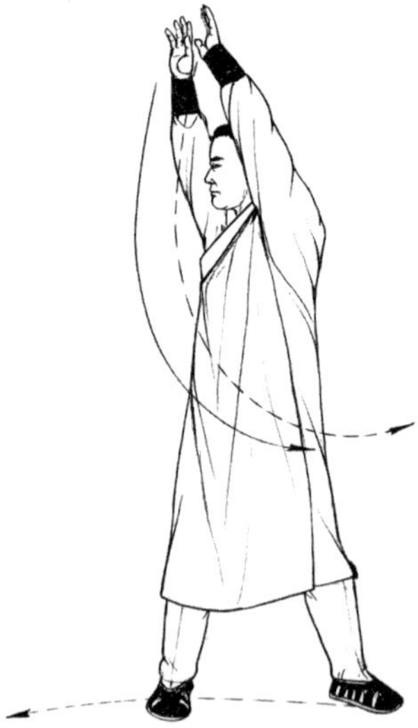

图4-99

4. 右脚尖稍向外展，身向右转；同时，两掌向右划弧，摆举于头顶前上方，指尖向上，掌心向右。目视右方。（图4-99）

第三十式　过水飞翔

【功法分解】

1. 接上式。左脚向右前方进步，成左虚步；同时，两掌甩向左下侧，左掌直臂斜伸于左腰后方，虎口向上，指尖向后；右掌屈臂置于左腰际，掌心向下，指尖向后。目视下方。（图4-100）

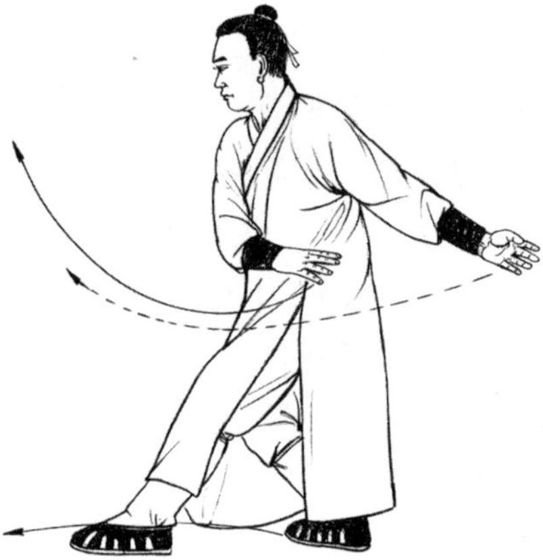

图4-100

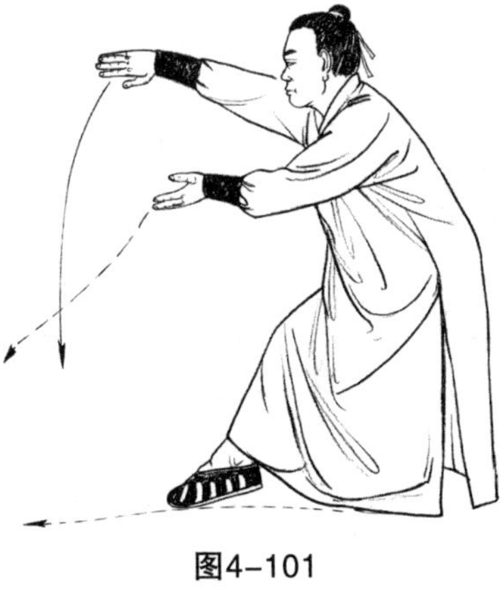

图4-101

2. 右脚上步，成右虚步；同时，两掌向前划弧上摆，右掌在前，约与眉平，虎口向下，指尖斜向前；左掌置于右臂下方，掌心向上，指尖斜向前，约与腹平。目视右掌。（图4-101）

第三十一式　朱雀寻食

【功法分解】

1. 接上式。左脚进步，成左虚步，上身前俯；同时，左掌向前下插，掌心向右，指尖斜向下方；右掌向左下抄，掌心向上，指尖向左，置于左臂下侧。目视左掌。（图4–102）

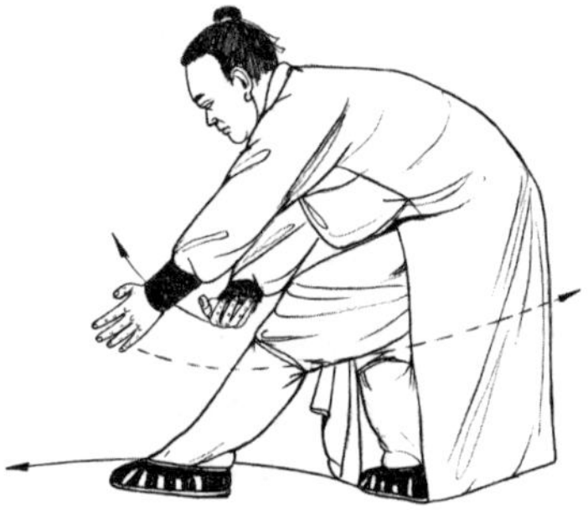

图4–102

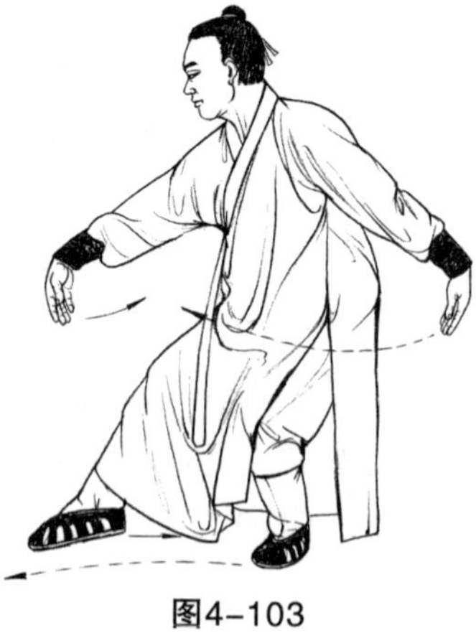

图4–103

2. 右脚上步，成右虚步；同时，两掌前后分开（两臂斜伸），屈腕垂指，掌心相对，指尖向下，约与胯平。目视右下方。（图4–103）

第三十二式　转身归元

【功法分解】

1. 接上式。右脚收步，左脚上步，身稍上起，成左高虚步；同时，两掌合向腹前“抱球”。目视两掌。（图4-104）

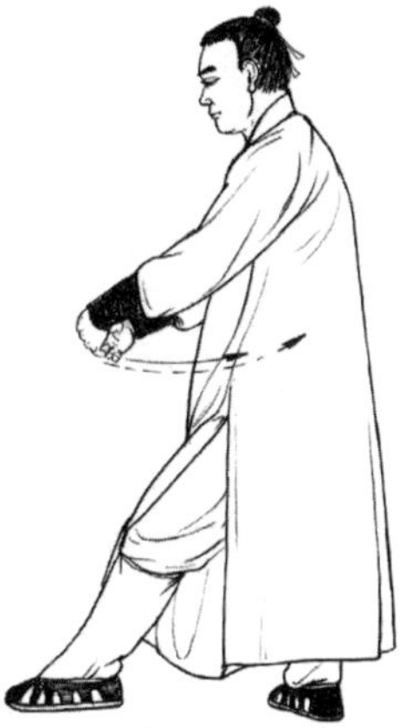

图4-104

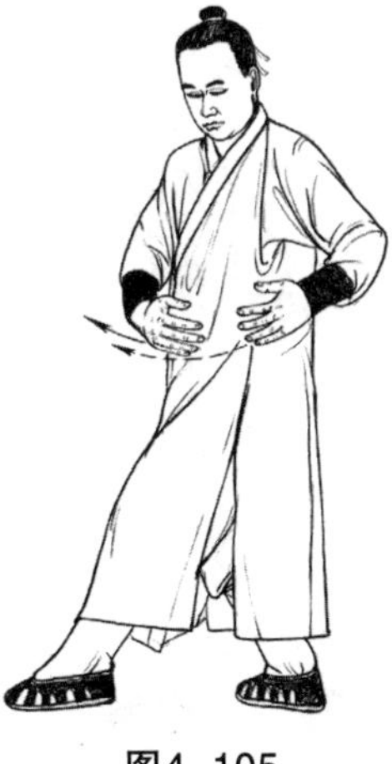

图4-105

2. 身向左转约90°；两掌随之抱向左侧，高度不变。目视两掌。（图4-105）

3. 身向右转约90°；两掌随之翻转，使掌心向下，指尖相对，置于小腹前。目视前下方。（图4-106）

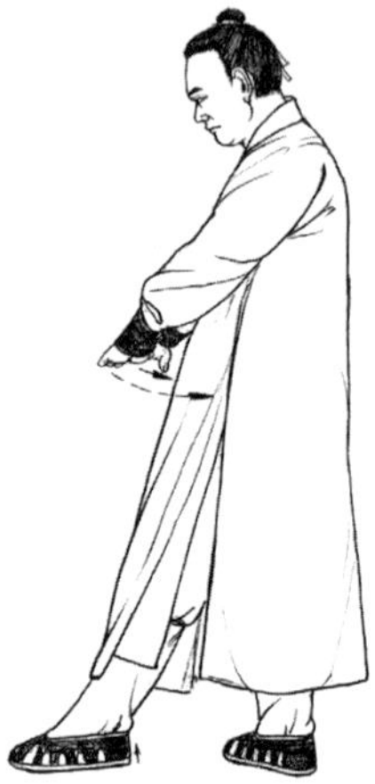

图4-106

4. 左脚跟稍提，收腹，含颌；同时，两掌抱球，虎口向上，指尖相对。目视两掌。（图4-107）

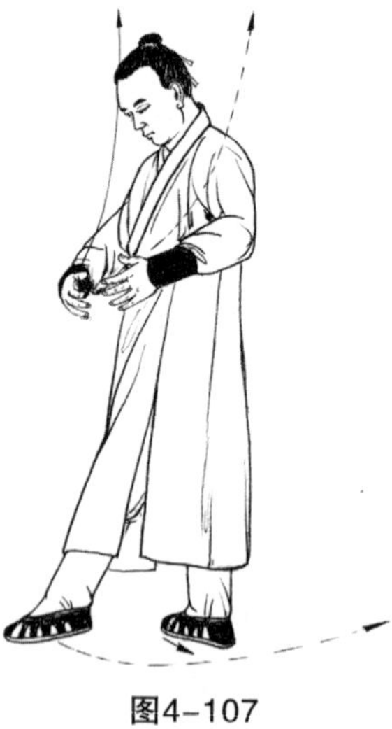

图4-107

5. 左脚向左撤步，向左转体，右脚尖内扣，成大开步；同时，两掌直臂上举于头顶外上方，掌心相对，指尖斜向上；面部上仰。目光上视。（图4–108）

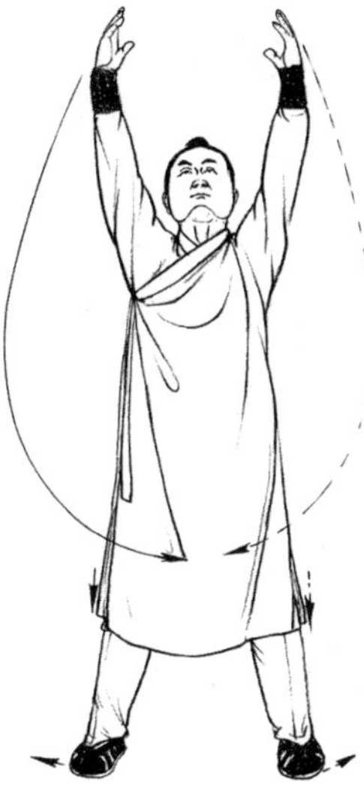

图4–108

6. 两脚外摆，两腿屈蹲，成低马步；同时，两掌划弧下落，捧于小腹前，掌心向上，指尖相对；低头含颔，上体前压。目视两掌。（图4–109）

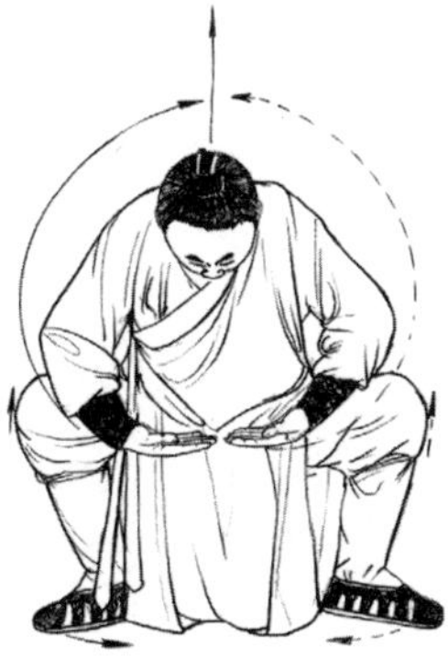

图4–109

7. 两脚内扣，开步直立；同时，两掌划弧上起，合于胸前（两肘外张），掌心向下，指尖斜相对。目视两掌。（图4-110）

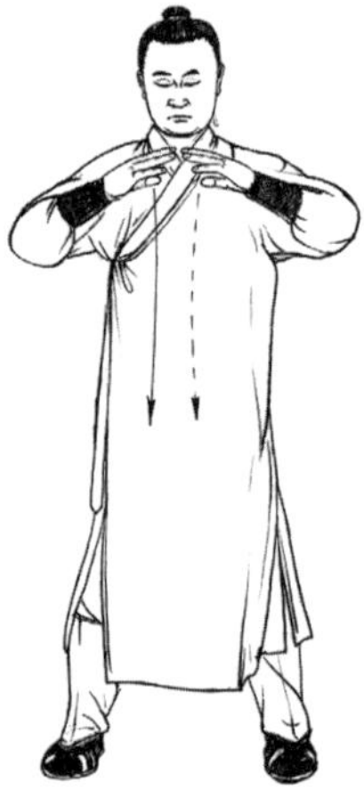

图4-110

8. 两掌向下按于腹前。（图4-111）

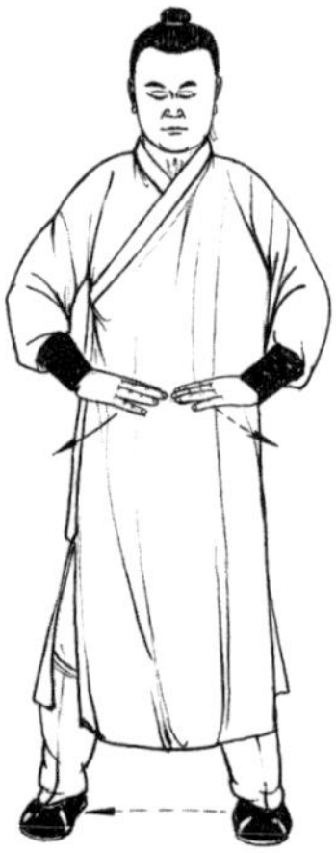

图4-111

9. 左脚右收，两脚并步；两掌下落，垂于体侧；全身放松，调息片刻。本功收势。（图4-112）

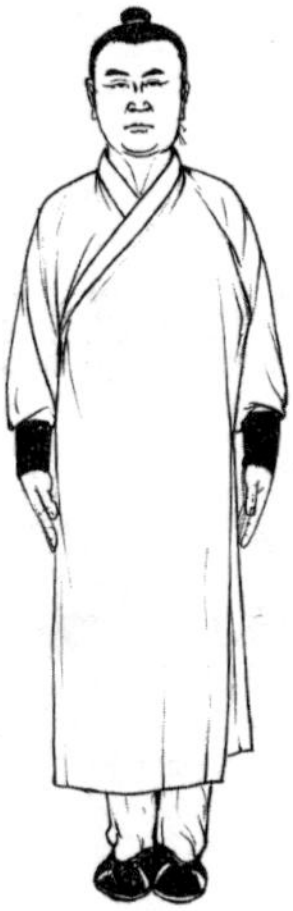

图4-112

第五章

武当道家节气导引功（24式）

节气导引功，也叫“二十四节气导引功”，相传为道教养生家陈抟所创。

陈抟（871—989），字图南，号“扶摇子”，五代后期、北宋初年著名的养生家和道家学者。后周显德三年（956年），周世宗柴荣赐号“白云先生”；北宋雍熙元年（984年），宋太宗赵光义赐号“希夷先生”。陈抟曾隐于武当山九室岩，内丹修炼二十多年，被后世尊为“陈抟老祖”“希夷祖师”。

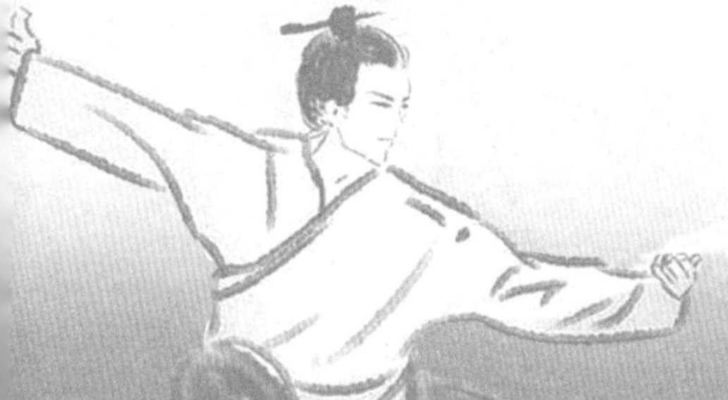

此功共24式，多为坐功。每个节气一式，每式包括“运主”“时配”“坐功”“治病”四类内容。此功讲究“天人合一”，“以时行功，以经治病”，按照不同的节气习练不同的功法，疏通相应的经络，疗治相关的疾病。

这套功法有多个传世版本，练法稍有不同，今编者参照明代高濂《雅尚斋遵生八笺》古版原谱，试加解析。不当之处，望请指正。

第一式　立春正月节坐功

【练法分解】

1. 正身盘坐（以单盘为例，也可采用双盘、坐凳等练法）；两掌按于两膝上；意守丹田，平心静气，调匀呼吸。目光内敛。（图5-1）

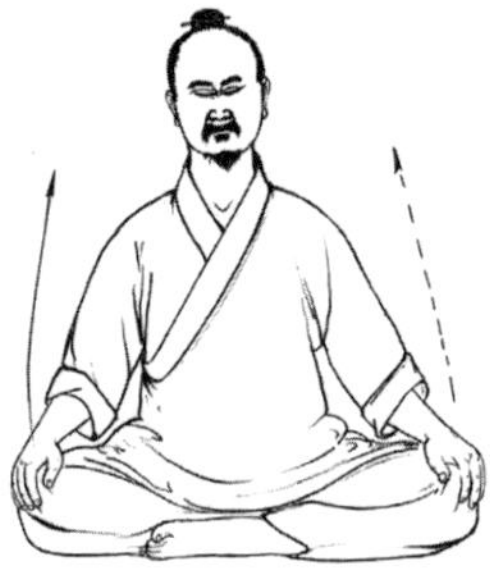

图5-1

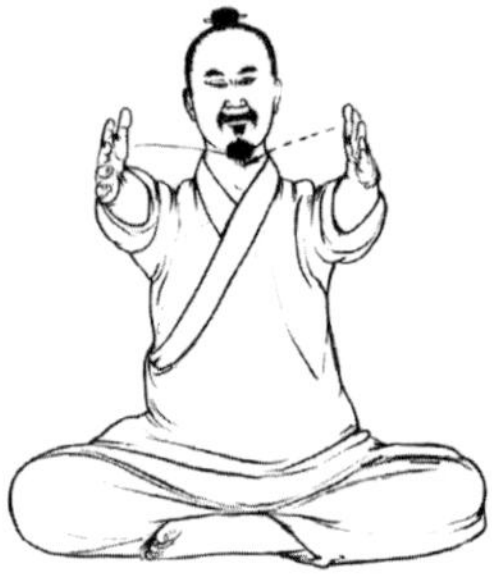

图5-2

2. 两掌向前上方直臂伸出，掌心相对，指尖向前，高与肩平，两臂平行。目光前视。（图5-2）

3. 两掌里合下翻，顺势相叠，右掌心按压左掌背，两掌心向下，指尖向前，高与肩平。（图5-3）

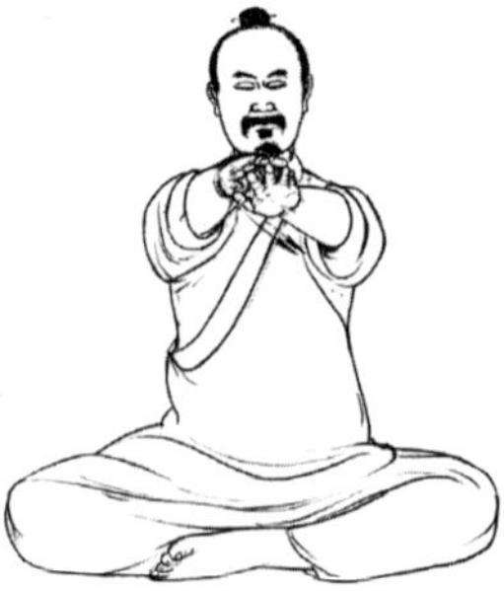

图5-3

4. 屈肘收掌，左掌左转；右掌按住左掌向左摩转，至左乳前侧，左掌指尖向右，右掌指尖向左，两虎口向里。目视左下。（图5–4）

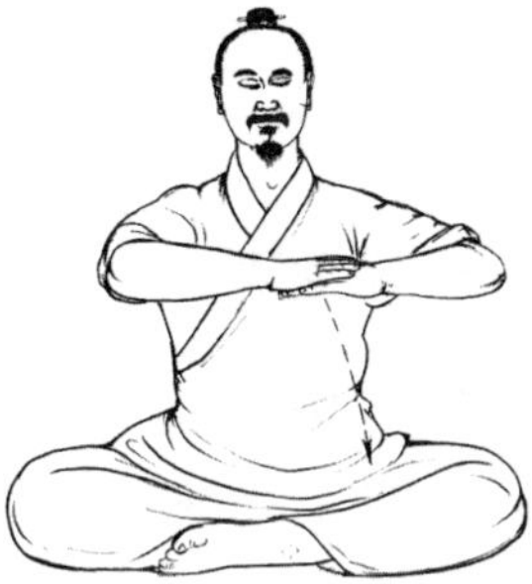

图5–4

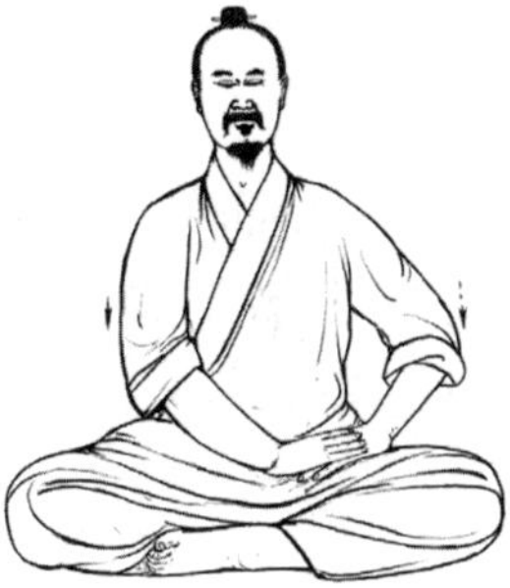

图5–5

5. 两掌向左下按，至左大腿根部。（图5–5）

6. 两掌按住左大腿根，两臂用力挺直，两肩顺势上耸。（图5–6）

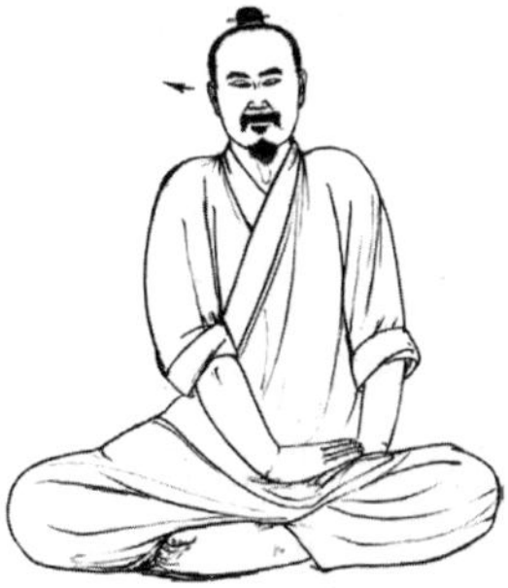

图5–6

7. 头部右转，目光右视；余势不变。（图5-7）

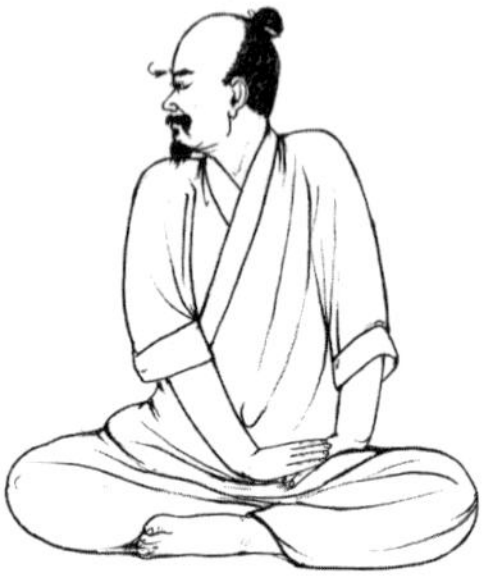

图5-7

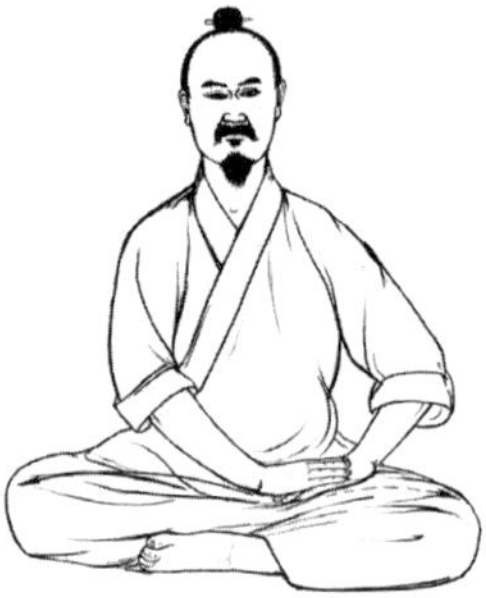

图5-8

8. 头部转正，目视前方；屈臂沉肩，身体放松。（图5-8）

9. 两掌松开，扶按于两膝上。（图5-9）

10. 反向练习，方法参上。（图略）

11. 以上诸动，反复练习，次数自定，以自感舒适为度。

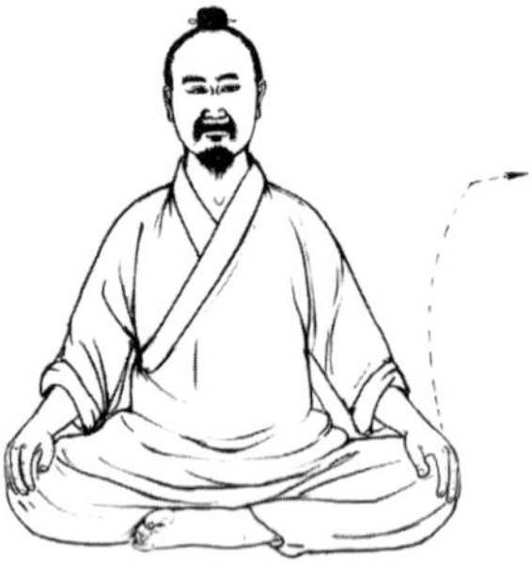

图5-9

第二式 雨水正月中坐功

【练法分解】

1. 接上式。盘坐不变；右掌按于右膝不动；左掌向左上方直臂伸去，掌心向下，指尖向左，高与肩平。目视左掌。（图5-10）

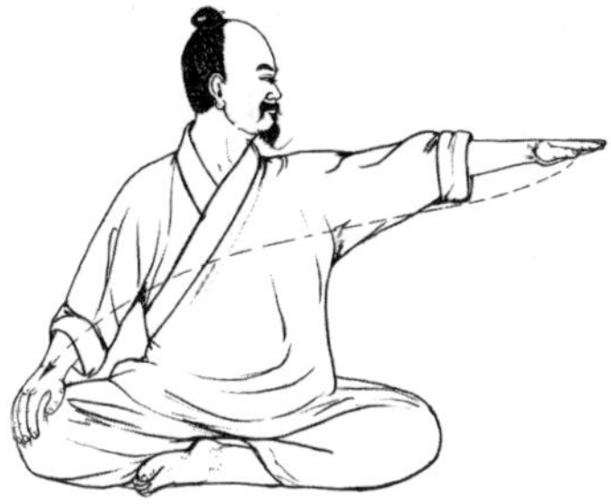

图5-10

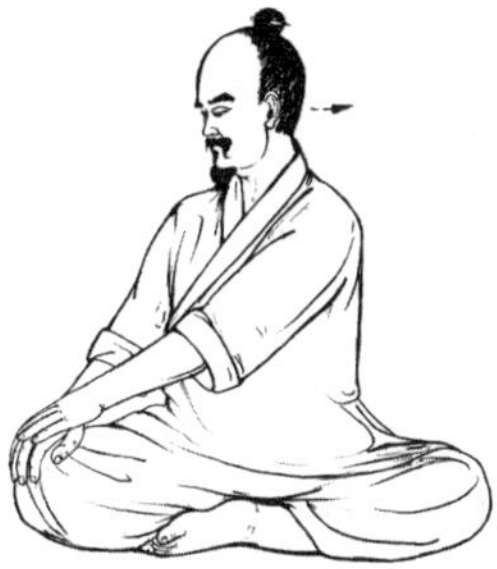

图5-11

2. 左掌经体前向右下方划弧下落，按于右掌背上。目视左掌。

3. 两掌不动；头部左转至极限。目视左方。（图5-12）

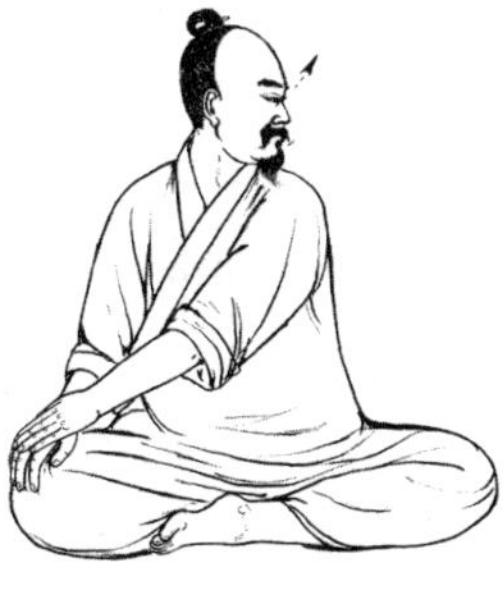

图5-12

4. 头部上仰。目视左斜上方。（图5-13）

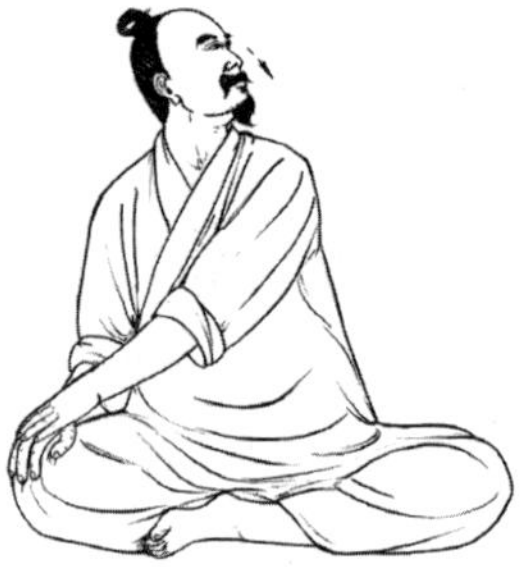

图5-13

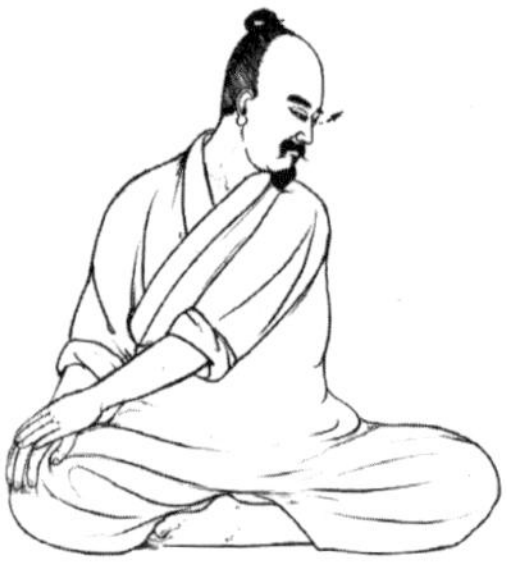

图5-14

5. 头向下低。目视左斜下方。（图5-14）

6. 头部上抬，向左转动。目光向左平视。（图5-15）

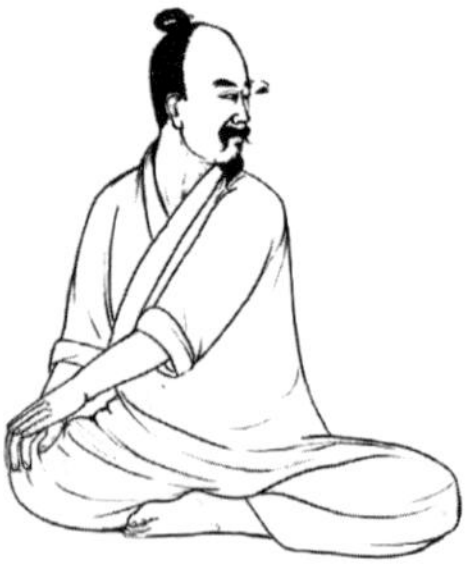

图5-15

7. 头部右转，面向正前。目光前视。（图5-16）

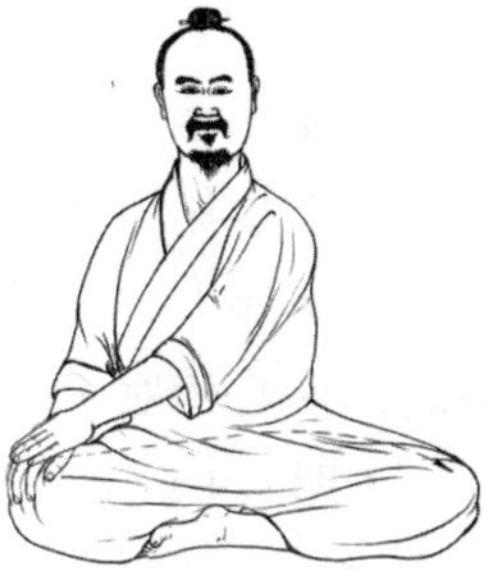

图5-16

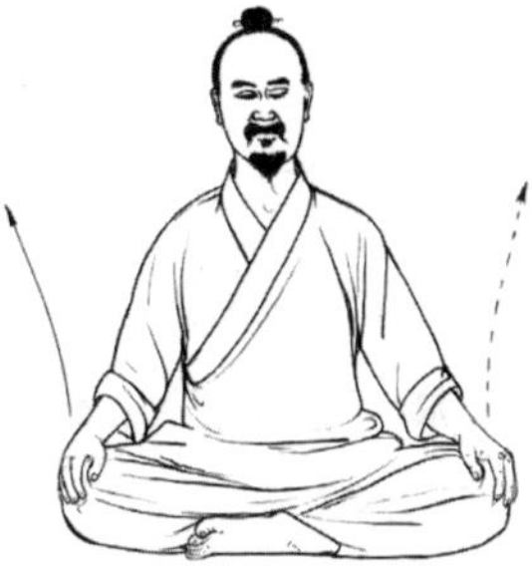

图5-17

8. 左掌松开，按于左膝之上。（图5-17）

9. 反向练习，方法参上。（图略）

10. 以上诸动，反复练习，次数自定。

第三式　惊蛰二月节坐功

【练法分解】

1. 接上式。盘坐不变；两掌斜向两侧直臂伸开，高与肩平，掌心斜向外，指尖斜向前，虎口向下。目视前方。（图5-18）

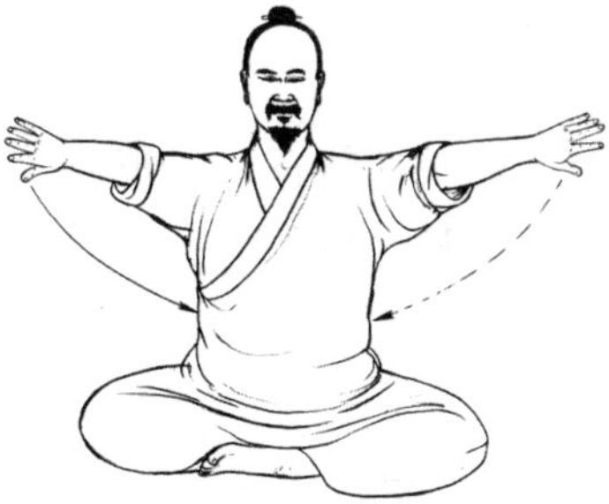

图5-18

2. 两手扣拳（五指弯曲，以食指扣住拇指，相异于一般拳形），屈臂收于腰侧，手心相对，拳眼向上。（图5-19）

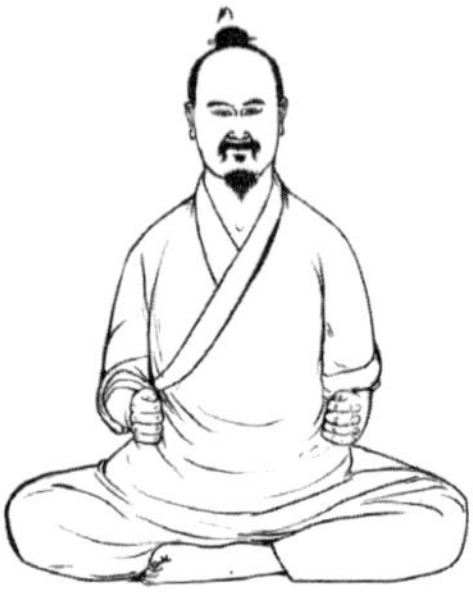

图5-19

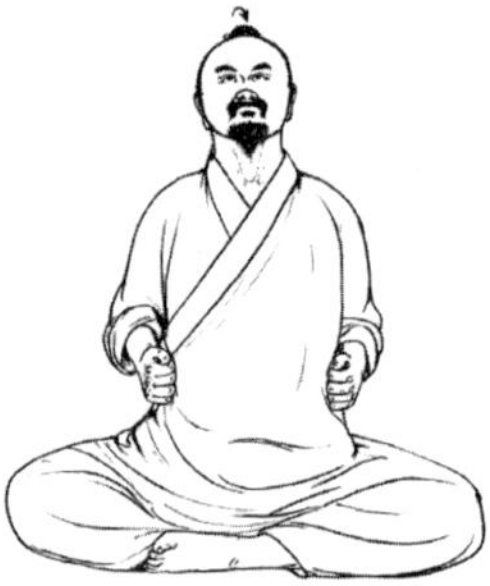

图5-20

3. 昂头抬颌；两肘后顶，展肩扩胸。目光上视。（图5-20）

4. 头部转正。目视前方。（图5-21）

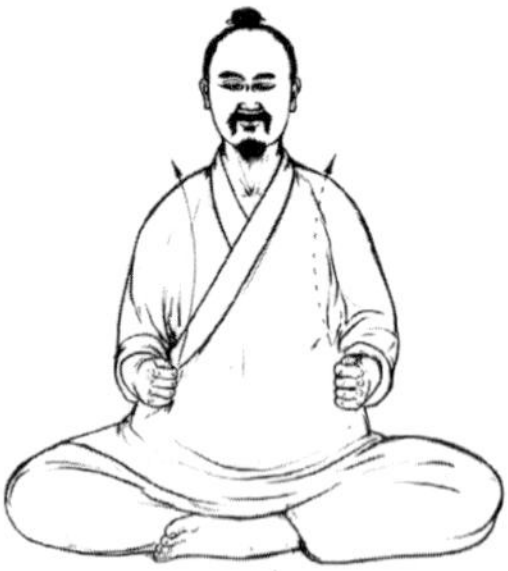

图5-21

5. 两拳向前上方直臂伸开，两臂平行，拳眼向上，拳面向前，高与肩平。（图5-22）

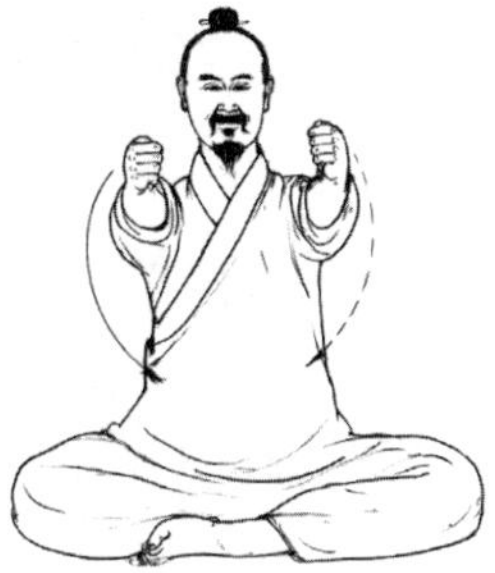

图5-22

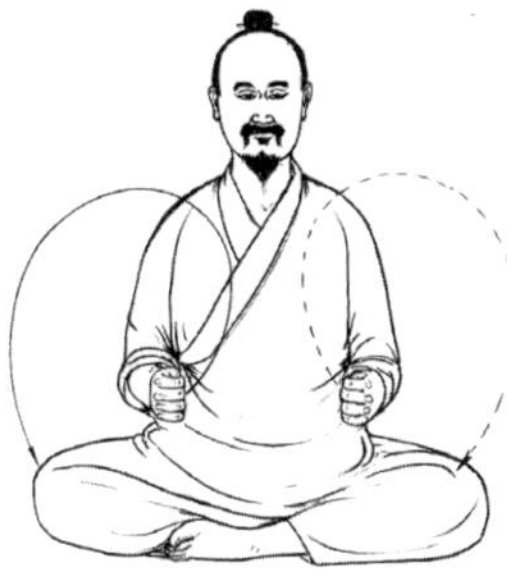

图5-23

6. 屈肘收拳，回抱腰际。（图5-23）

7. 两拳变掌，向里、向上、向外、向下划弧，按于两膝之上。（图5-24）

8. 以上诸动，反复练习，次数自定。

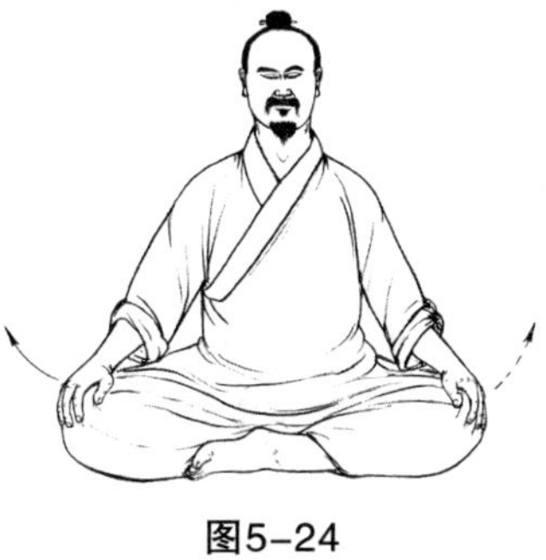

图5-24

第四式　春分二月中坐功

【练法分解】

1. 接上式。盘坐不变；两掌向两侧分开，斜伸于两膝外上方，掌心斜向下，指尖斜向前。目视前方。（图5–25）

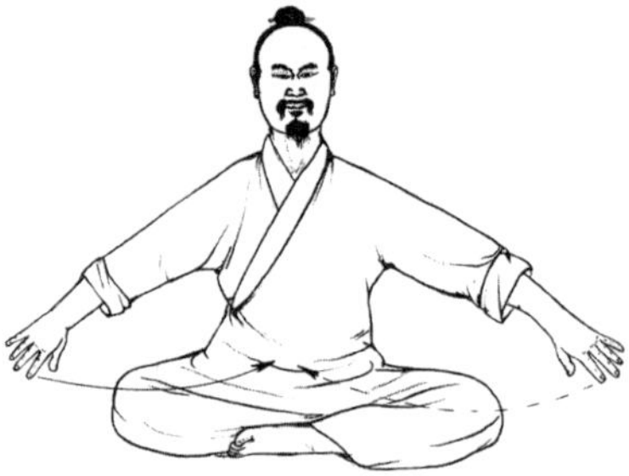

图5–25

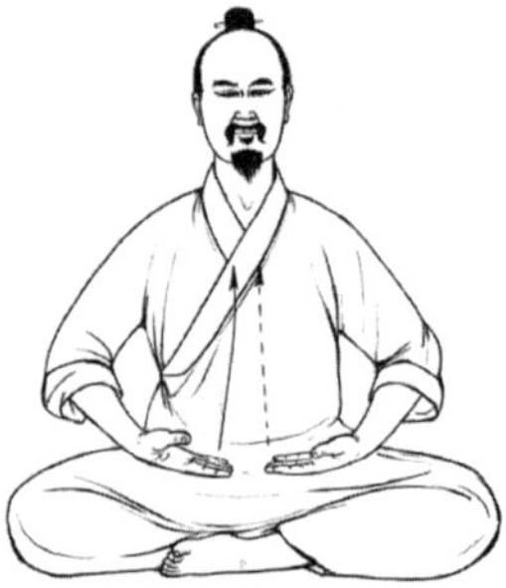

图5–26

2. 两掌里合，捧于小腹两侧，指尖相对，掌心向上。（图5–26）

3. 两掌上托，约与两乳平。（图5–27）

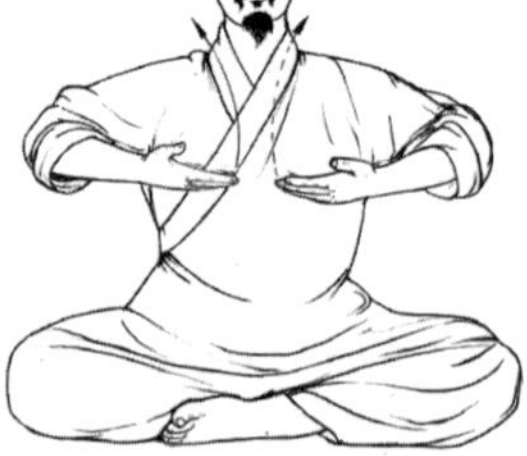

图5–27

4. 两掌上提，竖于两肩前，掌心相对，指尖向上；落肘夹肋。（图5-28）

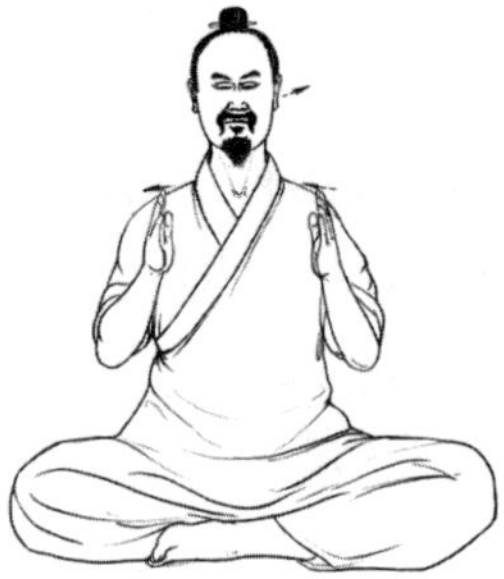

图5-28

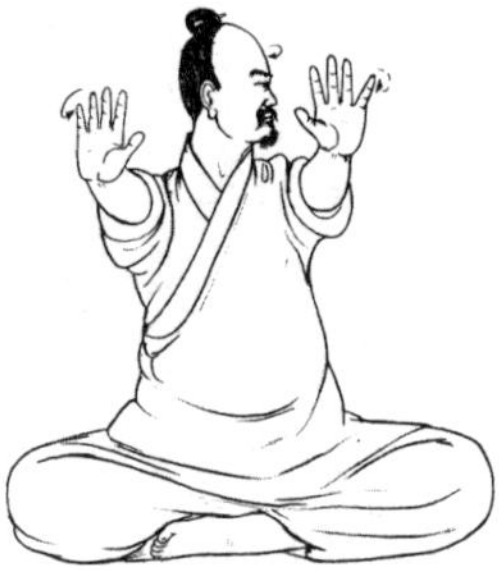

图5-29

5. 两掌向前方直臂推出，两臂平行，掌心向前，指尖向上，掌根平肩；同时，头部左转。目视左方。（图5-29）

6. 两掌手腕挺直，指尖下沉前伸，掌心向下，虎口向里相对；同时，头部转正。目视前方。（图5-30）

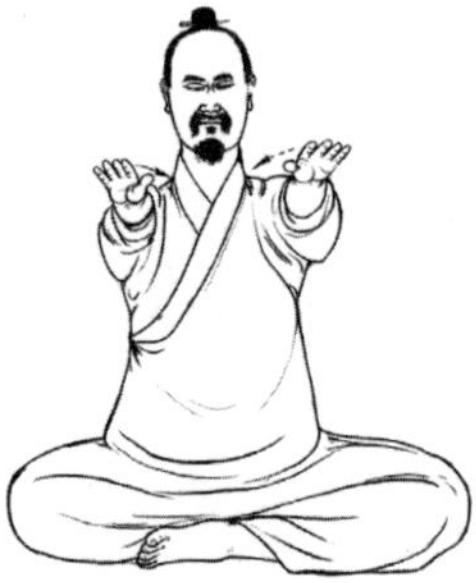

图5-30

7. 两掌收于肩前，掌心相对，指尖向上。（图5–31）

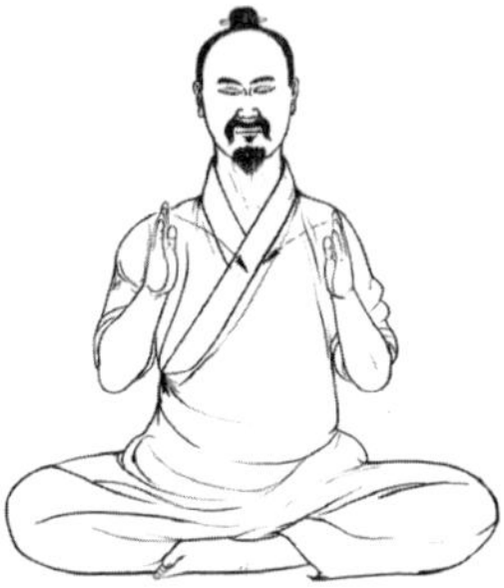

图5–31

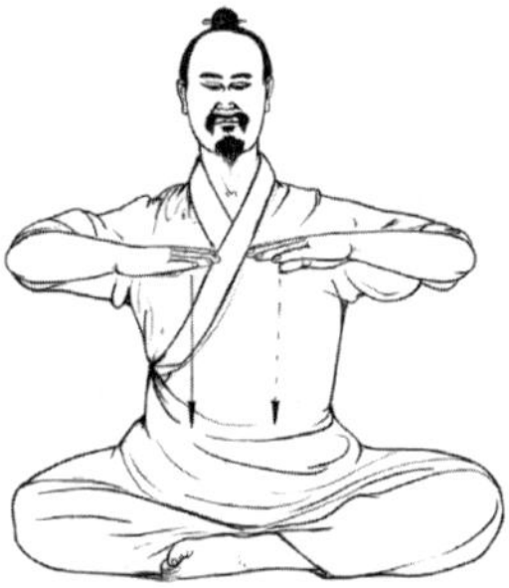

图5–32

8. 反向练习，方法参上。（图略）

9. 以上诸动，反复练习，次数自定。

10. 两掌里合胸前，指尖相对，掌心向下；两肘分张，高与肩平。目视前方。（图5–32）

11. 两掌下按至小腹两侧。（图5–33）

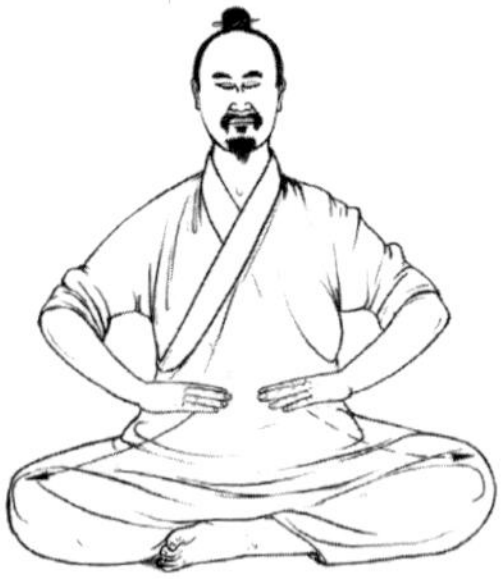

图5–33

12. 两掌向外划弧，按于两膝之上（图5-34）。以上三动，乃是收势，继接下式。

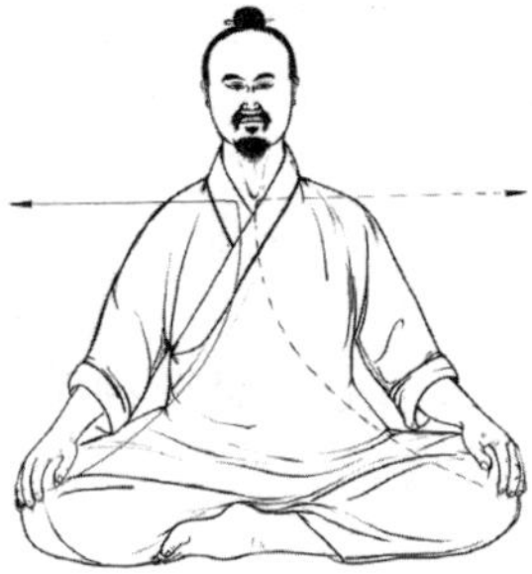

图5-34

第五式　清明三月节坐功

【练法分解】

1. 接上式。盘坐不变；两掌上提，由胸前分向两侧，两臂伸直，高与肩平，掌心向前，指尖向外，虎口向上。目视前方。（图5-35）

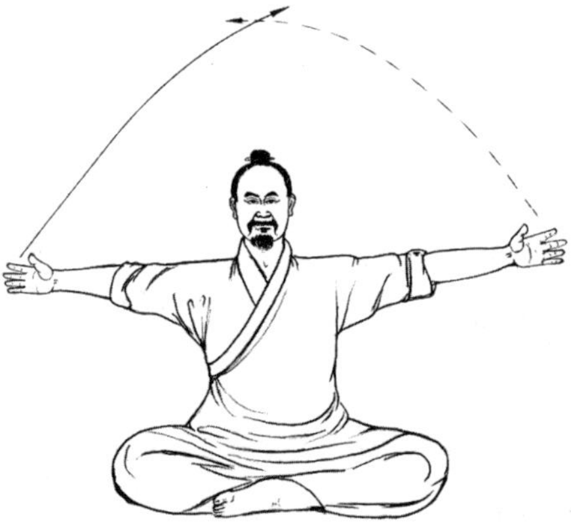

图5-35

2. 两掌向头顶上方直臂伸去，两腕相交；左掌在前，掌心向右；右掌在后，掌心向左；两掌指尖均斜向上。目视两掌。（图5-36）

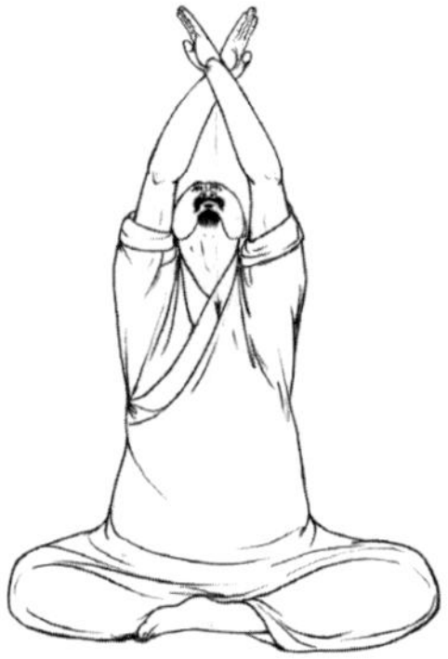

图5-36

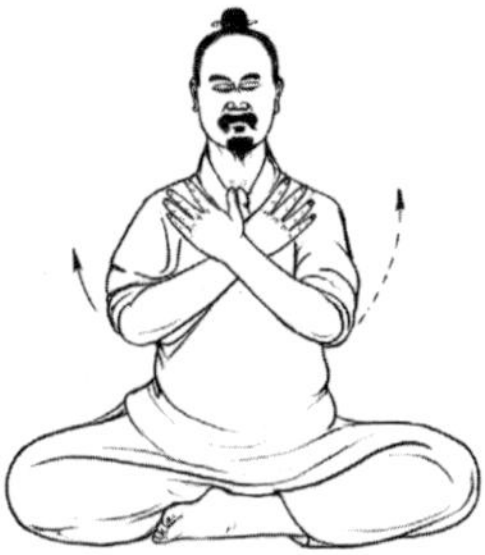

图5-37

3. 两掌下落，两掌心向里，指尖斜向上，高与肩平；两腕保持相交。目视前下方。（图5-37）

4. 两肘向外分张（稍低于肩），右掌屈指成虎爪，提至右胸前侧，爪心向里，虎口向上；左掌成俯掌，提于左胸前侧，指尖向右。目视左掌。（图5-38）

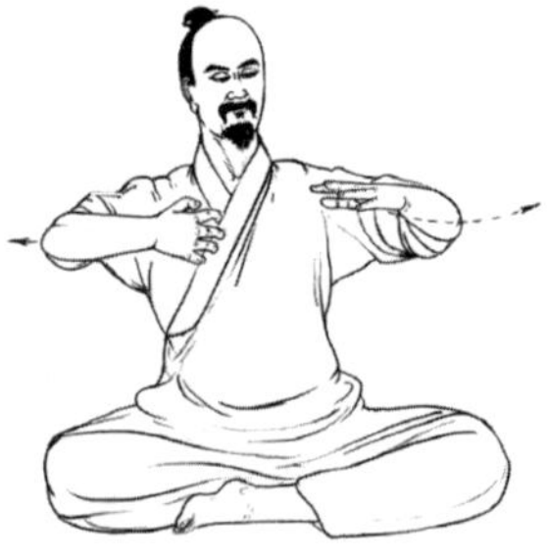

图5-38

5. 右爪向右平拉至右胸外侧，右肘稍提，高与肩平；同时，左掌向左侧平推，掌心向左，虎口向下，指尖向前，高与肩平。目视左掌。（图5-39）

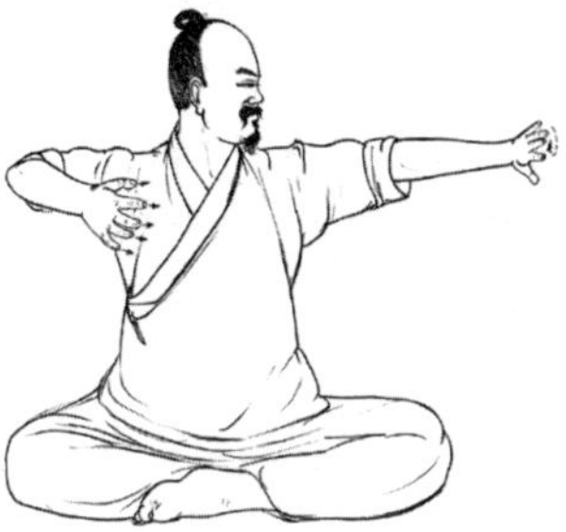

图5-39

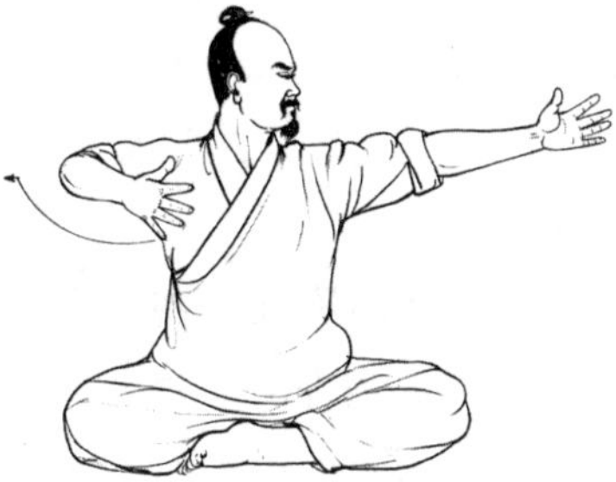

图5-40

6. 右爪五指伸开成掌（从小指开始，依次用力伸开），掌心向里，指尖向左；同时，左掌向外旋扭，使手腕伸直，虎口向上，指尖向左，两手犹如开弓射箭之状。目视左掌。（图5-40）

7. 右掌向下、向右划弧，展臂伸开，虎口向上，指尖向右，两臂平肩成一字。（图5-41）

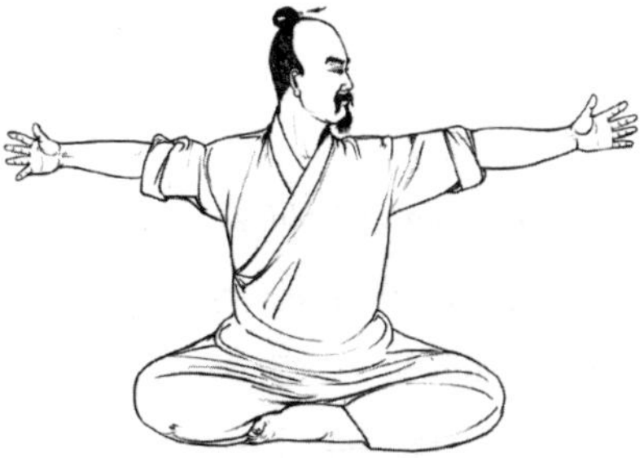

图5-41

8. 头部右转，面向正前。目视前方。（图5-42）

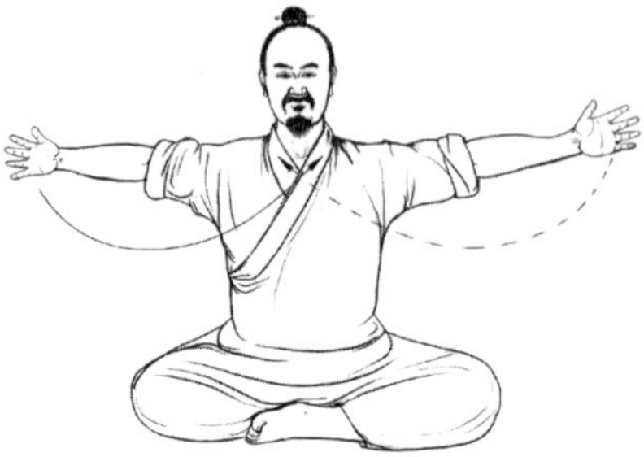

图5-42

9. 反向练习，方法参上。（图略）

10. 以上诸动，反复练习，次数自定。

11. 两掌向胸前合拢，使两腕相交，右内左外，掌心皆向里，指尖斜向上，高与肩平。目视前方。（图5-43）

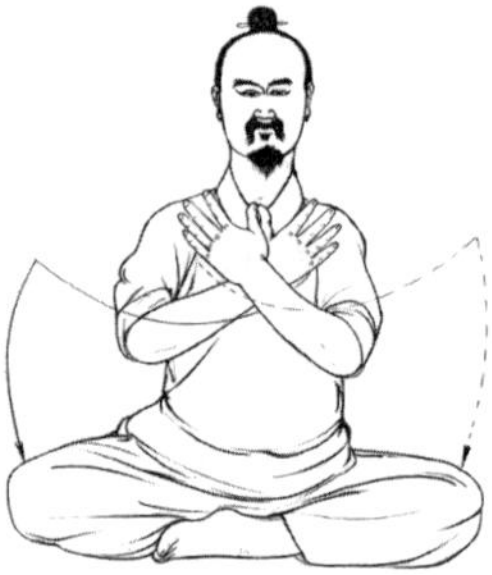

图5-43

12. 两掌分向两侧，内转使掌心向下，随即落下，扶于两膝。（图5-44）

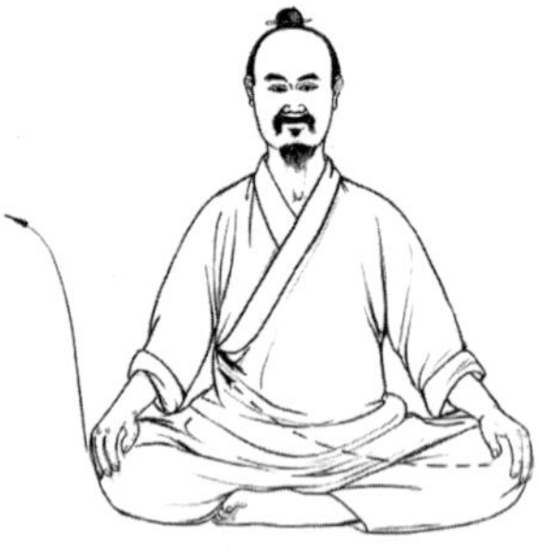

图5-44

第六式　谷雨三月中坐功

【练法分解】

1. 接上式。盘坐不变；右掌向右上方直臂插去，掌心向下，指尖向右，高与肩平；左掌随之抬起，屈肘横臂于右腹侧，掌心向上，指尖向右。目视右掌。（图5–45）

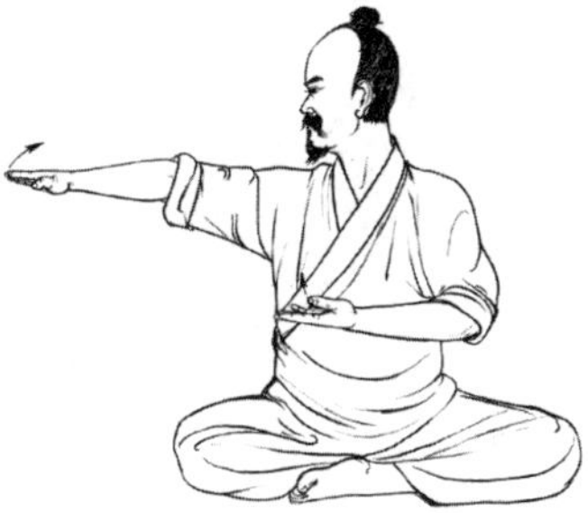

图5–45

2. 右掌立起，竖指挺腕，掌心向右，指尖向上，掌根平肩；同时，左掌翻转，稍向上提，指尖向右，掌心向里，按在右胸侧。目视右掌。（图5–46）

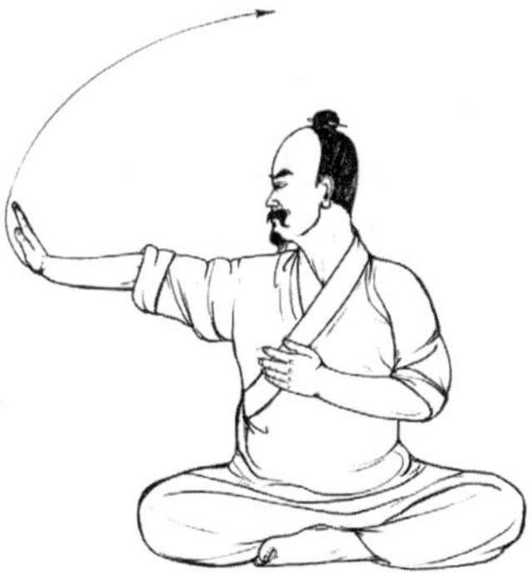

图5–46

3. 右掌直臂上撑，举于右肩上方，掌心向上，指尖向左；同时，头向左转。目光左视。（图5–47）

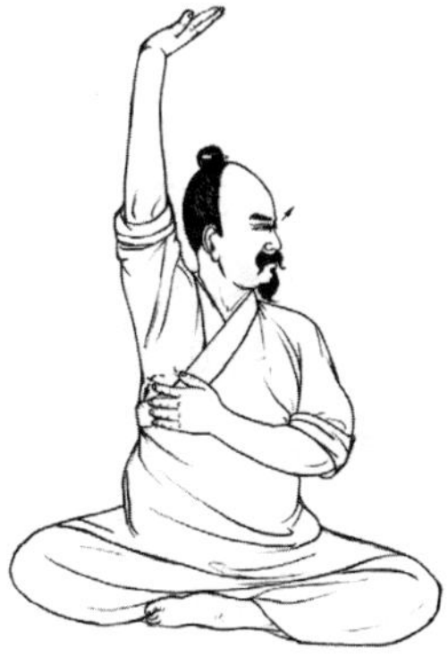

图5–47

4. 右掌不变；左掌外翻，使掌心向上；头稍上仰。目视左上方。（图5-48）

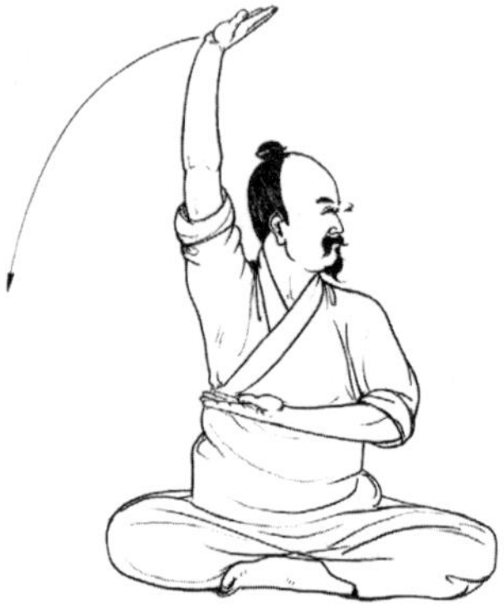

图5-48

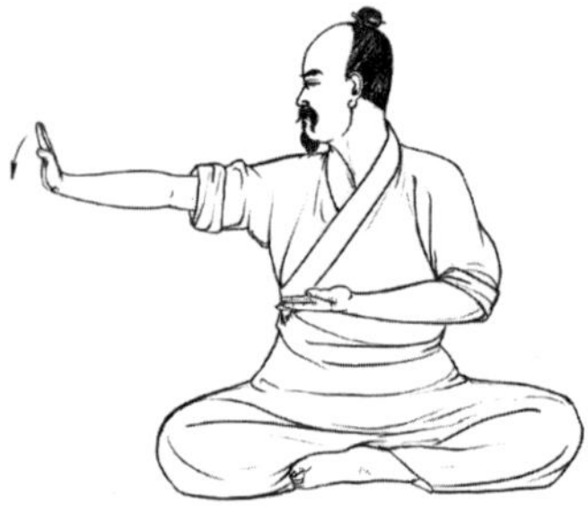

图5-49

5. 右掌直臂向右下落，掌心向右，指尖向上，掌根平肩；同时，头部右转。目视右掌。（图5-49）

6. 右掌伸腕，使指尖向右，掌心向下，高与肩平。目视右方。（图5-50）

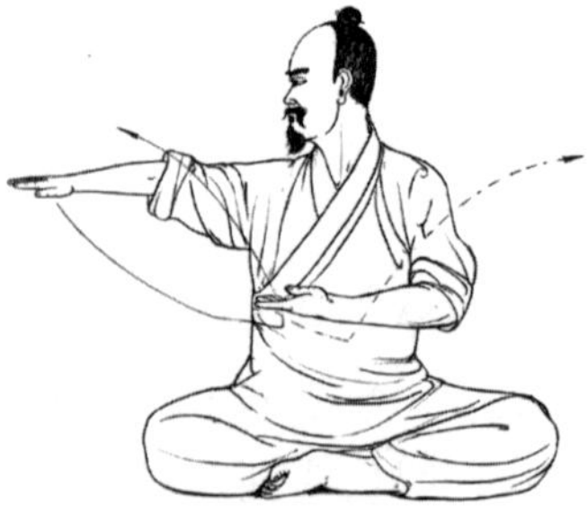

图5-50

7. 右掌下收于右腹侧，左掌向左稍移，随即两掌分开向外上侧直臂斜伸，稍高过肩，掌心向下，指尖斜向外。目视前下方。（图5-51）

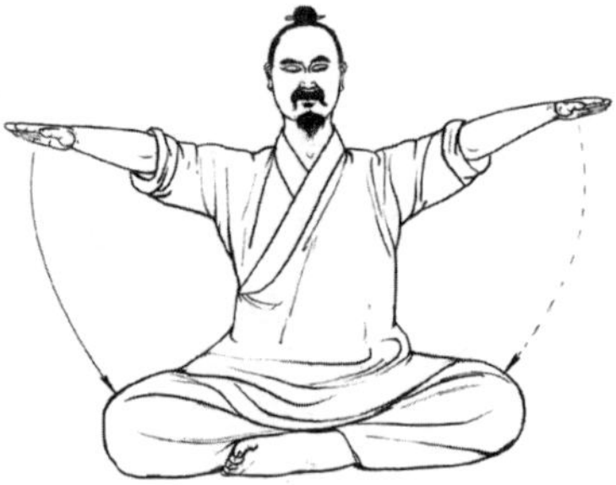

图5-51

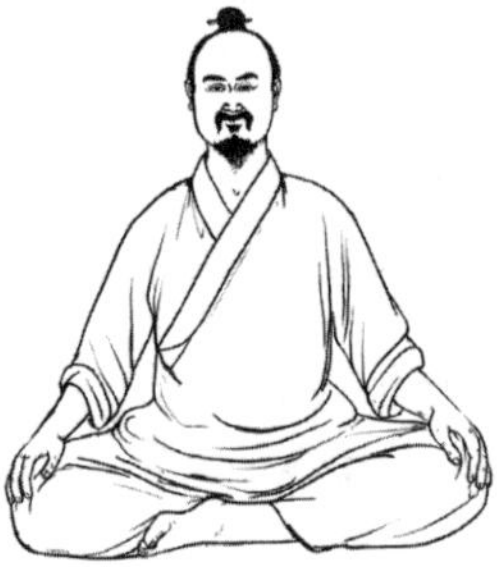

图5-52

8. 两掌下落，按于两膝之上。（图5-52）

9. 反向练习，方法参上。（图略）

10. 以上诸动，反复练习，次数自定。

第七式　立夏四月节坐功

【练法分解】

1. 正身平坐，两腿前伸，两脚尖向上；同时，两掌扶按于两膝之上。目视前方。（图5-53）

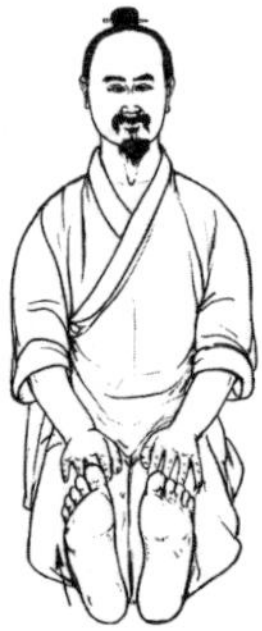

图5-53

2. 左腿不动；右腿屈膝后收，脚掌踏实；两手仍按于膝上。（图5–54）

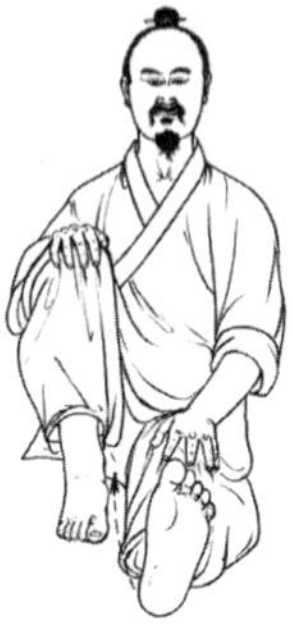

图5–54

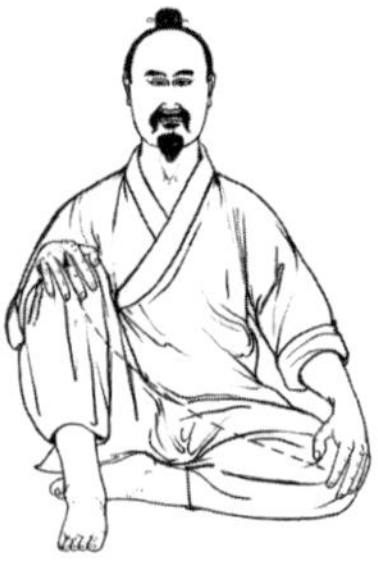

图5–55

3. 左腿屈膝，后收盘腿，左脚跟贴靠会阴部；两掌按膝不变。（图5–55）

4. 左掌右收，与右掌手指交叉相扣，抱住右膝盖。（图5–56）

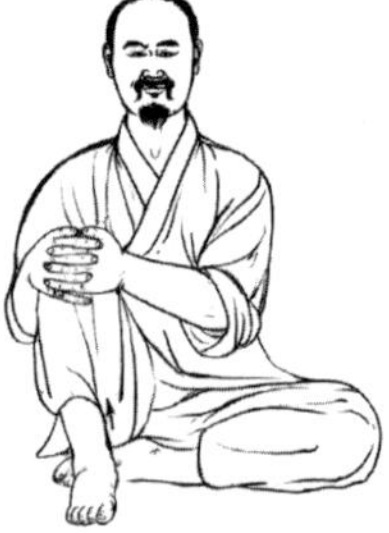

图5–56

5. 右脚跟抬起，前脚掌贴地向后收紧；两手抱住右膝助力。（图5–57）

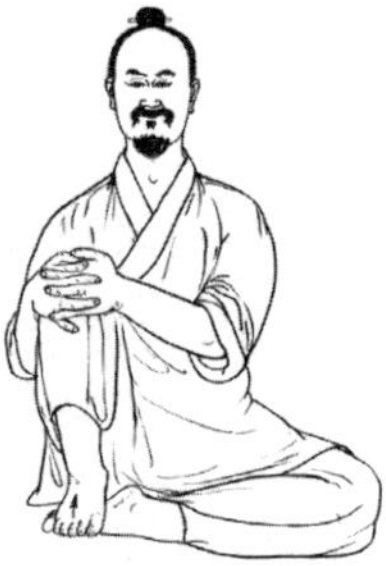

图5–57

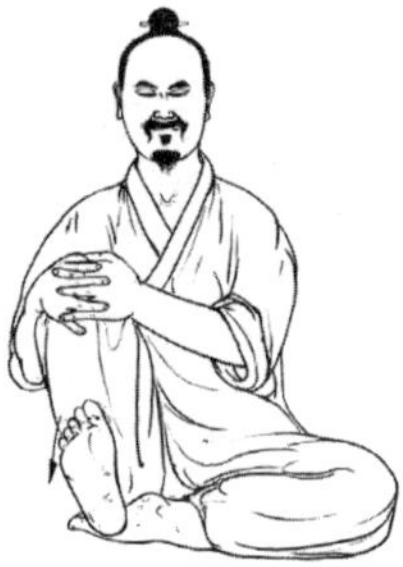

图5–58

6. 右脚尖用力向上勾起，此时右脚全部离地。（图5–58）

7. 右脚尖向前下伸，使之触地；绷直脚腕。（图5–59）

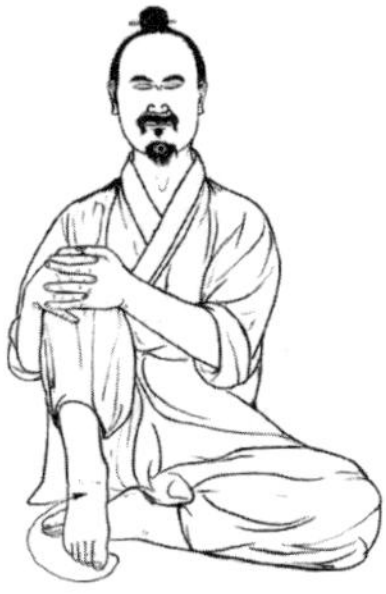

图5–59

8. 右脚尖离地，顺、逆划圈数次。（图5–60）

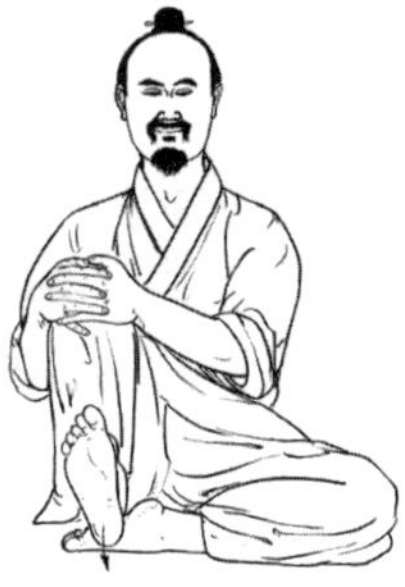

图5–60

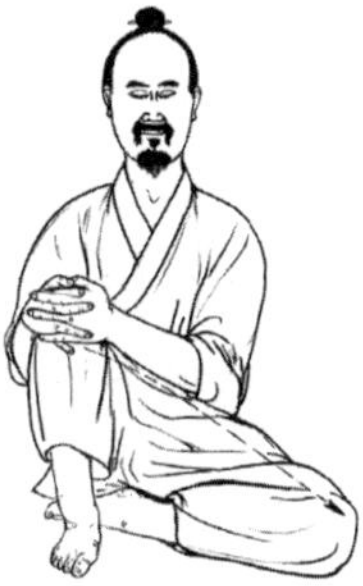

图5–61

9. 右脚落地踏平。（图5–61）

10. 两掌松开，右掌按住右膝；左掌按住左膝。（图5–62）

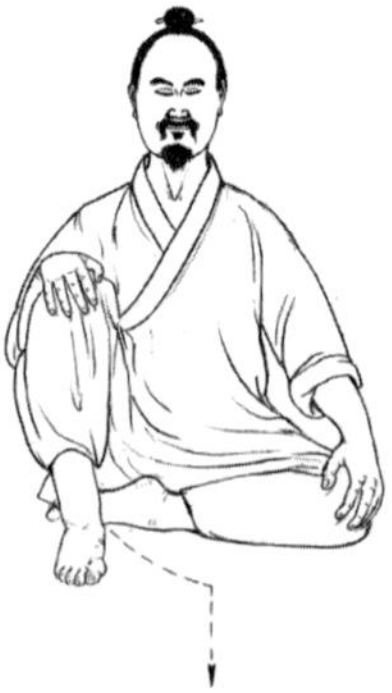

图5–62

11. 左腿向前伸开，脚腕勾起，脚尖向上。（图5-63）

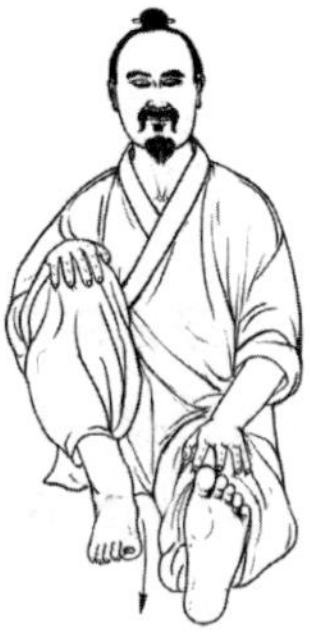

图5-63

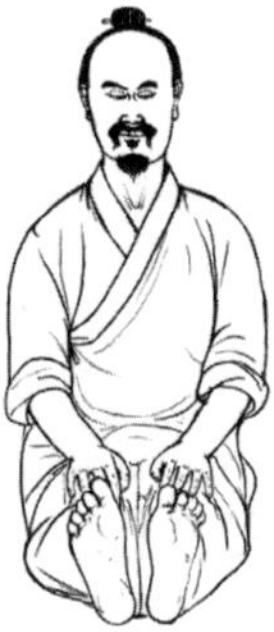

图5-64

12. 右腿伸开，脚腕勾起，脚尖向上，两腿平行；正身平坐，两掌按膝。（图5-64）

13. 反向练习，方法参上。（图略）

14. 以上诸动，反复练习，次数自定。

第八式　小满四月中坐功

【练法分解】

1. 正身盘坐；两掌扶按两膝。目视前方。（图5-65）

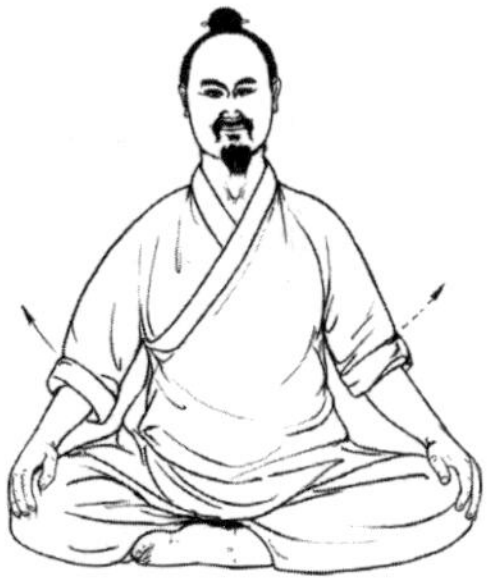

图5-65

2. 两肘外撑，两掌摩膝内旋，稍向后收，使两手虎口向后。（图5–66）

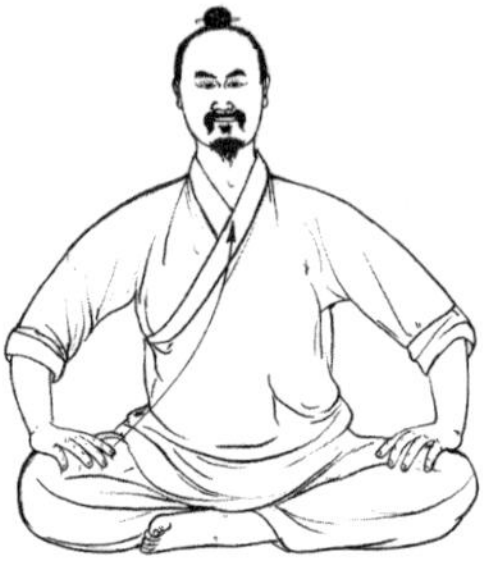

图5–66

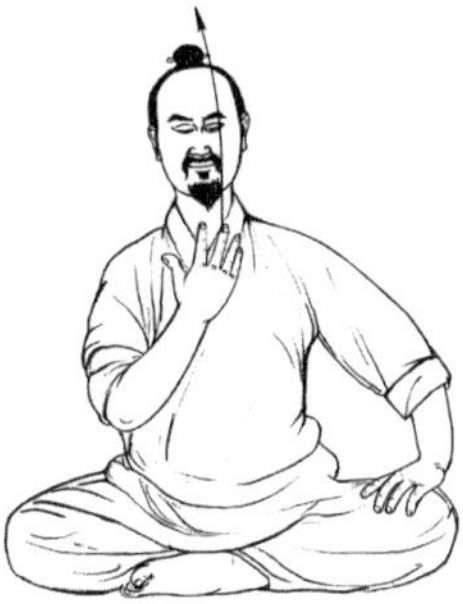

图5–67

3. 左掌不动；右掌向左上穿至胸前，掌心向里，指尖向上。目视右掌。（图5–67）

4. 右掌继续上穿，沿中线过头顶。（图5–68）

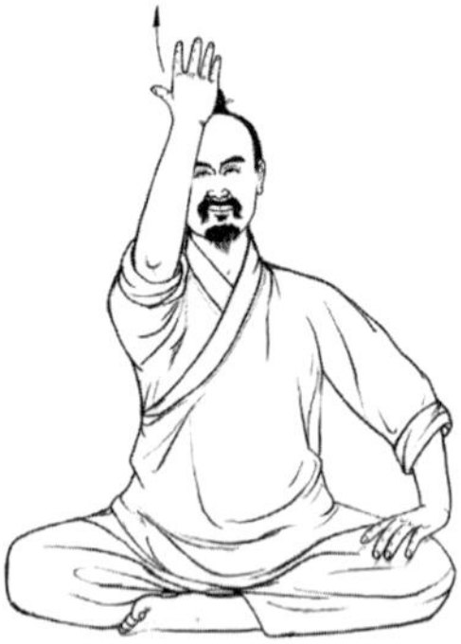

图5–68

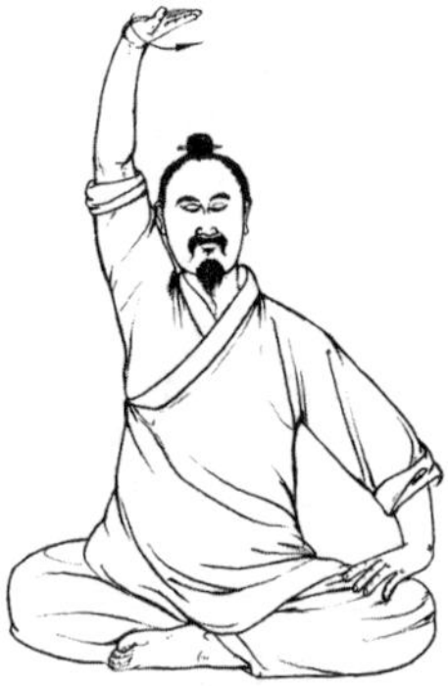

图5-69

5. 右掌翻转，伸臂上托，掌心向上，指尖向左。目视前下方。（图5-69）

6. 右掌翻转（使指尖向上，掌心向后），屈肘下落，恢复原位（从面前，经胸中，过腹部，向右收，按于右膝之后）。（图5-70～图5-72）

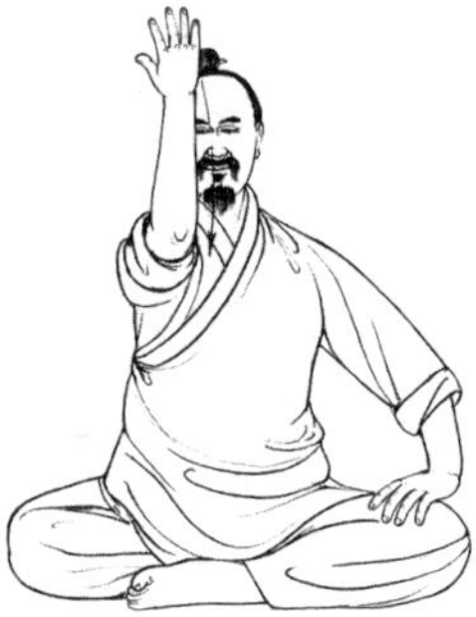

图5-70

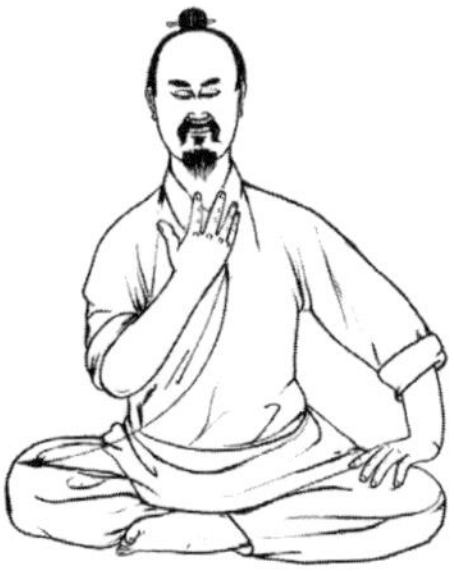

图5-71

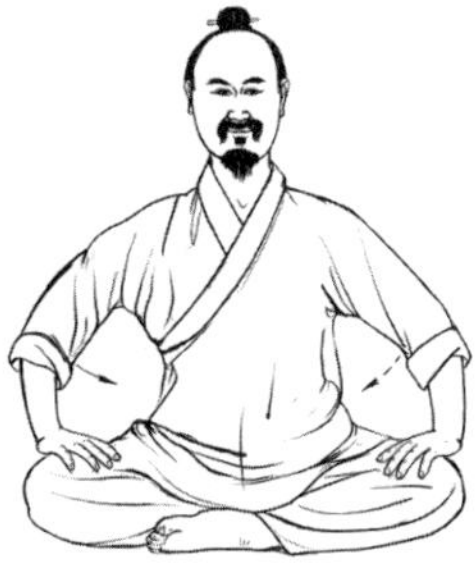

图5-72

7. 反向练习，方法参上。（图略）

8. 以上诸动，反复练习，次数自定。

9. 收势时，两掌摩腿外转，按住两膝；两肘下落，沉肩松身。（图5–73）

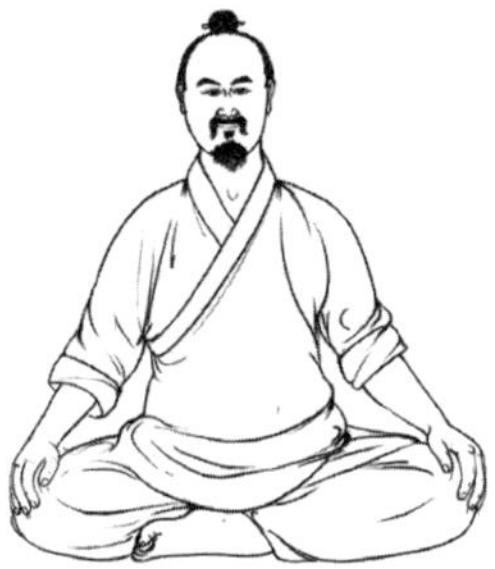

图5–73

第九式　芒种五月节行功

【练法分解】

1. 两脚并步，正身站立；两掌垂于体侧。目视前方。（图5–74）

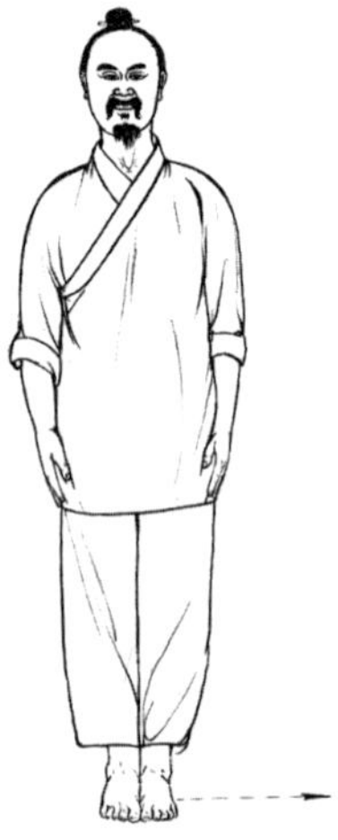

图5–74

2. 左脚向左横开一步，两脚间距宽于两肩。（图5–75）

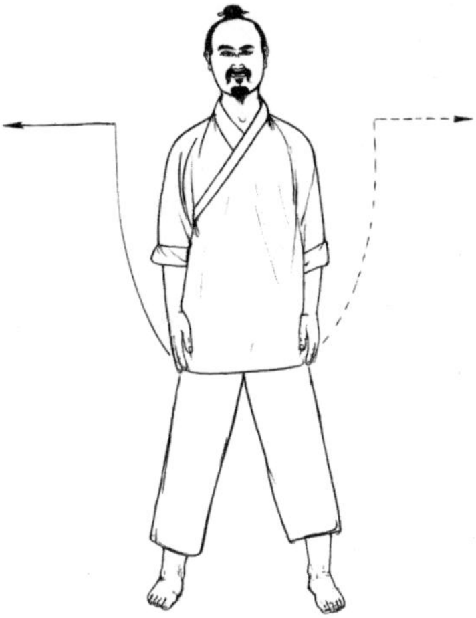

图5–75

3. 两掌由两侧上提，至与肩平时直臂伸开，掌心向下，指尖向外。（图5–76）

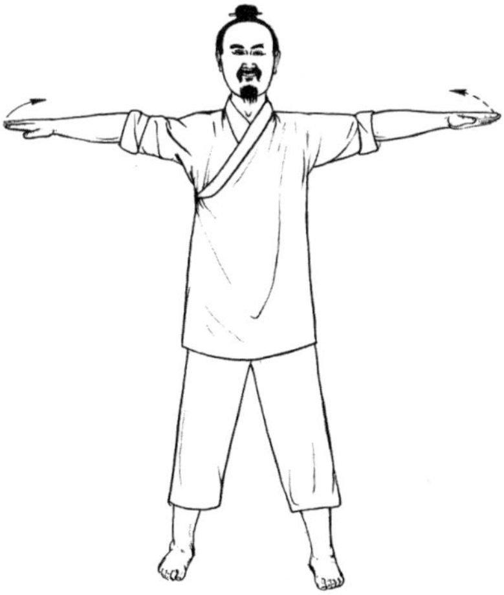

图5–76

4. 两掌坐腕竖起，指尖向上，掌心向外，掌根平肩，向外撑伸。（图5–77）

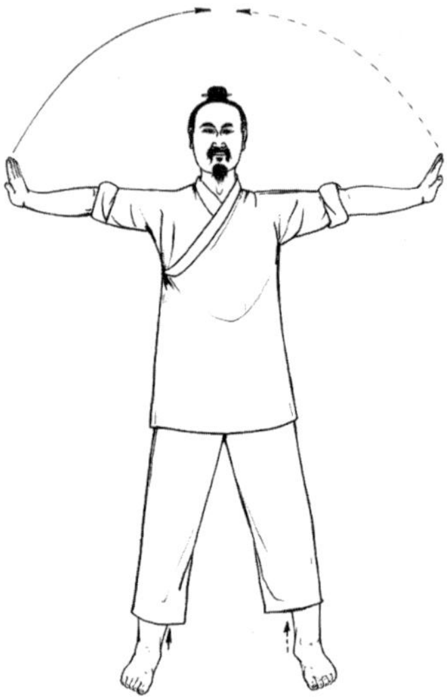

图5–77

5. 两掌向上举托于两肩上方，掌心向上，指尖相对；同时，两脚跟向上提起；头部上顶，下颌内含。目视前下方。（图5–78）

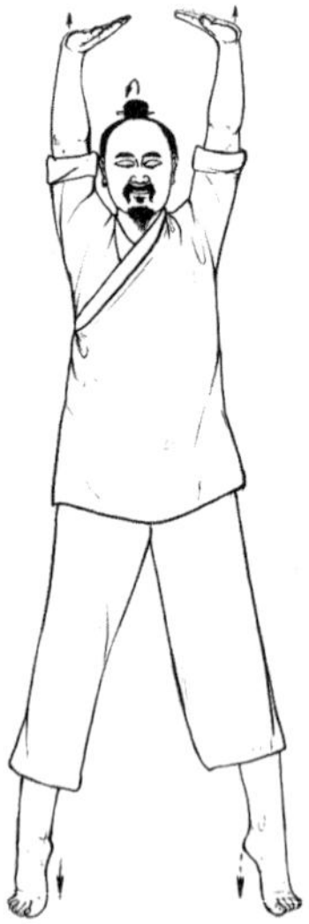

图5–78

6. 两脚跟落地；两掌掌根上撑，使指尖向后；同时，头向后仰。目光上视。（图5–79）

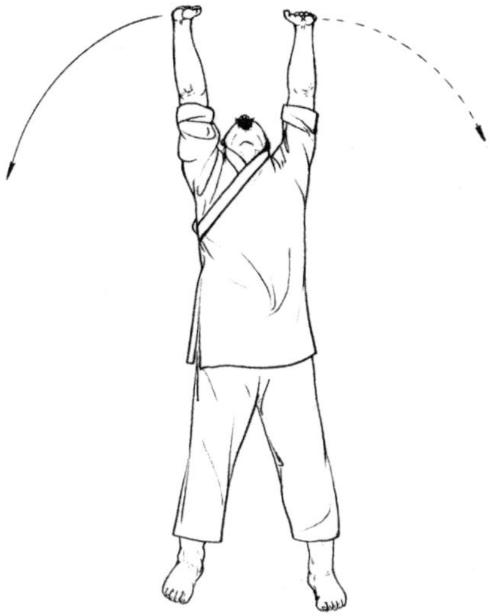

图5–79

7. 两掌落向两侧，掌心向外，指尖向上，掌根平肩；同时，低头面向正前方。目视前方。（图5–80）

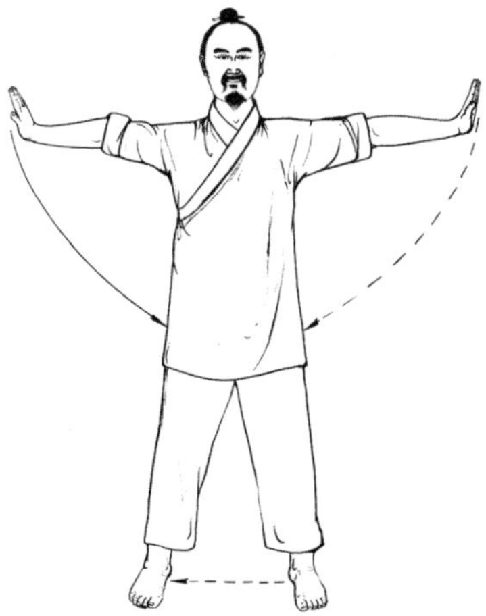

图5–80

8. 左脚右收，并步直立；两掌下落，垂于体侧。（图5-81）

9. 反向练习，方法参上。（图略）

10. 以上诸动，反复练习，次数自定。

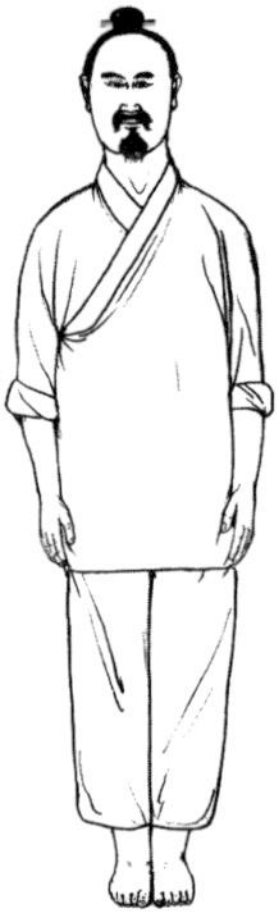
图5-81

第十式　夏至五月中坐功

【练法分解】

1. 正身平坐，两腿前伸，脚腕勾起，脚尖向上；两掌按住两膝，竖脊含胸。目视前方。（图5-82）

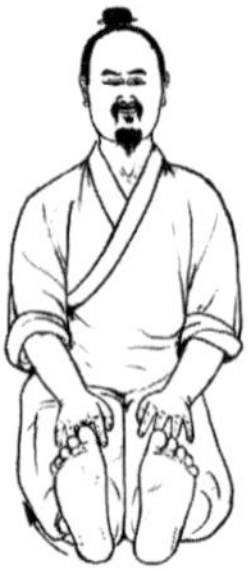
图5-82

2. 左腿不动；右腿屈膝内收。（图5–83）

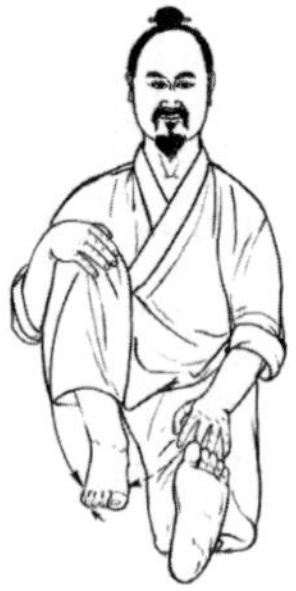

图5–83

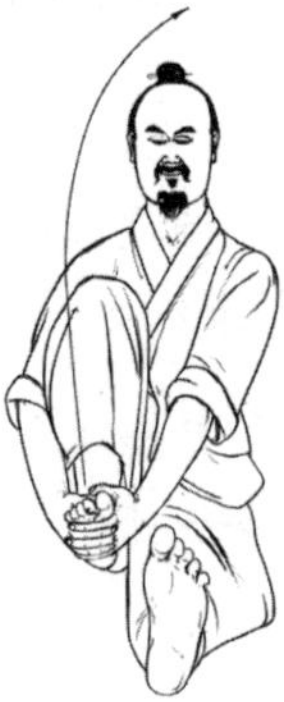

图5–84

3. 右脚抬起；同时，两掌十指相扣，抱住右脚掌。（图5–84）

4. 右脚向前、向上蹬起（动作如到最大幅度，脚尖会高过头部），膝部挺直（初练者柔软度不够，膝部可以适度弯曲）；同时，两掌后扳助力。（图5–85）

此动可反复练习数次。

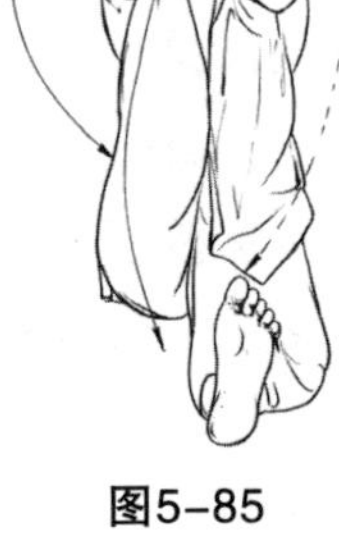

图5–85

5. 两手松开，回按两膝；同时，右脚落地。（图5–86）

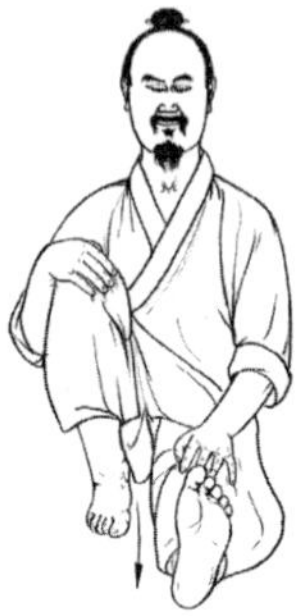

图5–86

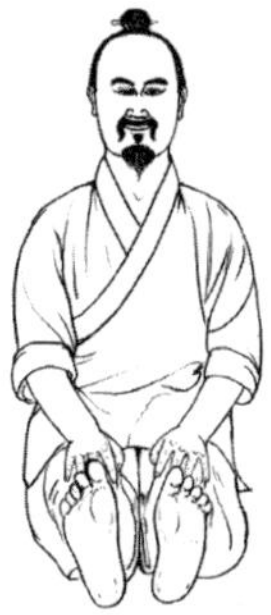

图5–87

6. 右腿向前伸开，脚腕勾起，脚尖向上；两腿平行。（图5–87）

7. 反向练习，方法参上。（图略）

8. 以上诸动，反复练习，次数自定。

第十一式　小暑六月节坐功

【练法分解】

1. 两膝跪地，臀部压住两脚后跟，脚尖向后，脚背贴地；两掌按于两大腿上。目视前方。（图5–88）

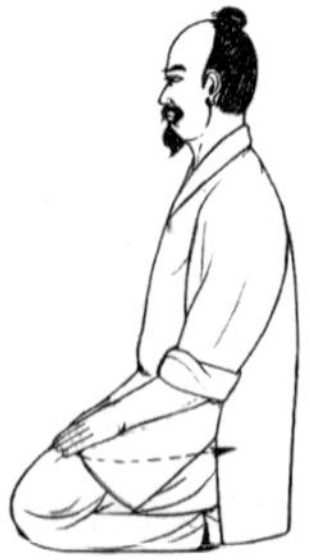

图5–88

2. 头部上顶，身体直起（膝弯约为90°）；两掌垂于大腿两侧。（图5-89）

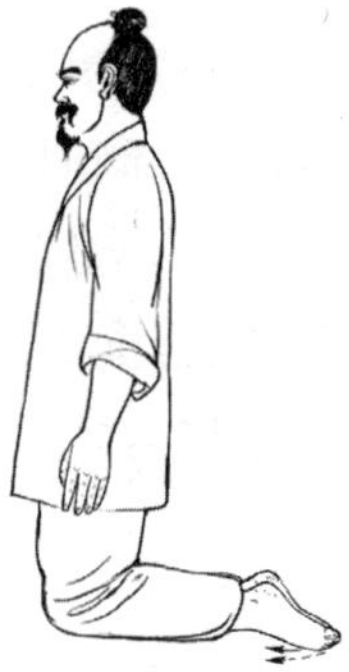

图5-89

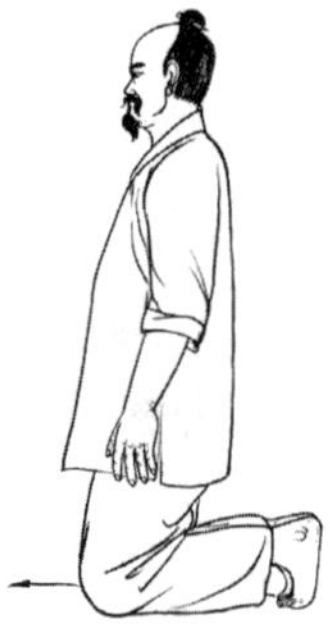

图5-90

3. 两脚脚尖内勾，前脚掌撑地。（图5-90）

4. 右脚踏向左膝右前侧；左腿仍然跪地。（图5-91）

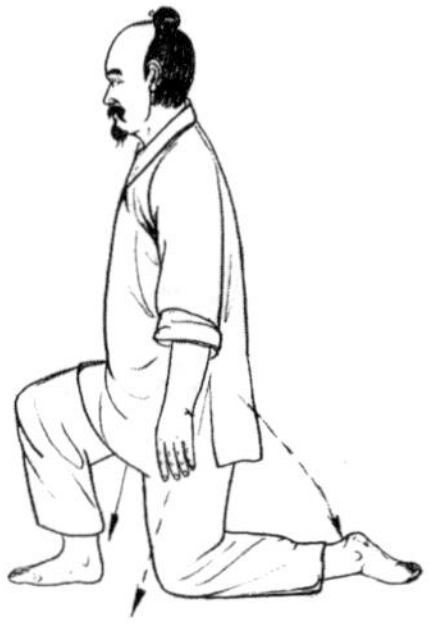

图5-91

5. 重心后移，臀部坐于左脚跟上；同时，两手十指按地于身体两侧，两臂伸直。两目仍视前方（不要低头）。（图5-92）

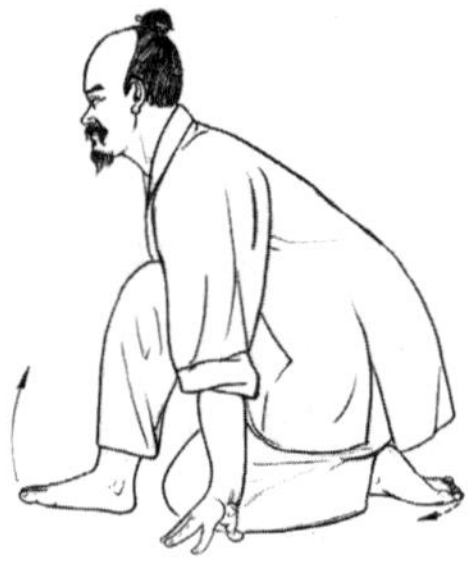

图5-92

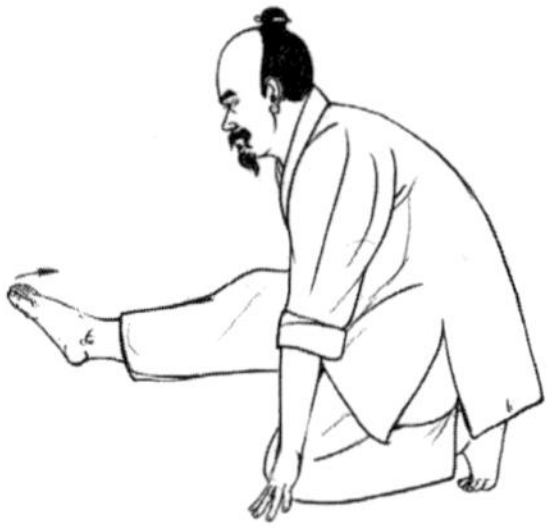

图5-93

6. 右脚向前上踢伸而出，脚腕绷直，脚尖向前。（图5-93）

7. 右脚腕内勾，使脚尖向上。（图5-94）

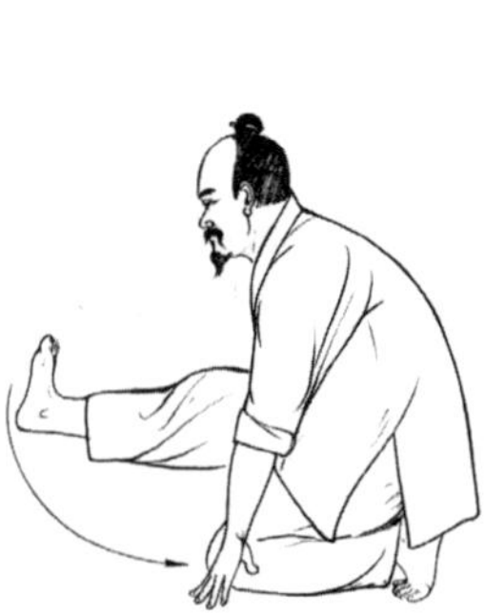

图5-94

8. 第6、7两动可反复练习数次。（图略）

9. 右腿屈膝，右脚收回，落地踏实。（图5–95）

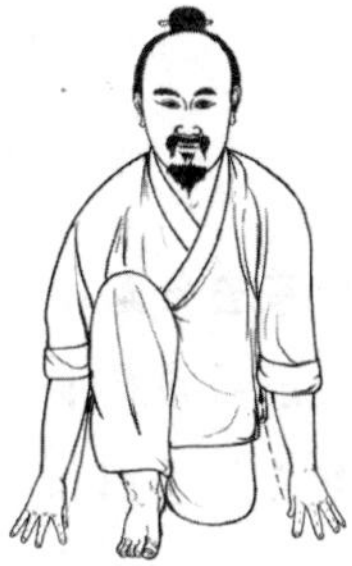

图5–95

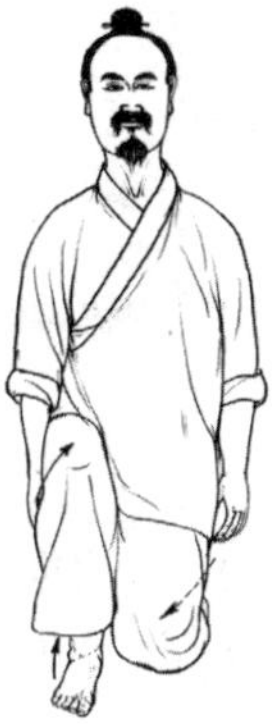

图5–96

10. 立起上身，两手离地，垂于两大腿外侧。（图5–96）

11. 右脚后收，膝盖跪地；重心后移，臀部坐于两脚后跟；两掌扶于两大腿上。（图5–97）

12. 反向练习，方法参上。（图略）

13. 以上诸动，反复练习，次数自定。

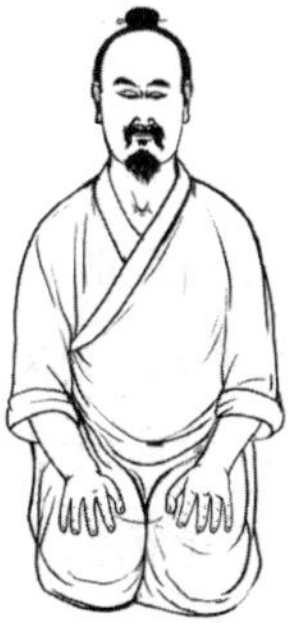

图5–97

第十二式　大暑六月中坐功

【练法分解】

1. 正身盘坐；两掌按于两膝之上。目视前方。（图5–98）

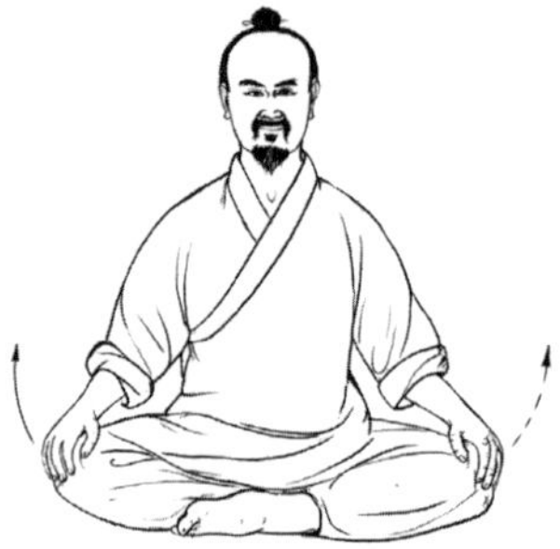

图5–98

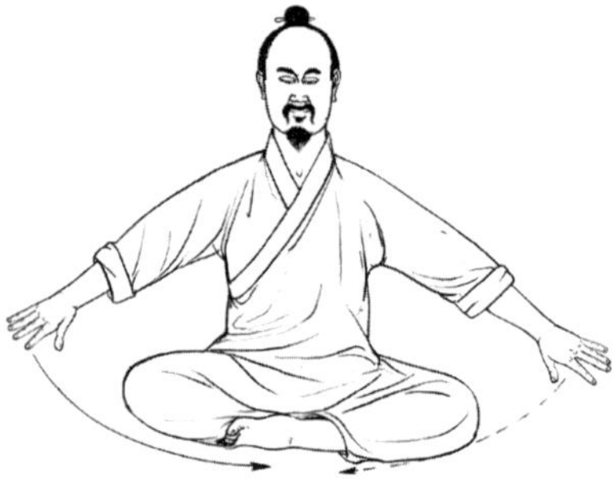

图5–99

2. 两掌向外分开，稍高过膝，虎口在下，掌心向后，指尖斜向外，两臂斜伸。目视前下方。（图5–99）

3. 两掌屈指握拳，向体前划弧，以拳面下拄地面，拳眼相对，两臂平行；上身稍倾。目视地面。（图5–100）

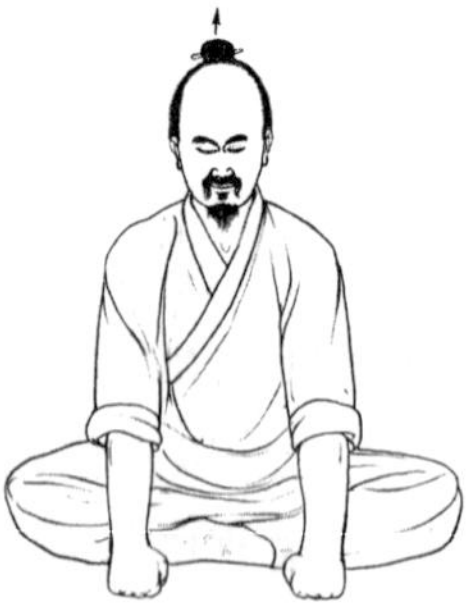

图5–100

4. 头部后仰（两拳不要离地）。目光上视。（图5-101）

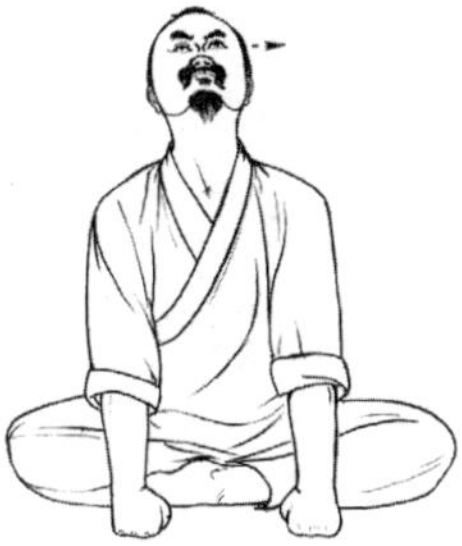

图5-101

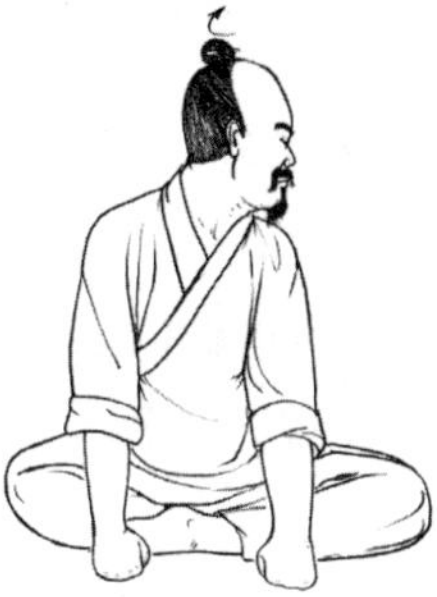

图5-102

5. 头部左转。目视左后方。（图5-102）

6. 头部转正，后仰。目光上视。（图5-103）

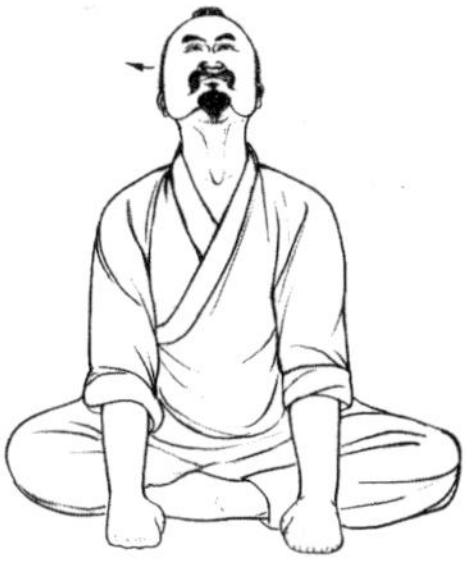

图5-103

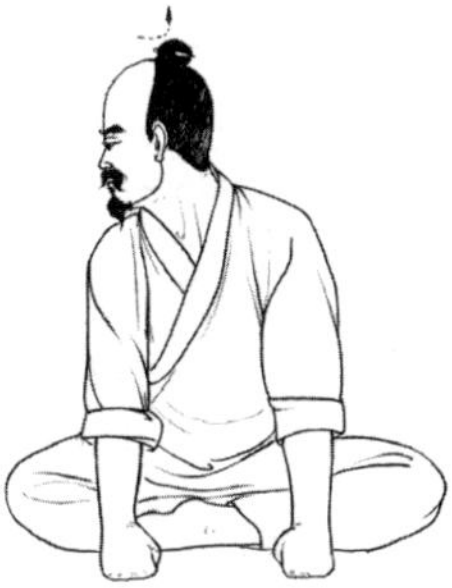

图5-104

7. 头部右转。目视右后方。（图5-104）

8. 头部转正，后仰。目光上视。（图5-105）

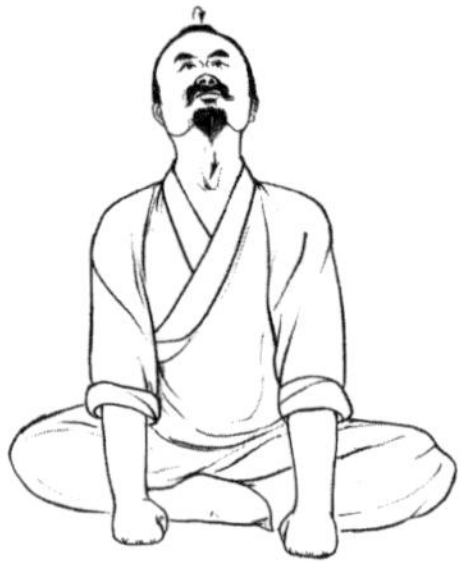

图5-105

9. 以上诸动，反复练习，次数自定。

10. 头向前低，下颌内收。目光下视。（图5-106）

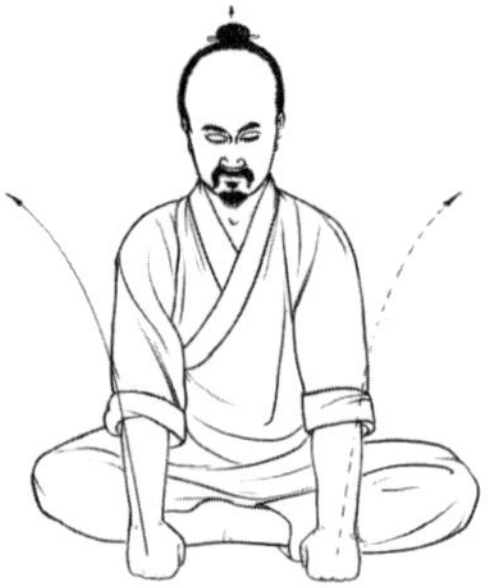

图5-106

11. 两拳变掌，向体前侧展臂伸开，掌心向下，指尖斜向外，稍低于耳；上身立起。目光前视。（图5-107）

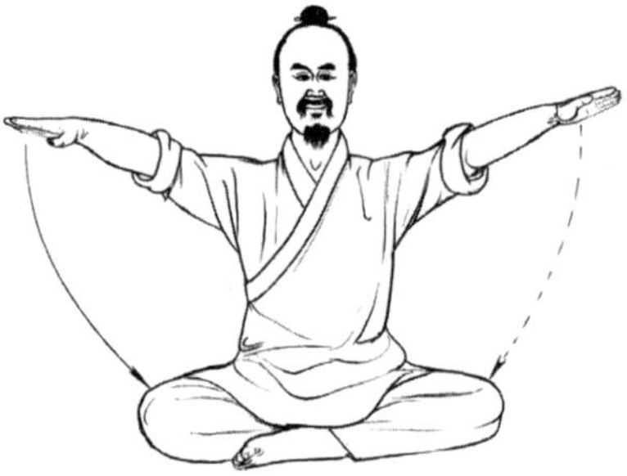

图5-107

12. 两掌下落，按于两膝。（图5-108）

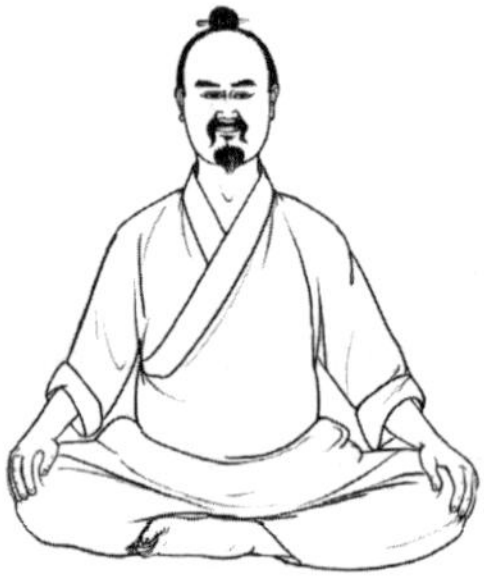

图5-108

第十三式　立秋七月节坐功

【练法分解】

1. 两膝跪地，臀部压住两脚后跟，脚尖向后，脚背贴地；两掌按于两大腿上。目视前方。（图5-109）

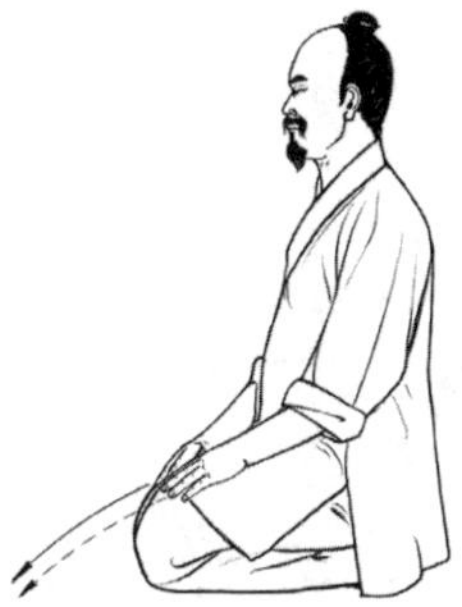

图5-109

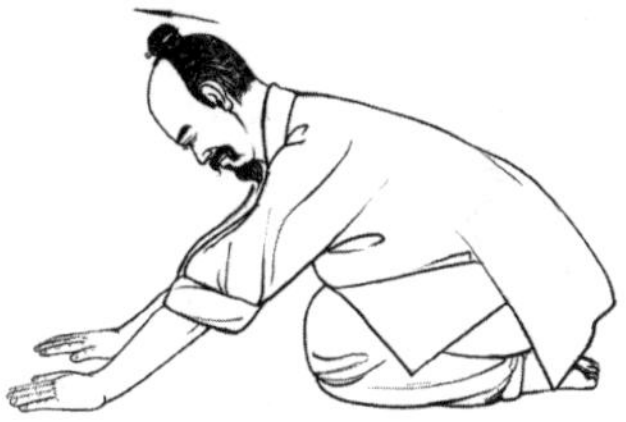

图5-110

2. 俯身低头；两掌前伸，按于地面，指尖向前。目视地面。（图5-110）

3. 臀部上起；头部前顶；手掌与手臂、大腿与小腿约成90°，头颈与腰背约成一直线。目光后视。（图5-111）

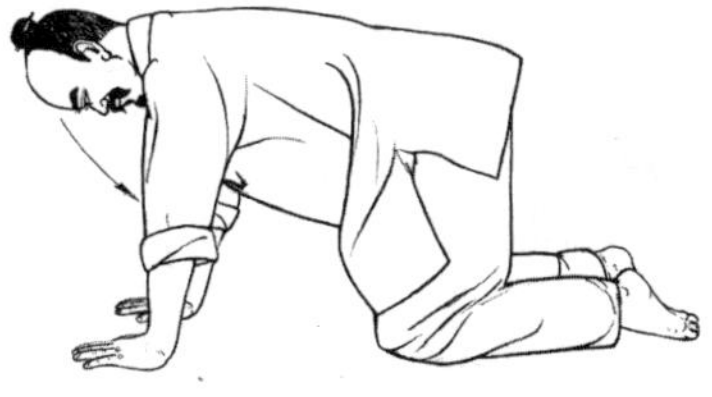

图5-111

4. 撑掌挺臂；含胸收腹；勾头拱背。（图5-112）

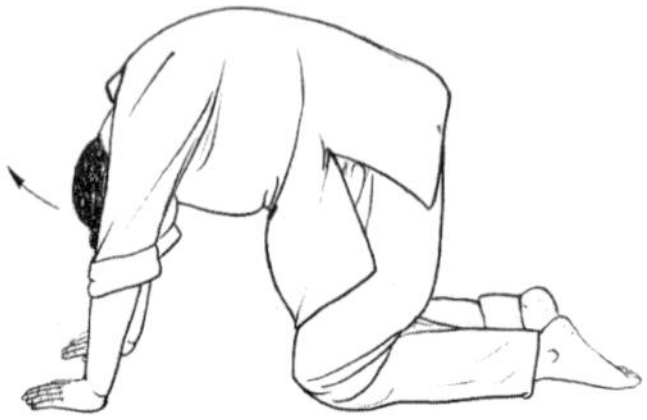

图5-112

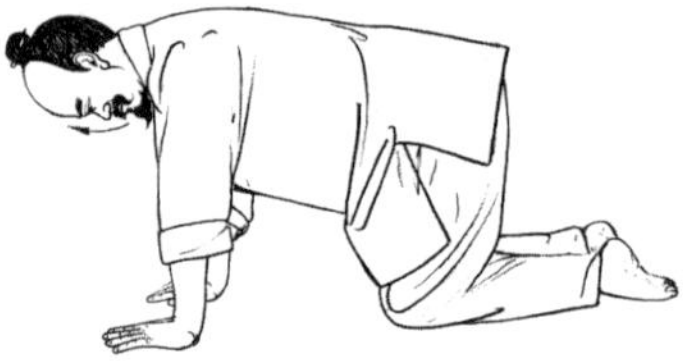

图5-113

5. 头部抬起；背部下落（同第3动姿势）。（图5-113）

6. 头部向前昂起；尾闾向后翘起，腰部向下沉压，使脊柱成反弓形。目视前上方。（图5-114）

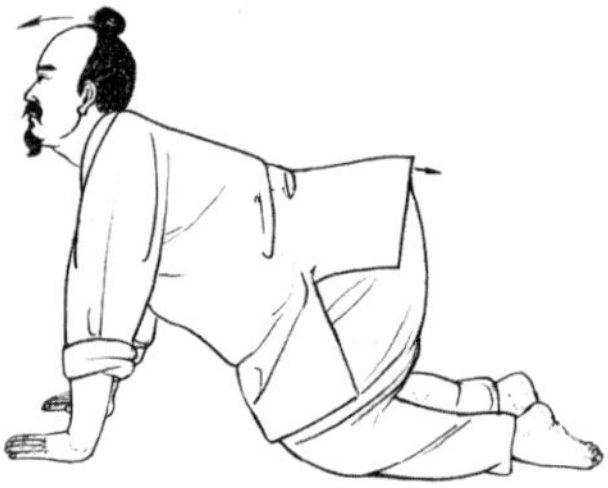

图5-114

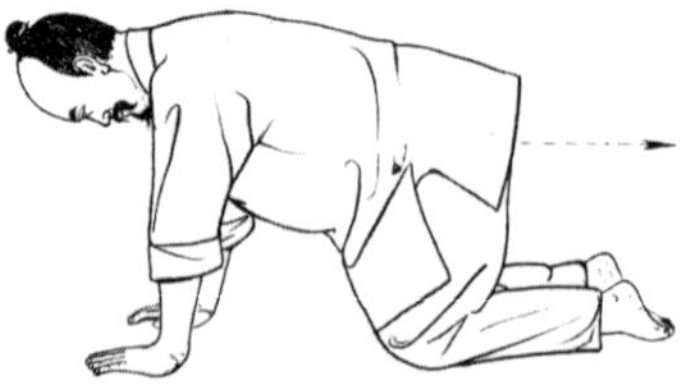

图5-115

7. 头部下俯；背部上起（同第3动姿势）。（图5-115）

8. 以上诸动，反复练习，次数自定。

9. 重心后移；臀部下坐。（图5-116）

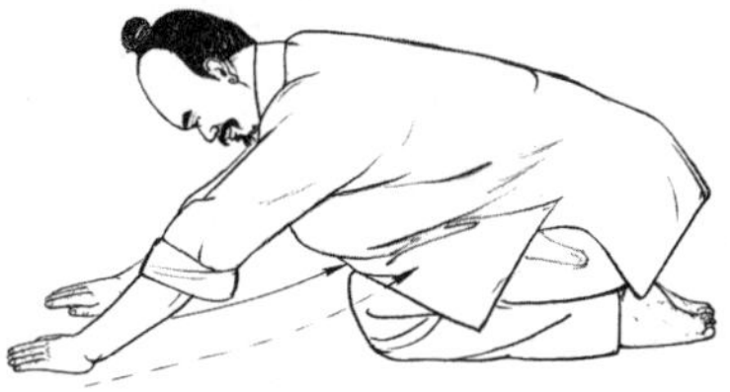

图5-116

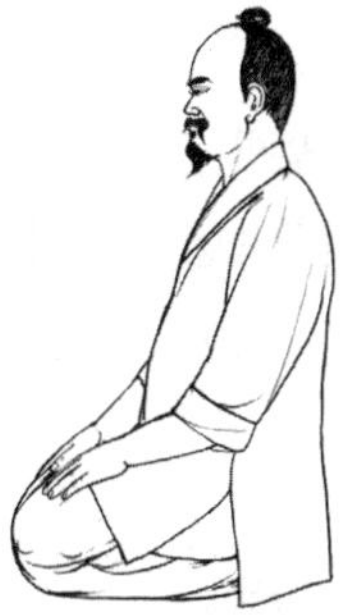

图5-117

10. 上身立起，臀部坐于两脚后跟；两掌回按两大腿上。（图5-117）

第十四式　处暑七月中坐功

【练法分解】

1. 正身盘坐；两掌按住两膝。目视前下方。（图5-118）

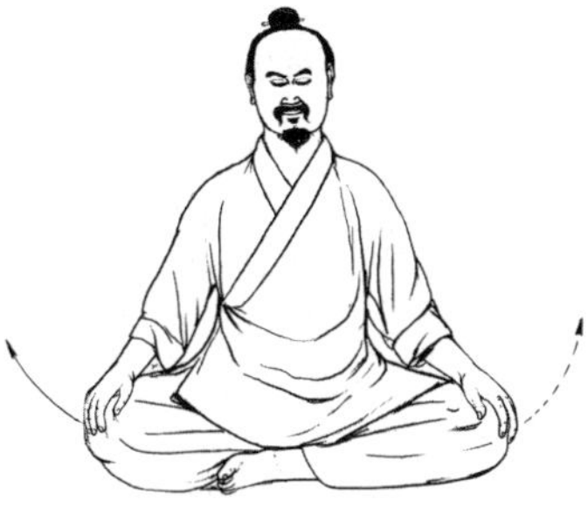

图5-118

2. 两掌向外分开，稍高过膝，虎口向下，掌心向后，指尖斜向外，两臂斜伸。目视前下方。（图5-119）

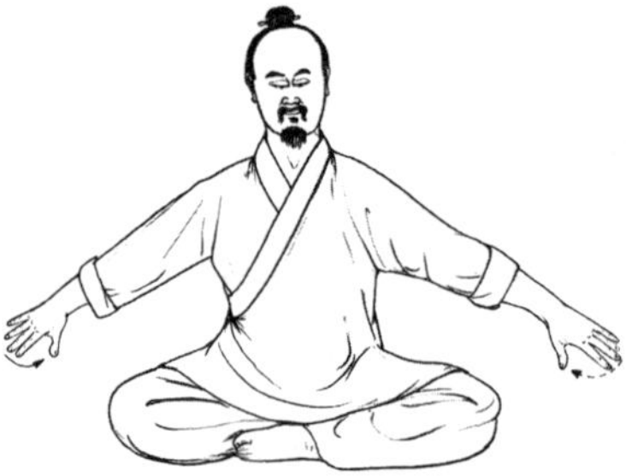

图5-119

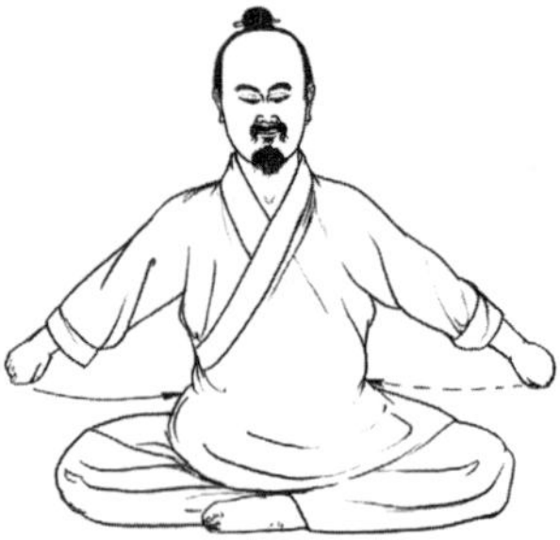

图5-120

3. 两掌屈指，握成空心拳，拳心向后，拳眼向下。（图5-120）

4. 两拳向后划弧，把拳眼抵在骶骨两旁。（图5-121）

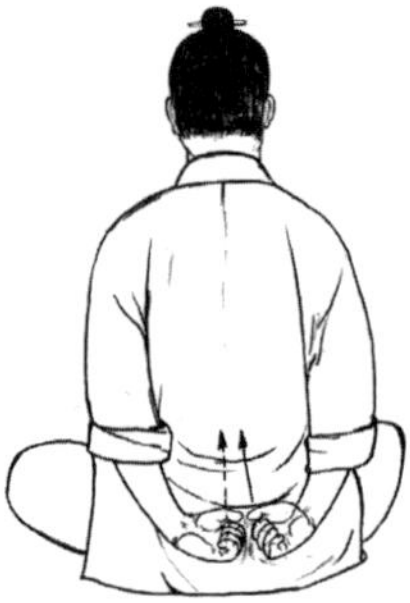

图5-121

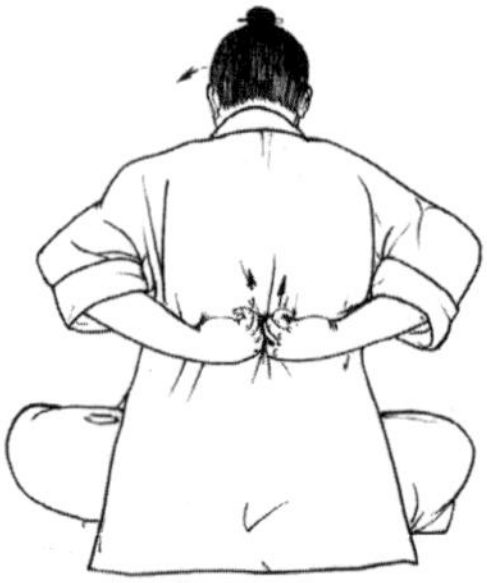

图5-122

5. 头部稍低，上体稍倾；两拳沿脊柱两侧，由下向上轻轻捶打。（图5-122）

6. 头部向左后转，身向左拧；两拳继续沿脊柱两侧向上捶打。目视左后方。（图5–123）

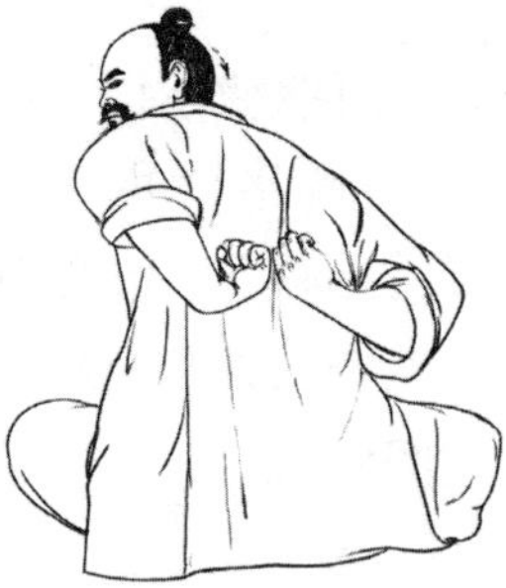

图5–123

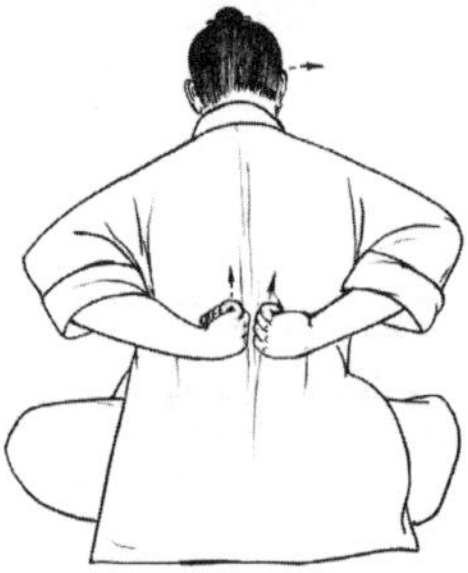

图5–124

7. 头身转正，略向前倾；两拳沿脊柱两侧，自上而下轻轻捶打。（图5–124）

8. 头部向右后转，身向右拧；两拳继续沿脊柱两侧向上捶打。目视右后方。（图5–125）

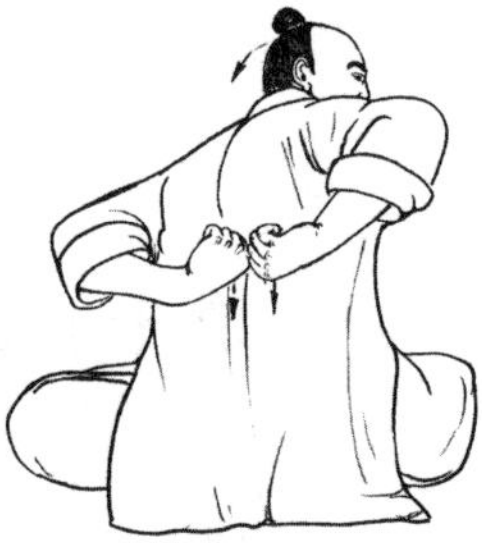

图5–125

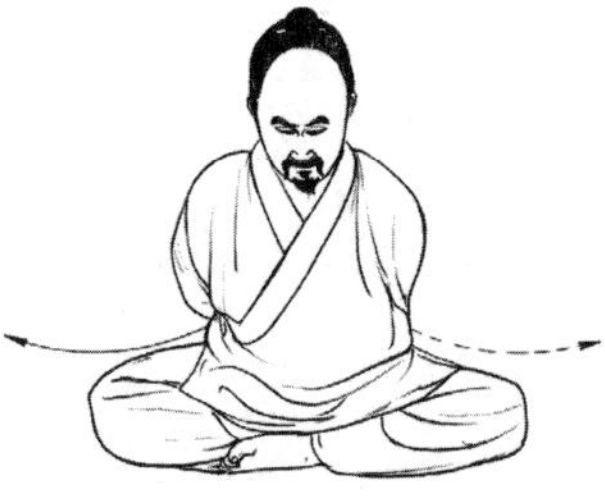

图5–126

9. 头身转正，略向前倾；两拳沿脊柱两侧，自上而下轻轻捶打。（图5–126）

10. 以上诸动，反复练习，次数自定。

11. 两拳变掌向外分开，约与腹平，虎口在下，掌心向后，指尖斜向外，两臂斜伸。目视前方。（图5-127）

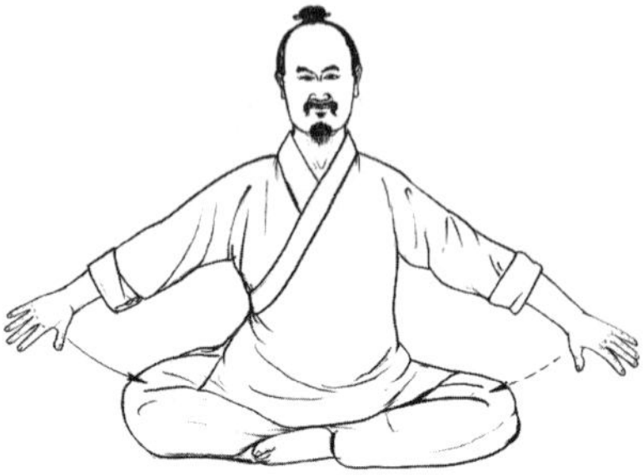

图5-127

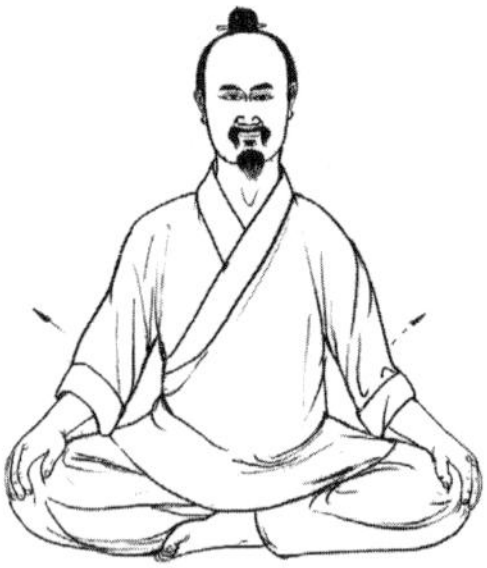

图5-128

12. 两掌向里下落，按住两膝，屈臂坠肘，正颈沉肩。（图5-128）

第十五式　白露八月节坐功

【练法分解】

1. 接上式。正身盘坐；两肘外撑，两掌摩膝内旋，稍向后收，使两手虎口向后。目视前方。（图5-129）

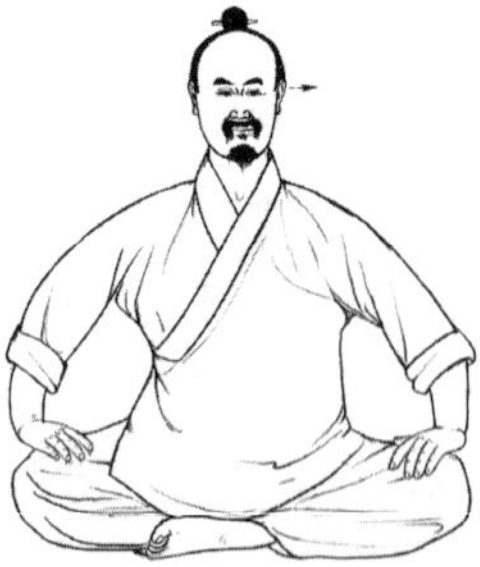

图5-129

2. 头部向左转动。目视左后方。（图5–130）

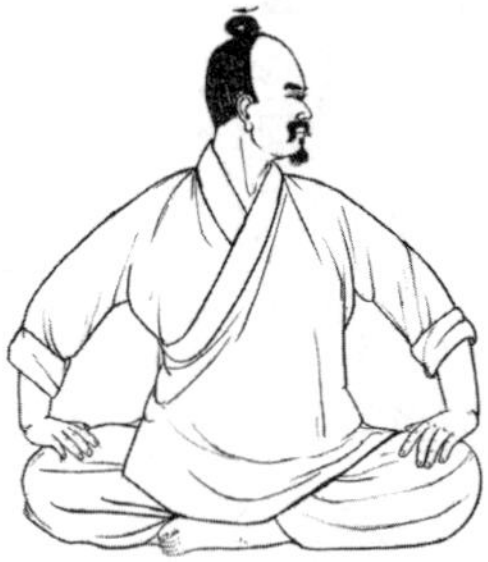

图5–130

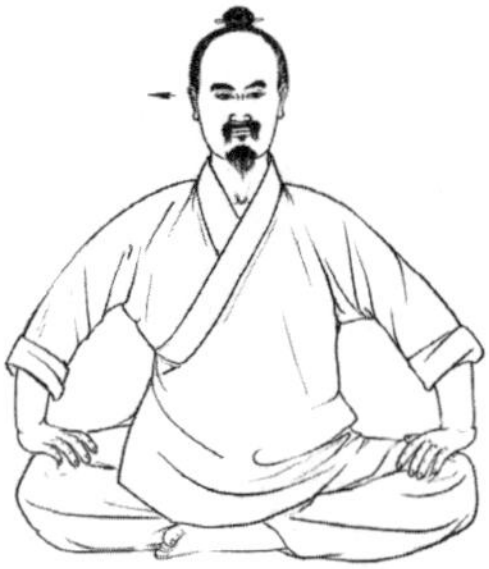

图5–131

3. 头向右转，面向正前。目视前方。（图5–131）

4. 头部向右转动。目视右后方。（图5–132）

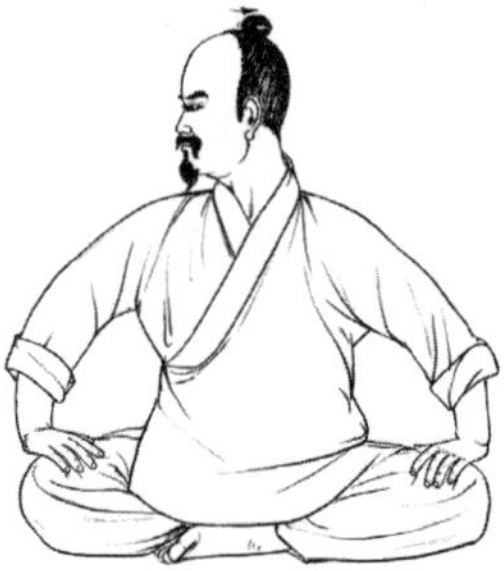

图5–132

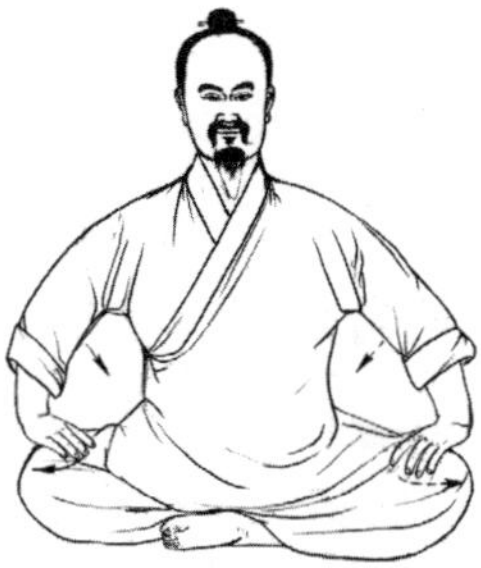

图5–133

5. 头部左转，面向正前方。目视前方。（图5–133）

6. 以上诸动，反复练习，次数自定。

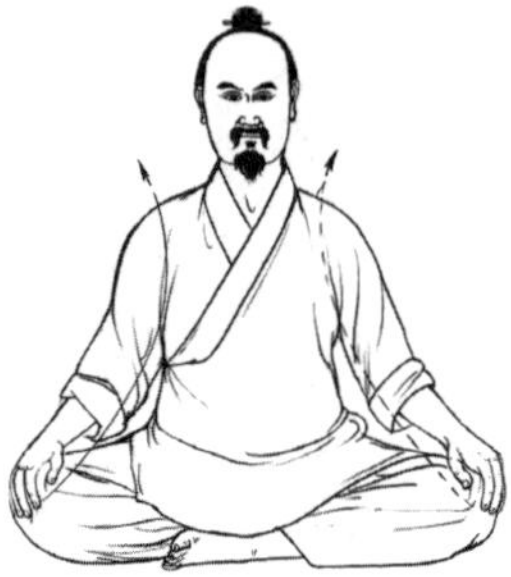

图5-134

7. 两掌摩膝外转，使虎口向前，按住两膝；两肘下坠，屈臂沉肩。（图5-134）

第十六式　秋分八月中坐功

【练法分解】

1. 接上式。正身盘坐；两掌向前上直臂伸去（两臂平行），掌心相对，指尖向前，高与肩平。目视前方。（图5-135）

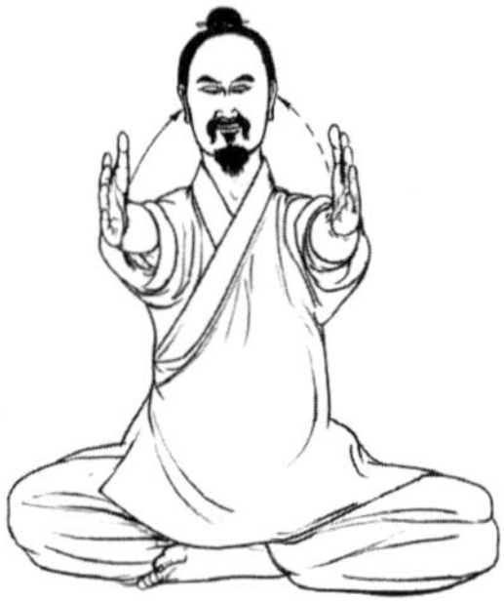

图5-135

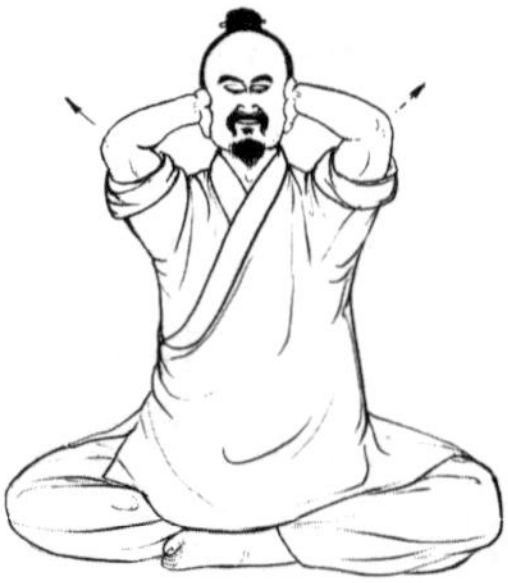

图5-136

2. 两臂屈肘，使肘尖向前，两掌心掩住耳孔，十指向后抱住后脑。（图5-136）

3. 两肘外展，使肘尖向外，约与耳平；两掌紧捂两耳，不要松开。（图5–137）

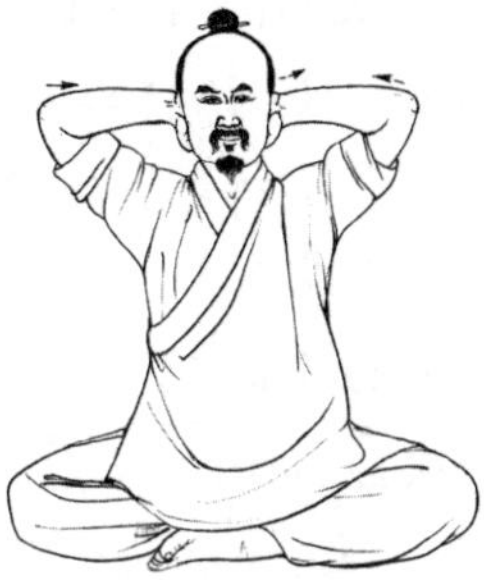

图5–137

4. 头部左转，两肘随之转动；两手捂耳不变。目视左方。（图5–138）

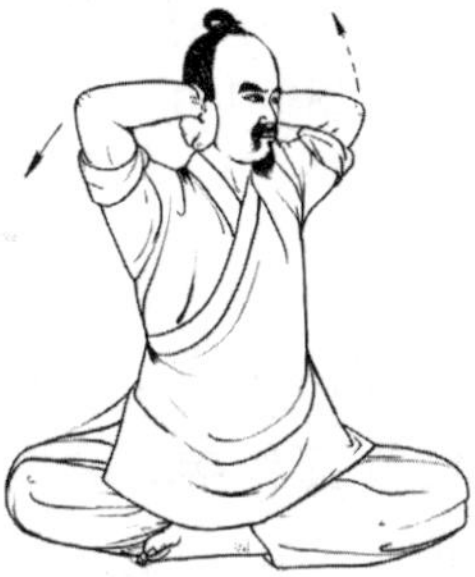

图5–138

5. 左肘向左上提，肘尖过顶；右肘向右下落，肘尖低于右肩，带动身体向右弯曲。目视左上方。（图5–139）

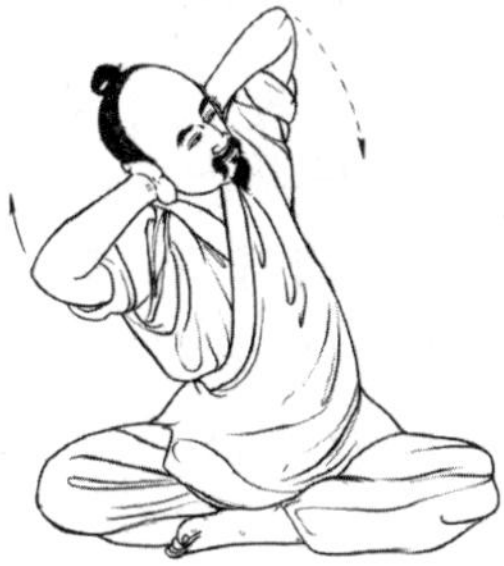

图5–139

6. 右肘上提，左肘下落，两肘尖相平，使上身立起。目视左方。（图5–140）

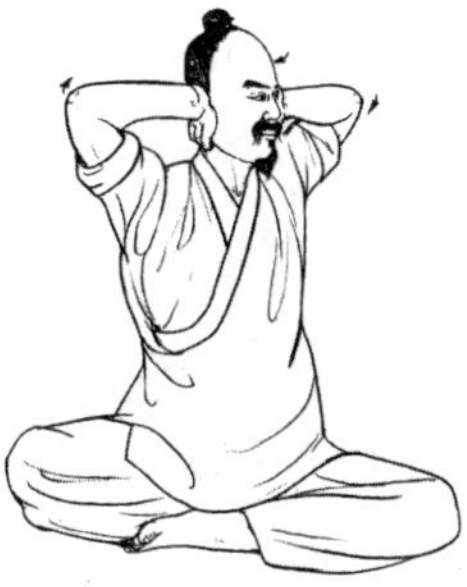

图5–140

7. 头面向右转正。目视前方。（图5–141）

8. 反向练习，方法参上。（图略）

9. 以上诸动，反复练习，次数自定。

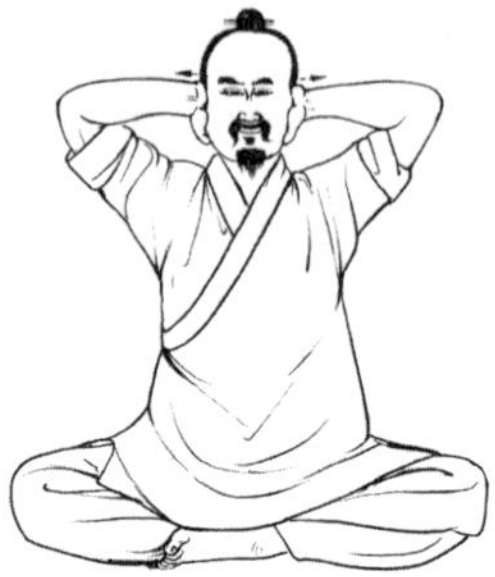

图5–141

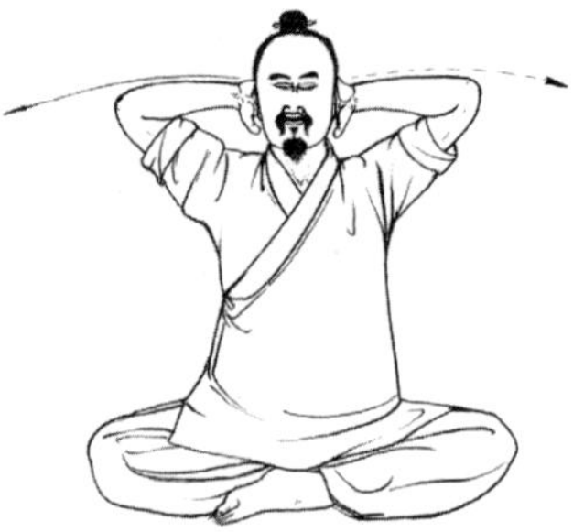

图5–142

10. 两掌拔耳，一捂一松，使耳部作响，二三十次即可。（图5–142）

11. 两掌向两侧直臂伸开，高与肩平，掌心向下，指尖向外，高稍过肩。（图5–143）

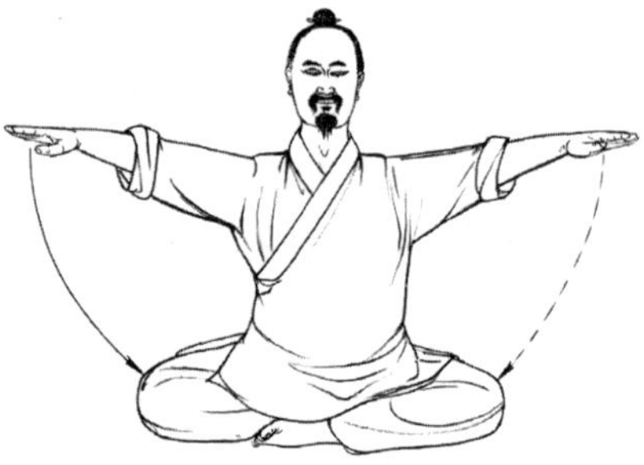

图5–143

12. 两掌下落，按住两膝。（图5–144）

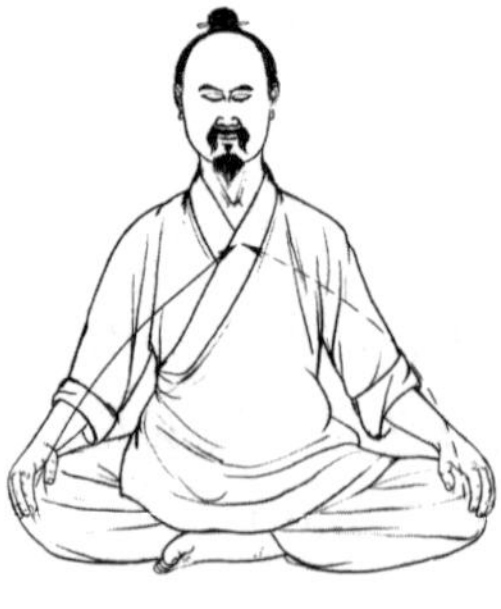

图5–144

第十七式　寒露九月节坐功

【练法分解】

1. 接上式。正身盘坐；两掌上提，于胸前合掌，掌心含空，指尖向上。目视前下方。（图5–145）

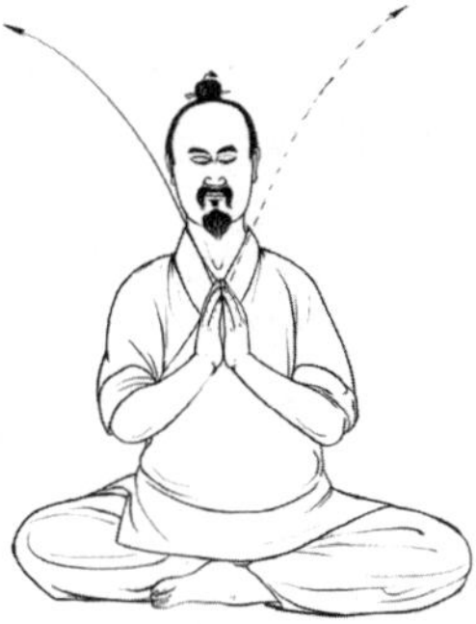

图5–145

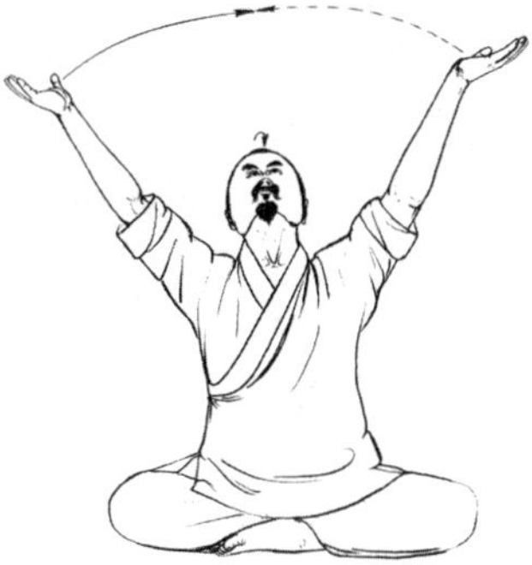

图5–146

2. 两掌分开，向两侧直臂托起（两臂斜伸），掌心向上，指尖斜向外；同时，下颌上提，面部上仰。目光上视。（图5–146）

3. 两掌里合，在头顶正上方合掌（两臂稍屈），指尖向上；同时，下颌内收，头部稍低。目视前下方。（图5–147）

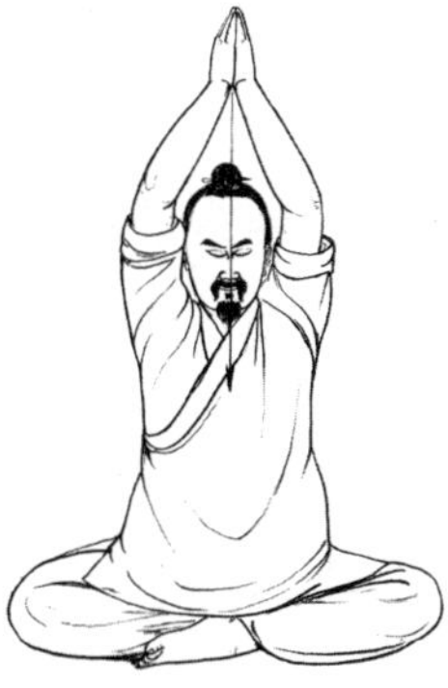

图5–147

4. 屈肘收臂，两掌下落（合掌不变），置于胸前。（图5-148）

5. 以上诸动，反复练习，次数自定。

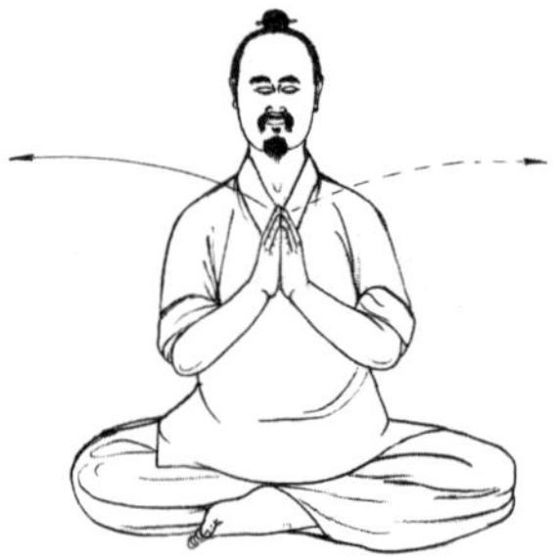

图5-148

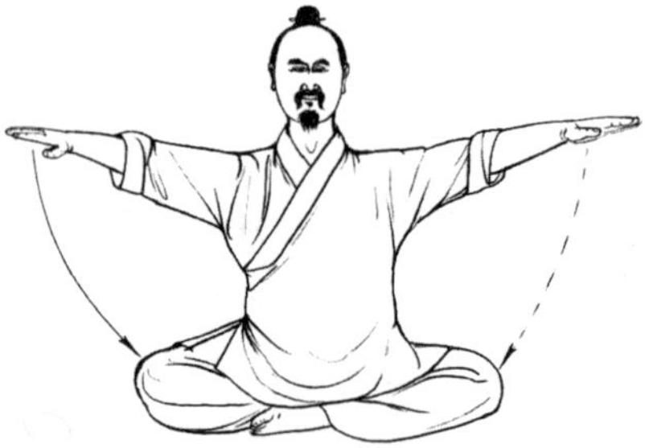

图5-149

6. 两掌自胸前斜向两侧伸臂分展，掌心向下，指尖斜向外，稍高过肩。目视前方。（图5-149）

7. 两掌下落，按住两膝。（图5-150）

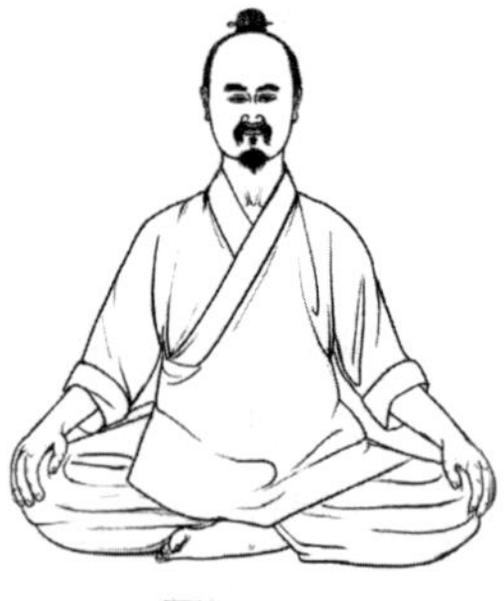

图5-150

第十八式　霜降九月中坐功

【练法分解】

1. 正身平坐，两腿向前伸直，脚尖向上；两掌按住两膝。目视前下方。（图5–151）

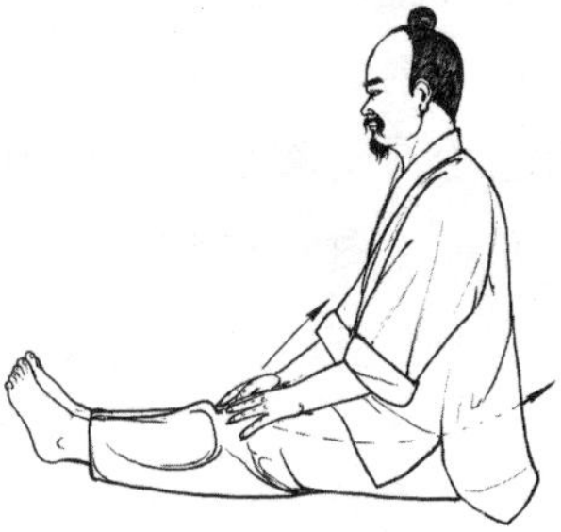

图5–151

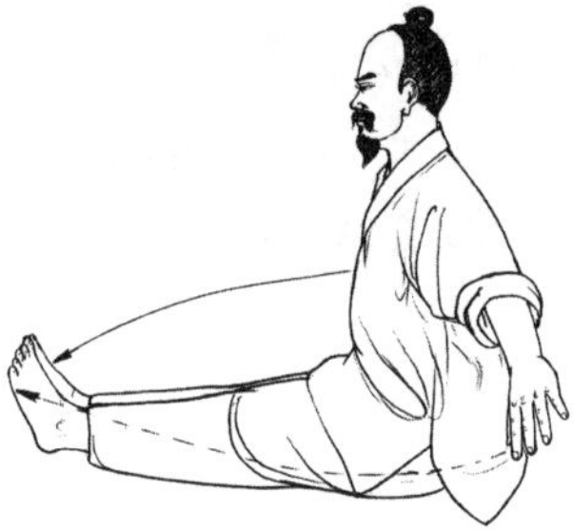

图5–152

2. 两掌向两侧直臂伸开，掌心向后，虎口向下，指尖斜向外，约与腰平。目视前方。（图5–152）

3. 上体前俯；两掌向前抱持两脚掌，拇指在后，余指在前，虎口在上。目光下视。（图5–153）

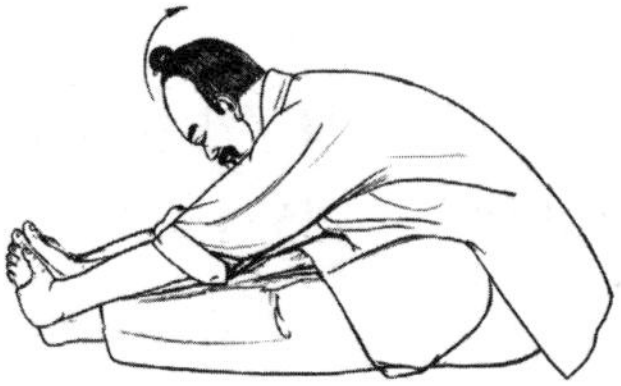

图5–153

4. 以两手拇指、食指捏持两足大趾和二趾，向后扳拉，足尖内勾；同时，下颌向前上抬，腰部挺起。目视前上方。（图5–154）

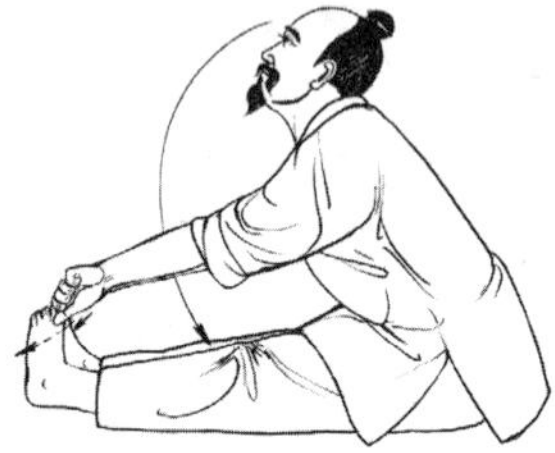

图5–154

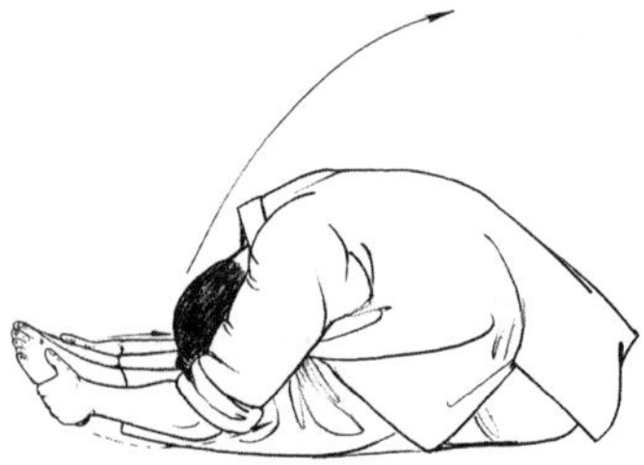

图5–155

5. 上体前俯，面部向两膝压拢；同时，两手恢复握持两足姿势。（图5–155）

6. 以上诸动，反复练习，次数自定。

7. 还原正身平坐；两掌按住两膝。（图5–156）

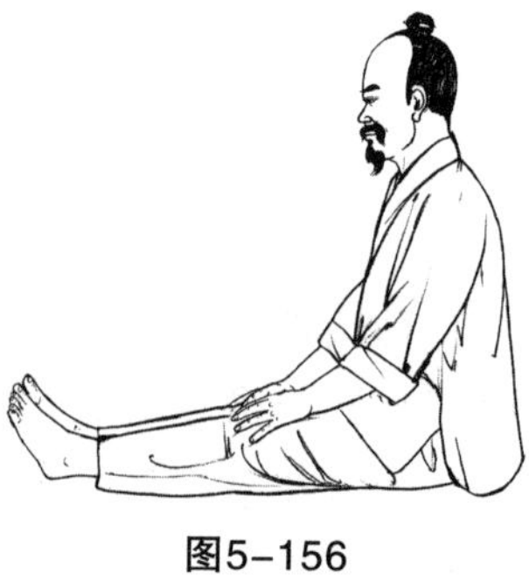

图5–156

第十九式　立冬十月节坐功

【练法分解】

1. 正身盘坐；两掌按住两膝。目视前方。（图5–157）

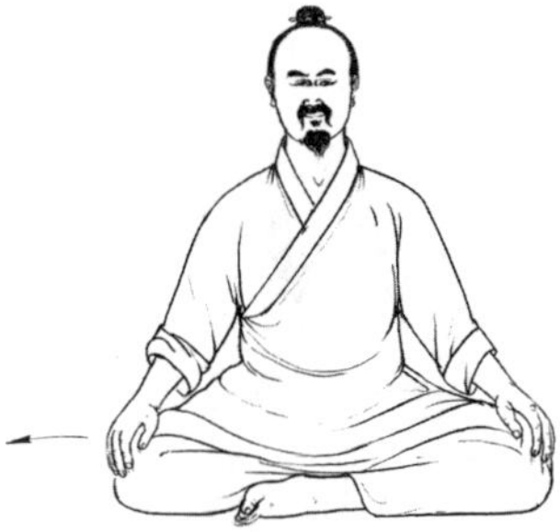

图5–157

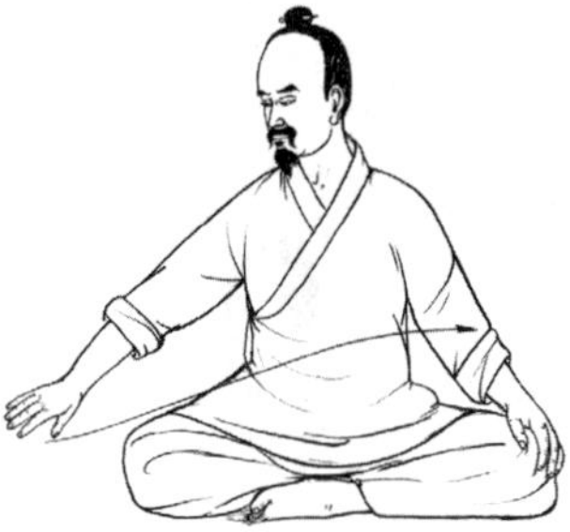

图5–158

2. 左掌不变；右掌向右直臂伸去，稍高过膝，虎口斜向前，掌心斜向下，指尖斜向外。目视右掌。（图5–158）

3. 右掌经体前向左划弧，用掌心按住左肘。目视右掌。（图5–159）

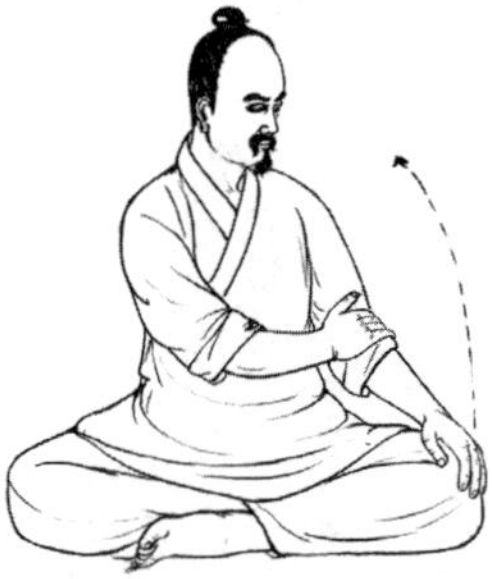

图5–159

4. 左掌向前上方直臂伸去，高与肩平，指尖向前，掌心向下。目视左掌。（图5-160）

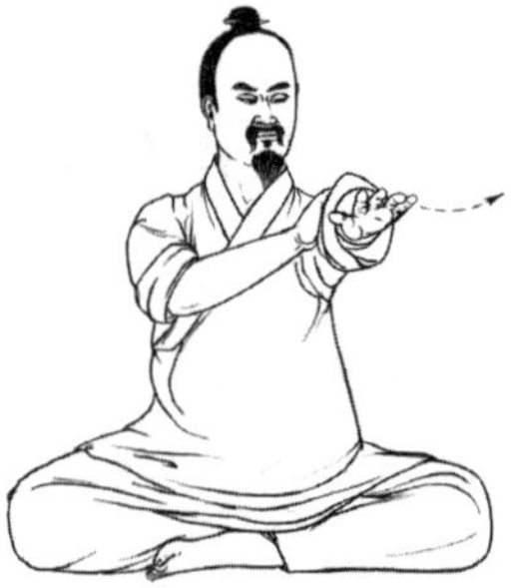

图5-160

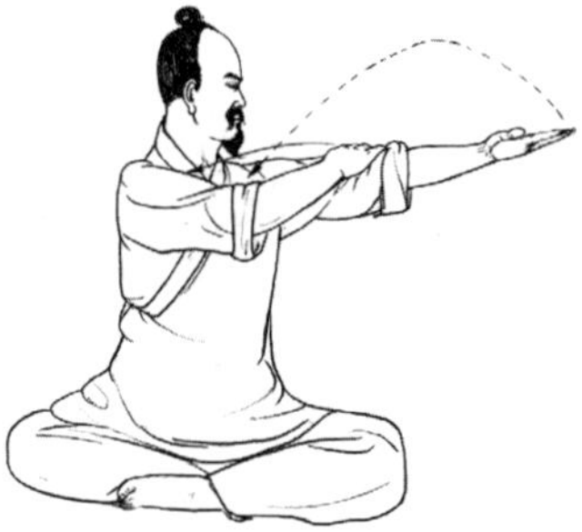

图5-161

5. 左掌外旋，直臂向左划弧，掌心向上，指尖向左；头部随动。目视左掌。（图5-161）

6. 左掌向上、向下、向右划弧，与右掌一起内收，立于两肩前，掌心相对，指尖向上。目光左视。（图5-162）

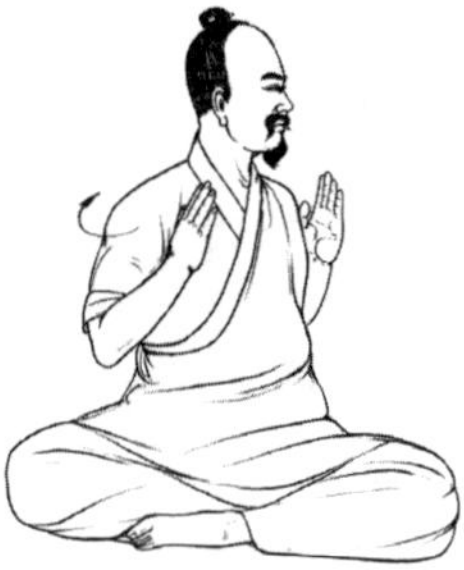

图5-162

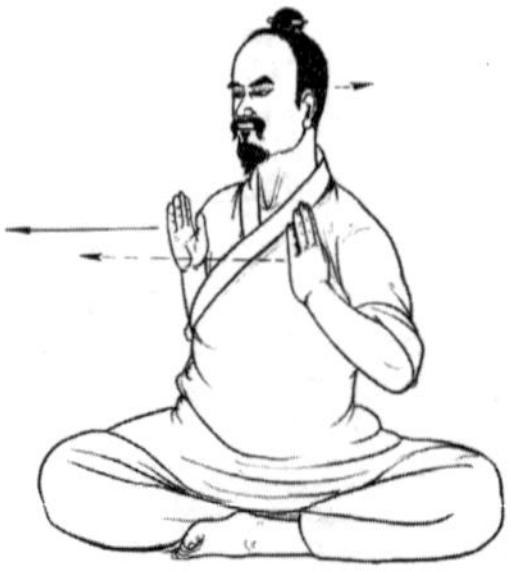

图5-163

7. 上体右转，至最大限度；两掌不变。目视右方。（图5-163）

8．两掌向右前方伸臂前推（两臂平行，右掌在前，左掌在后），两掌心向前，指尖向上，掌根平肩；同时，头向左转。目视左方。（图5–164）

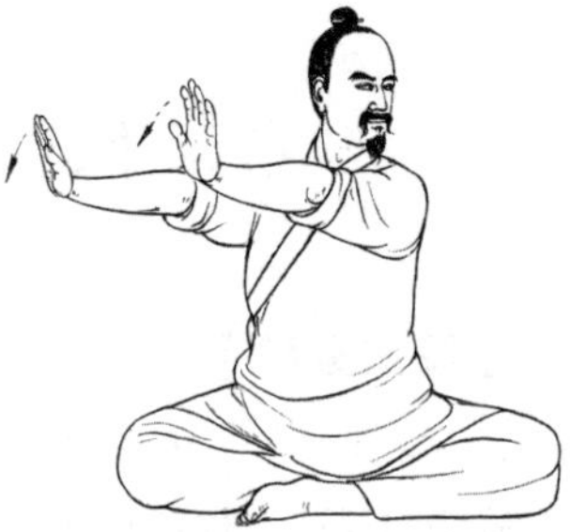

图5–164

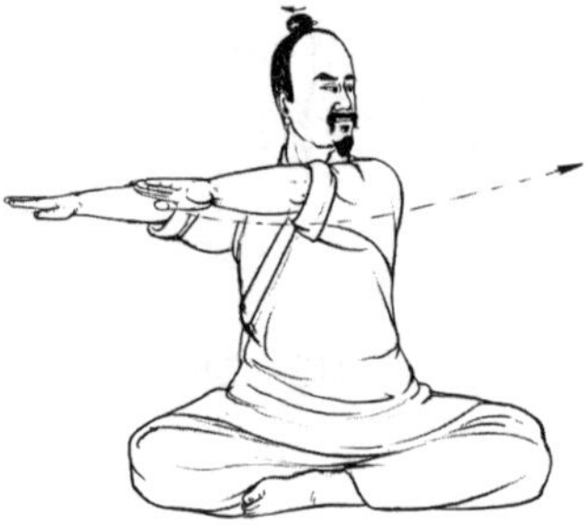

图5–165

9. 两掌下沉前伸，指尖向前，手腕平直，掌心向下，两臂平肩。（图5–165）

10. 左掌向左前方直臂摆去（两臂皆斜伸，稍高过肩，两掌心向下，指尖斜向外）；同时，头部转正。目视前方。（图5–166）

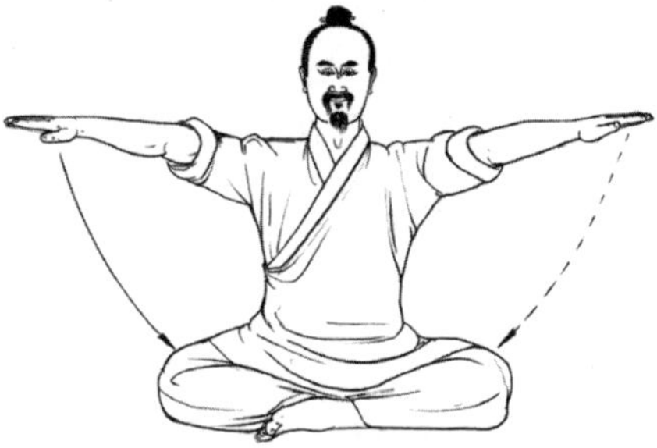

图5–166

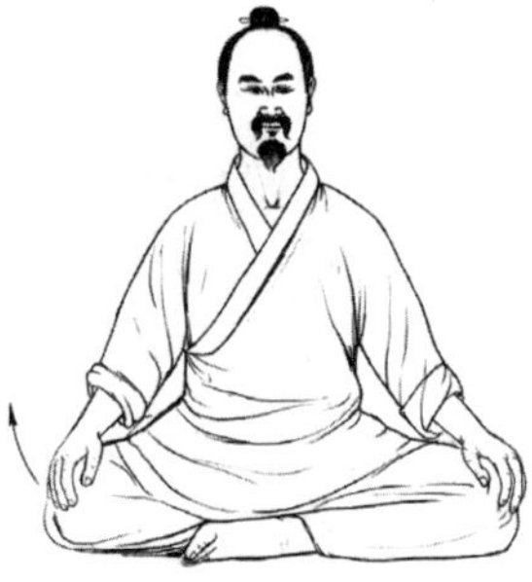

图5–167

11. 两掌下落，按住两膝。（图5–167）

12. 反向练习，方法参上。（图略）

13. 以上诸动，反复练习，次数自定。

第二十式　小雪十月中坐功

【练法分解】

1. 接上式。正身盘坐；左掌不变；右掌向右侧直臂伸去，稍高过膝，掌心斜向下，虎口斜向前，指尖斜向外。目视右掌。（图5–168）

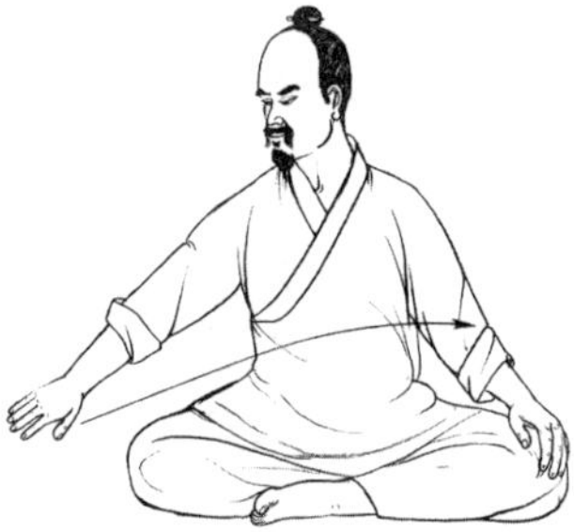

图5–168

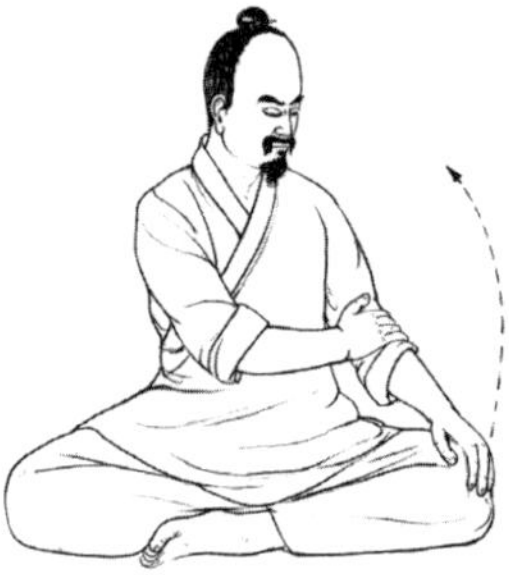

图5–169

2. 右掌经体前向左划弧，用掌心按住左肘。目视右掌。（图5–169）

3. 左掌向前上方直臂伸去，高与肩平，指尖向前，掌心向下。目视左掌。（图5–170）

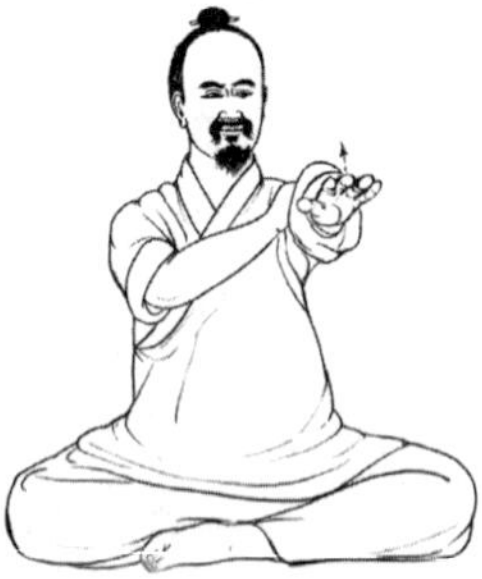

图5–170

4. 左掌捏成剑指，手腕挺起，食指、中指向上立起（指尖约与眼平），手心向前。目视剑指。（图5-171）

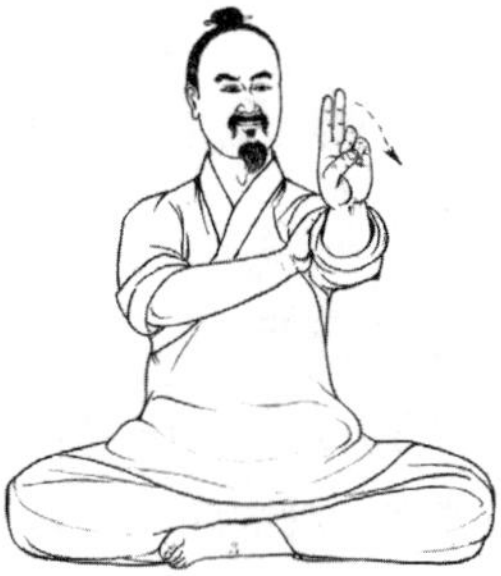

图5-171

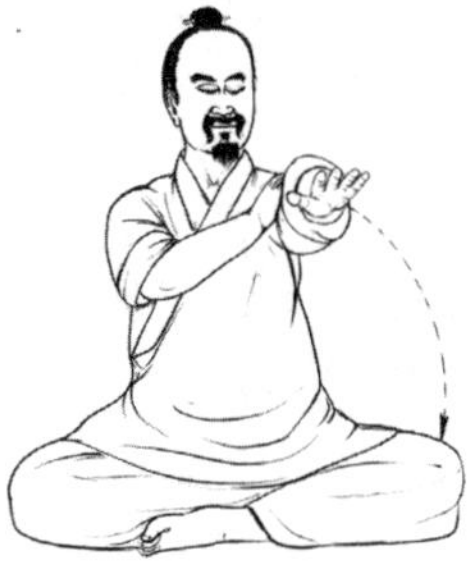

图5-172

5. 左手剑指变掌，下沉前伸，手腕平直，掌心向下，指尖向前。目视左掌。（图5-172）

6. 左掌向左下落，按住左膝，舒指松腕，沉肩坠肘。目视左掌。（图5-173）

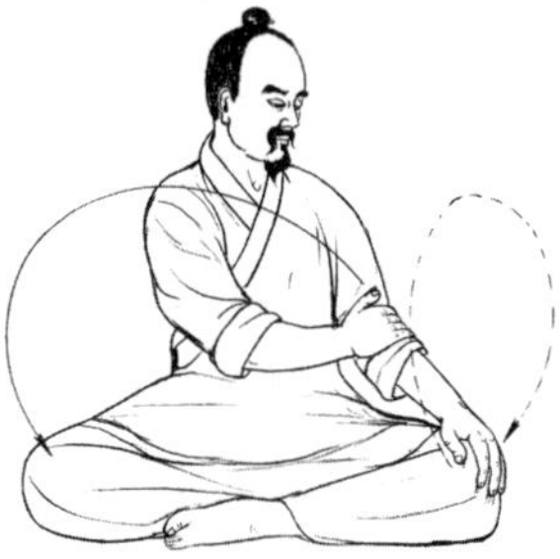

图5-173

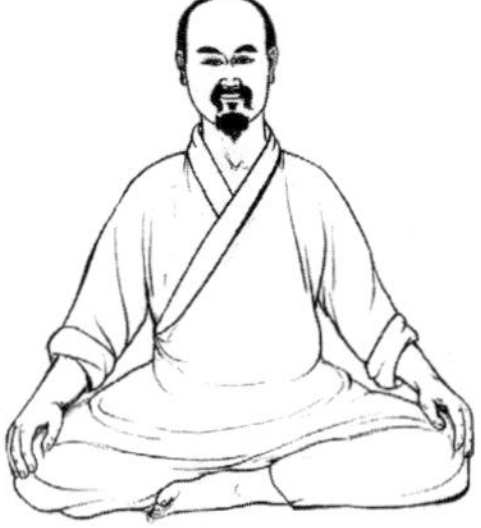

图5-174

7. 右掌松开左肘，向上、向右、向下划弧，按住右膝；同时，左掌离开左膝，逆时针划弧一周，仍按回左膝。目视前方。（图5-174）

8. 反向练习，方法参上。（图略）

9. 以上诸动，反复练习，次数自定。

第二十一式　大雪十一月节行功

【练法分解】

1. 两脚并步，正身站立；两掌垂放体侧。目视前下方。（图5-175）

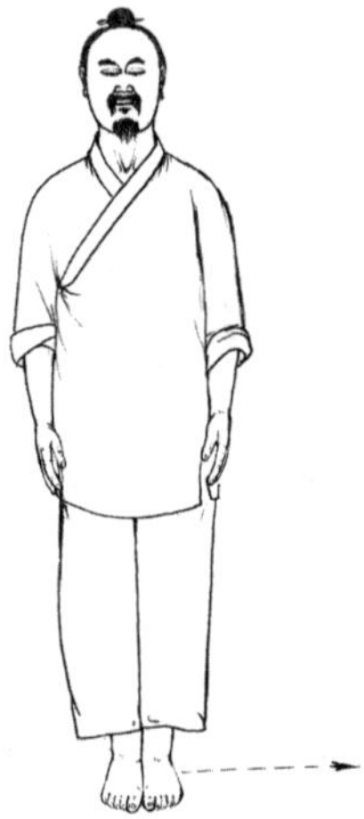

图5-175

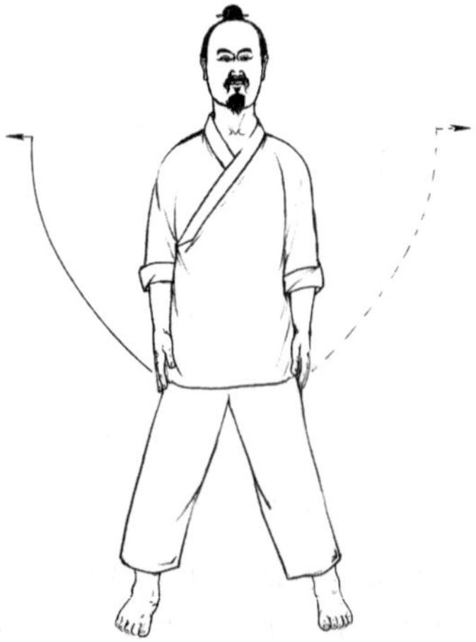

图5-176

2. 左脚向左横开一步，两脚间距超于两肩，两脚平行。（图5-176）

3. 两掌提起，向两侧直臂伸开，一字平肩，掌心向下，指尖向外。（图5-177）

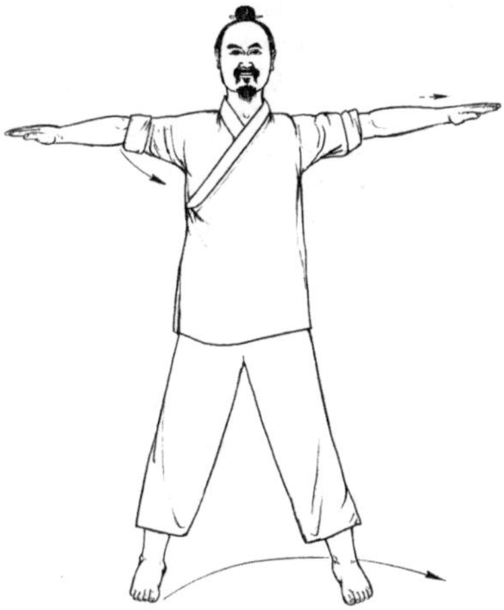

图5-177

4. 右脚从左腿后侧向左插步，头部左转；同时，右掌勾腕，屈肘内收，手心向下，指尖向右，仍与肩平；左掌顺势伸插，手形不变。目视左掌。（图5-178）

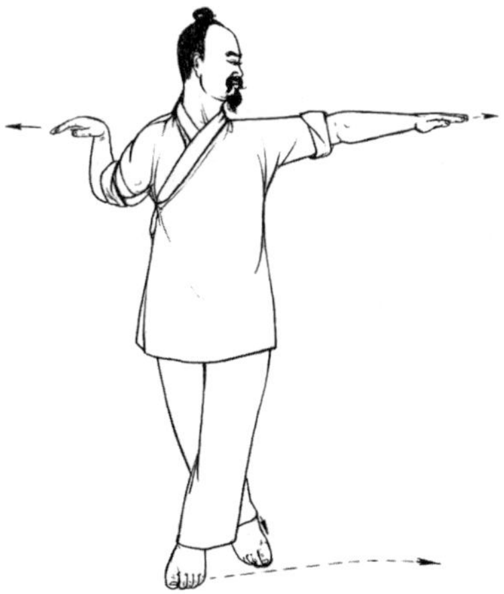

图5-178

5. 左脚向左开步，两脚间距宽于两肩；同时，右掌向右直臂伸开（两臂一字平肩），掌心向下，指尖向外；头部转正。目视前方。（图5-179）

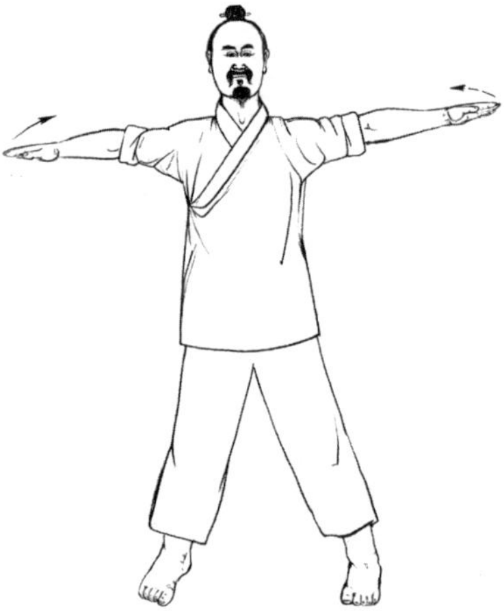

图5-179

6. 两掌挺腕立起，使指尖向上，掌心向外，掌根用力外撑，高与肩平。（图5-180）

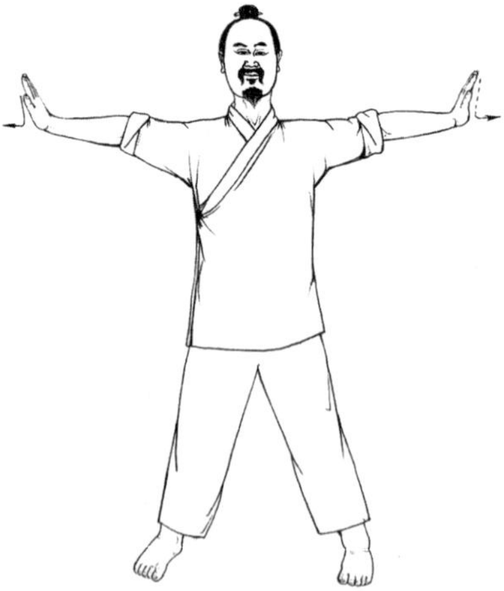

图5-180

7. 两掌十指下沉外伸，还原成一字平肩势。（图5-181）

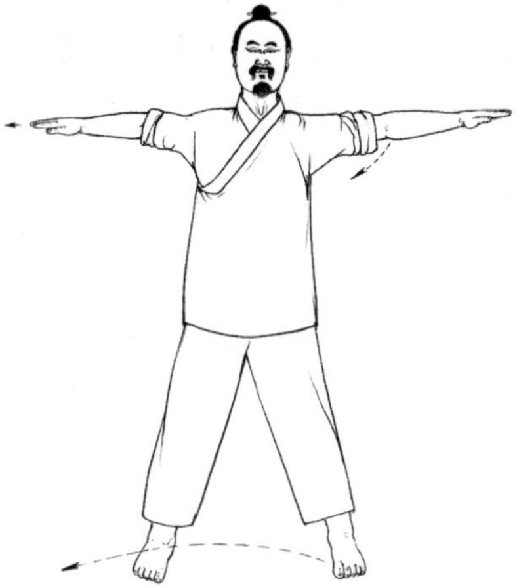

图5-181

8. 左脚从右腿前侧向右盖步，头部右转；同时，左掌勾腕，屈肘内收，掌心向下，指尖向左，仍与肩平；右掌顺势伸插，手形不变。目视右掌。（图5-182）

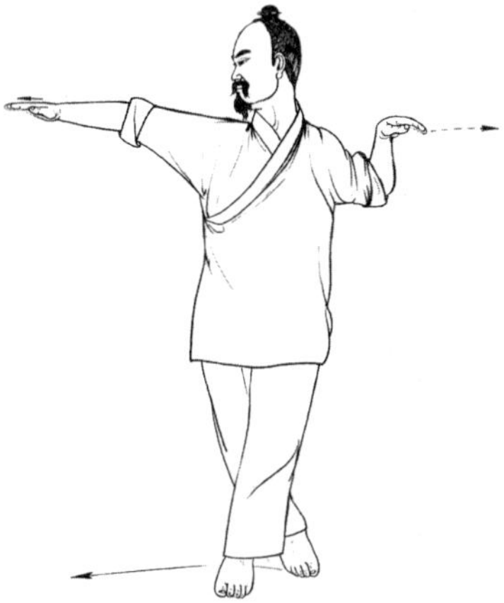

图5-182

9. 右脚向右开步，两脚间距宽于两肩；同时，左掌直臂向左伸开（两臂一字平肩），掌心向下，指尖向外；头部转正。目视前方。（图5–183）

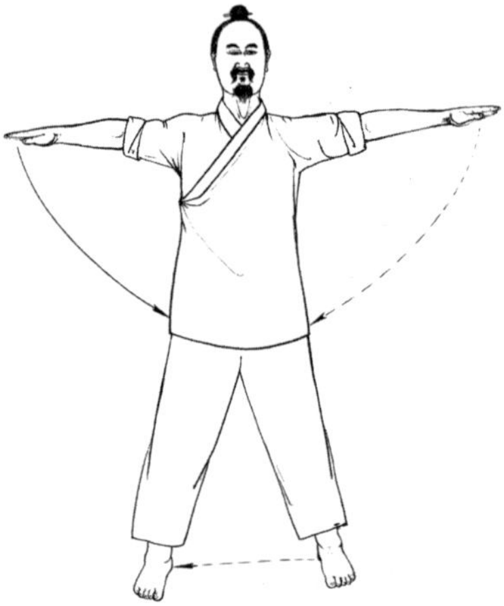

图5–183

10. 左脚右收，两脚并步，正身直立；同时，两掌下落，垂于体侧。（图5–184）

11. 反向练习，方法参上。（图略）

12. 以上诸动，反复练习，次数自定。

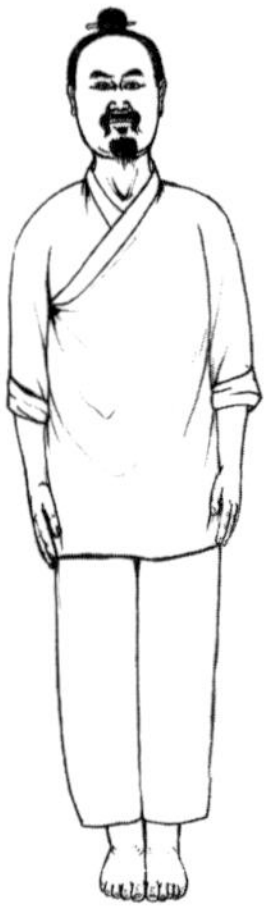

图5–184

第二十二式　冬至十一月中坐功

【练法分解】

1. 正身平坐，两腿前伸，脚腕后勾，脚尖向上；两掌按住两膝。目视前下方。（图5–185）

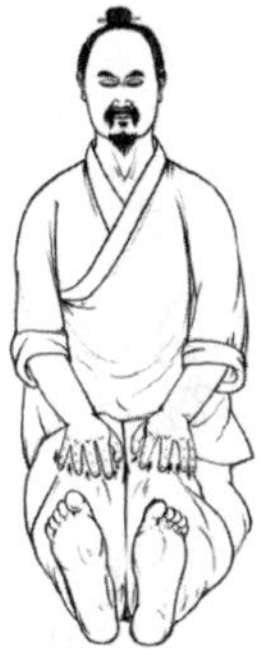

图5–185

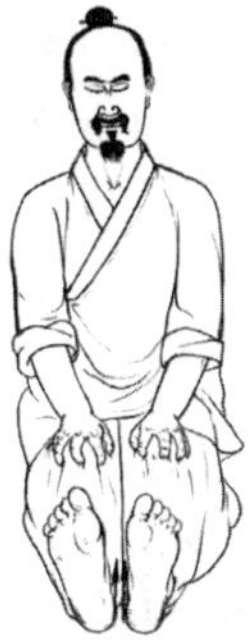

图5–186

2. 两掌屈指成爪，抓扣两膝盖。（图5–186）

3. 两爪扣住膝盖向后提拉；同时，脚后跟贴地后滑，两腿屈膝，约与胸高。（图5–187）

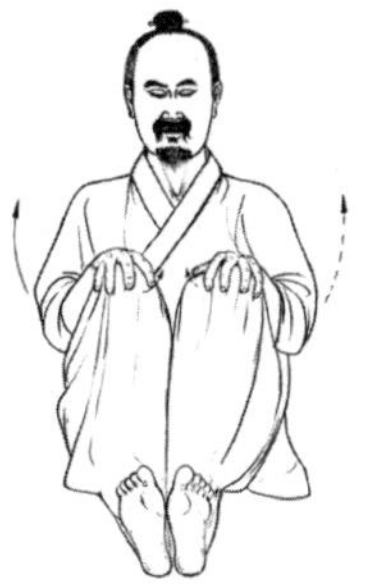

图5–187

4. 两爪变掌，转按两膝，掌心向下，指尖相对。（图5–188）

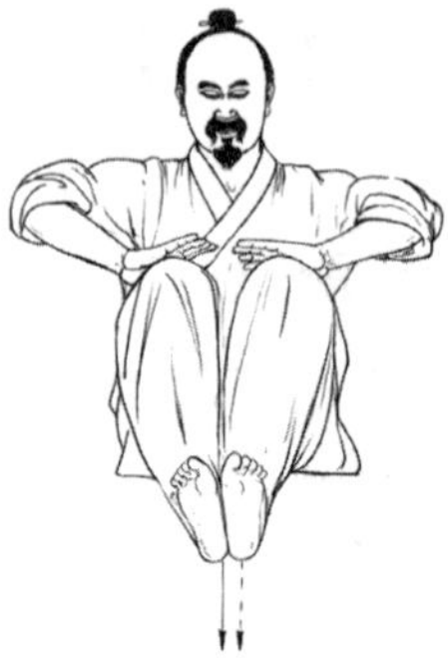

图5–188

5. 两掌向前下推按；同时，膝部顺势下沉，脚后跟贴地前滑，两腿向前伸直。（图5–189）

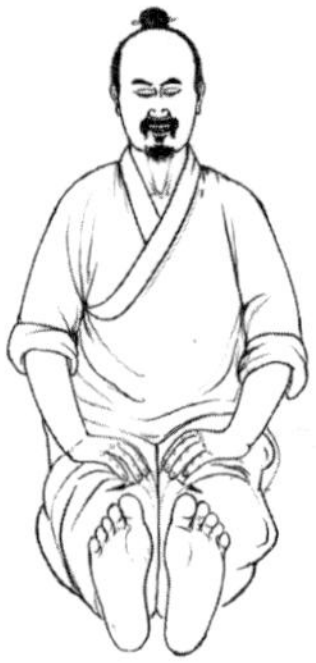

图5–189

6. 两掌摩膝外旋，使指尖向前。（图5–190）

7. 以上诸动，反复练习，次数自定。

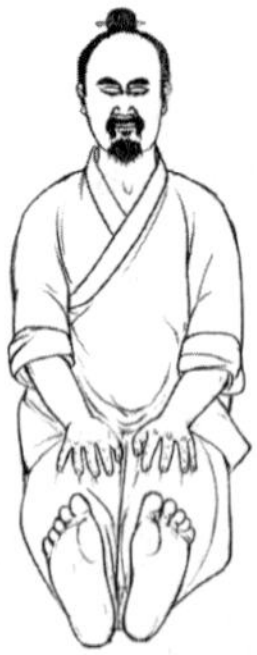

图5–190

第二十三式　小寒十二月节坐功

【练法分解】

1. 正身盘坐；两掌按住两膝。目视前方。（图5-191）

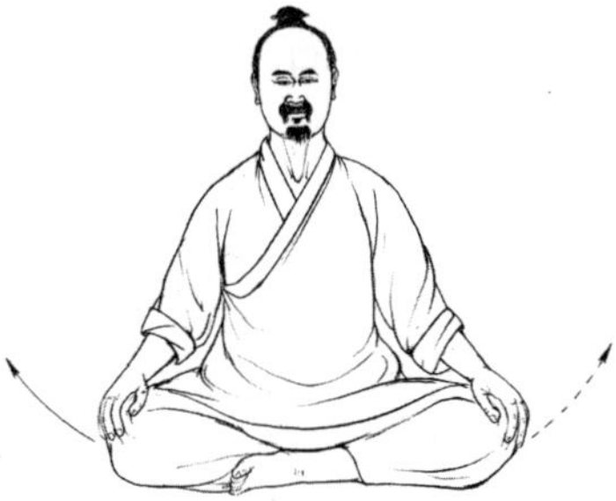

图5-191

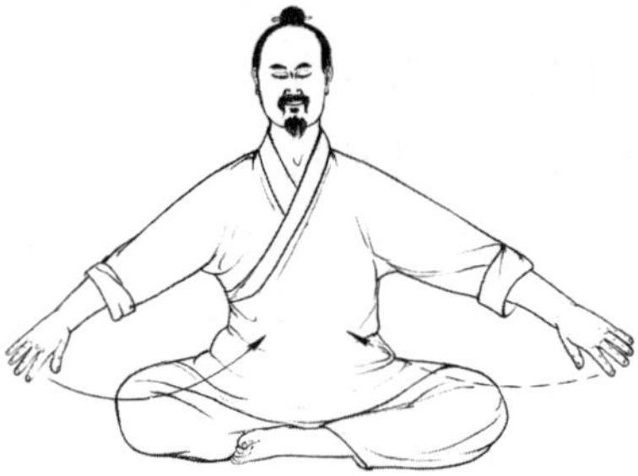

图5-192

2. 两掌斜向两侧直臂撑开，稍高过膝，掌心斜向下，指尖斜向前。目视前下方。（图5-192）

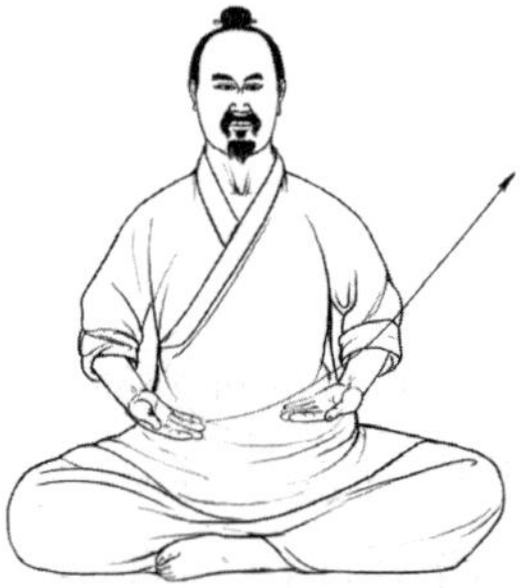

图5-193

3. 两掌向里翻转划弧，收于小腹两侧，掌心向上，指尖相对。目视前方。（图5-193）

4. 上身左转；右掌向左上方穿掌，掌心向上，指尖斜向左，约与口平。目视右掌。（图5-194）

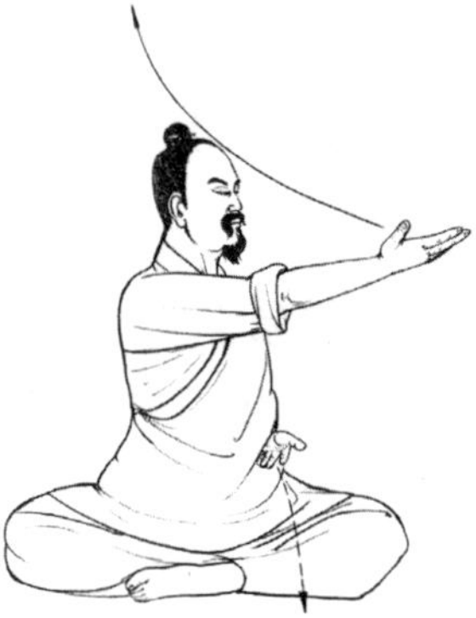

图5-194

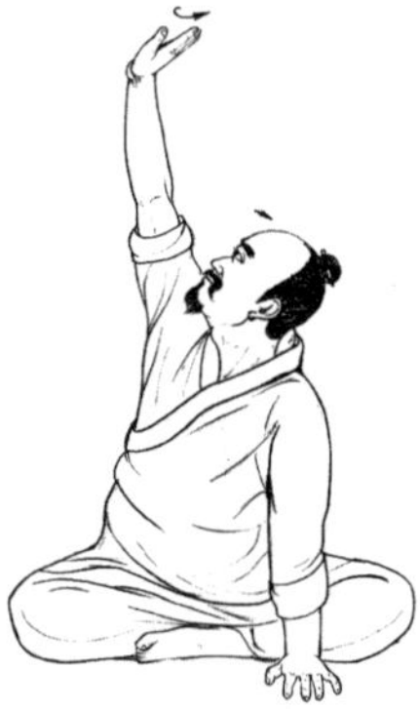

图5-195

5. 右掌翻旋，向右肩上方划弧托起，右臂伸直，掌心向上，指尖向左；同时，左掌向前下伸，于左小腿前侧按地，指尖向前。目视右掌。（图5-195）

6. 右掌向前旋转，使手腕立起，掌心向左，指尖向上。目随右掌。（图5-196）

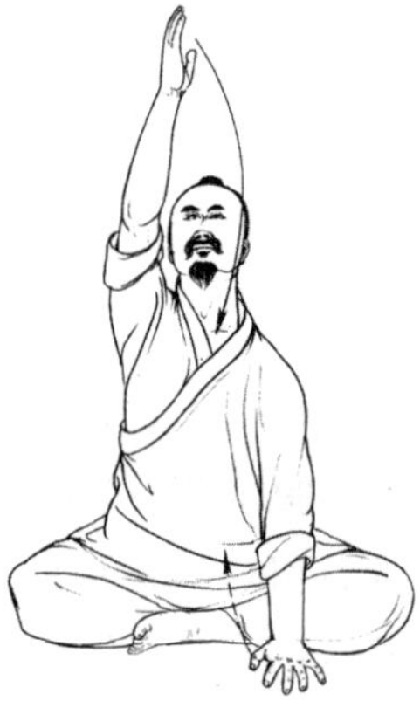

图5-196

7. 右掌经面前下收；同时，左掌离地上收。（图5-197）

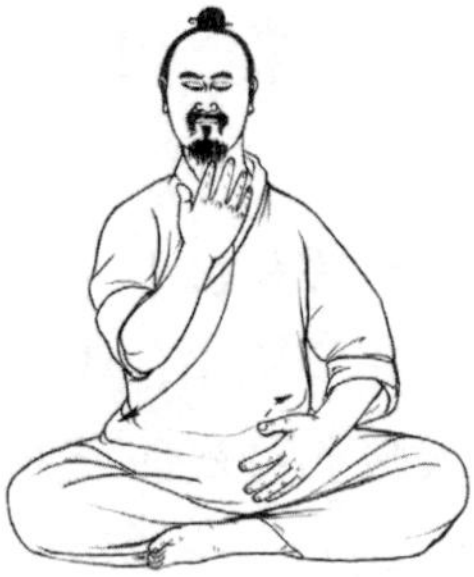

图5-197

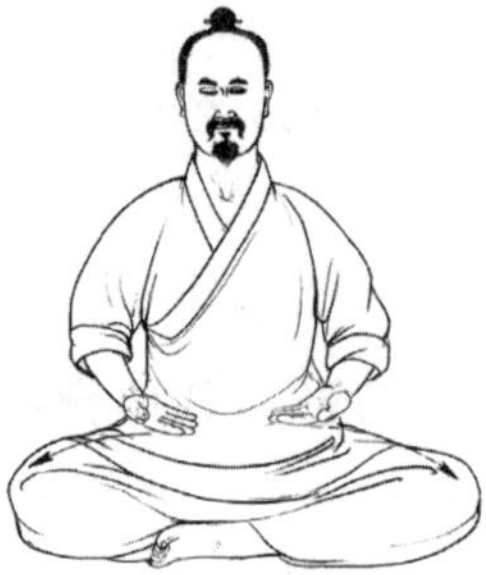

图5-198

8. 两掌一起收至小腹两侧，掌心向上，指尖相对。目视前下方。（图5-198）

9. 反向练习，方法参上。（图略）

10. 以上诸动，反复练习，次数自定。

11. 两掌向前外伸，按住两膝。（图5-199）

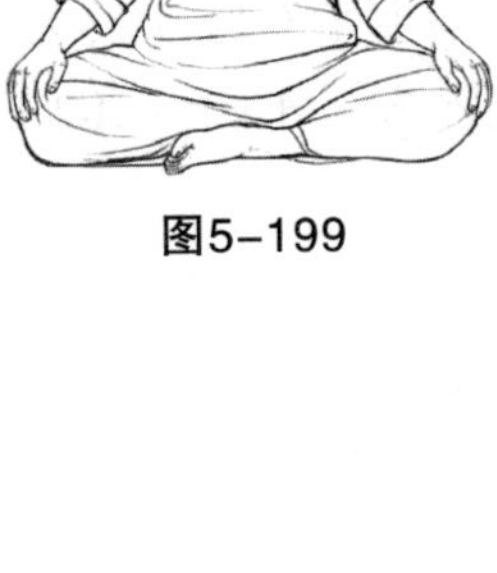

图5-199

第二十四式　大寒十二月中坐功

【练法分解】

1. 正身跪坐；两掌按住两大腿。目视前下方。（图5-200）

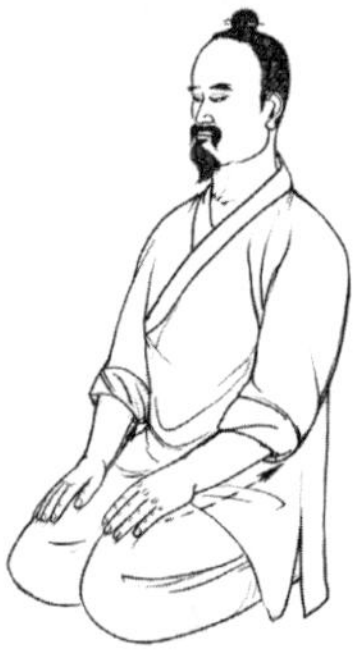

图5-200

2. 臀部离开两脚跟，大腿立起；同时，两掌离开两腿，垂于体侧。（图5-201）

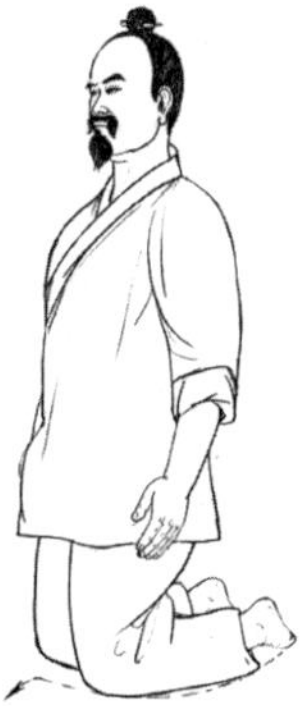

图5-201

3. 左腿提膝，左脚前移，踏地于右膝左前侧。目视前方。（图5-202）

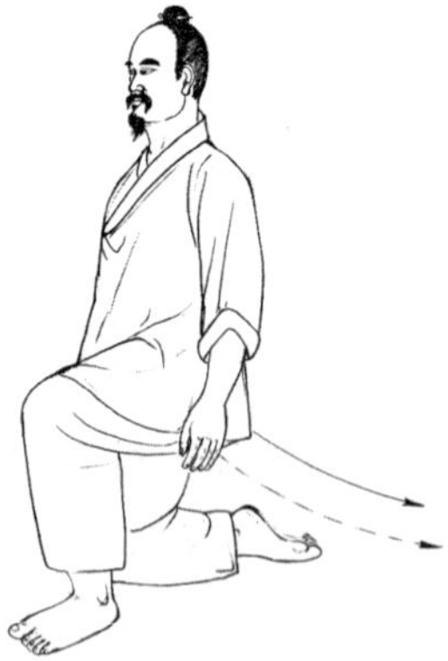

图5-202

4. 重心后移，使臀部坐于右脚跟上；同时，上身后仰，两掌顺势按地，撑于身体两侧，指尖向前。目视前上方。（图5–203）

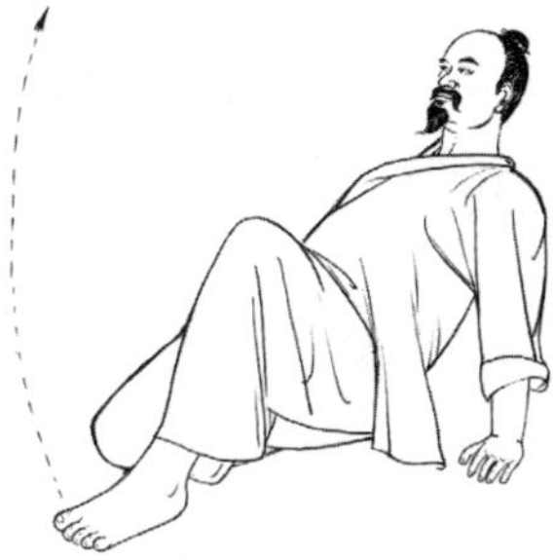

图5–203

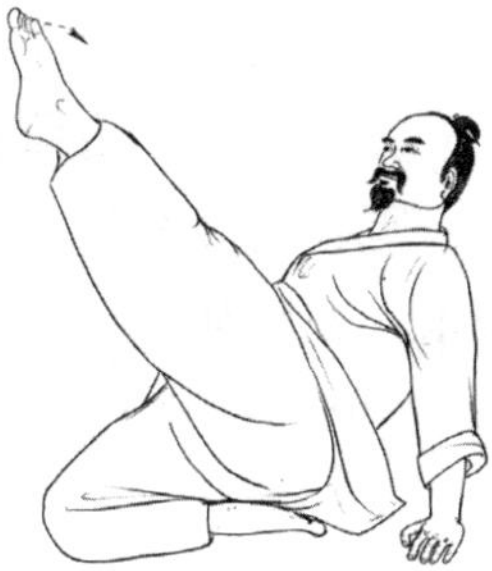

图5–204

5. 左脚向前上方弹伸而出，脚尖斜向上，脚腕绷直，左腿伸直。目视左脚。（图5–204）

6. 左脚腕用力后勾，使脚尖斜向后，脚跟上撑。（图5–205）

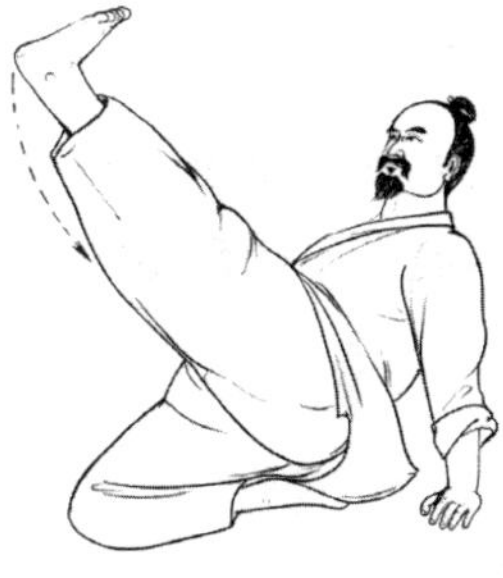

图5–205

7. 左腿屈膝，左脚收至裆前。（图5-206）

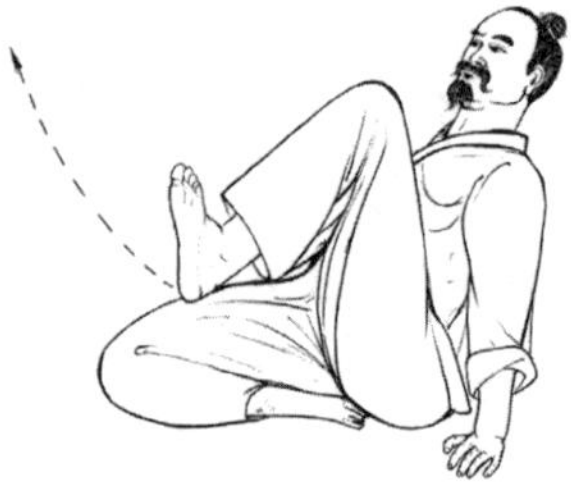

图5-206

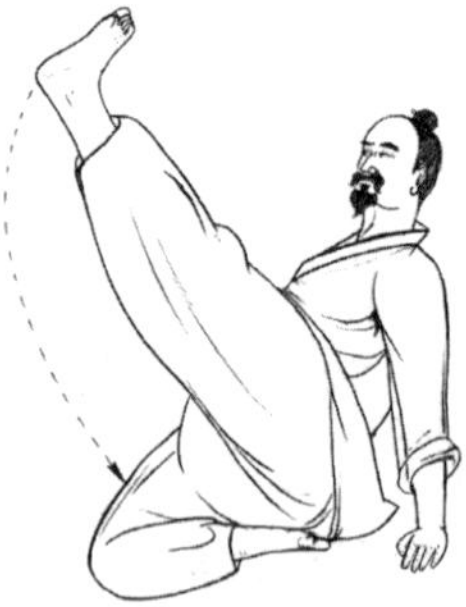

图5-207

8. 左脚向前上方蹬伸而出，脚腕向后紧勾，力达脚跟，左腿伸直。目视左脚。（图5-207）

9. 左腿屈膝，左脚收至裆前。（图5-208）

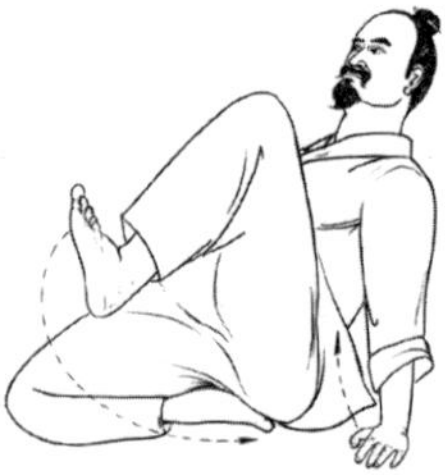

图5-208

10. 左脚后收，两小腿跪地，大腿立起；重心前移，上身立起，两掌离地。（图5-209）

11. 反向练习，方法参上。（图略）

12. 以上诸动，反复练习，次数自定。

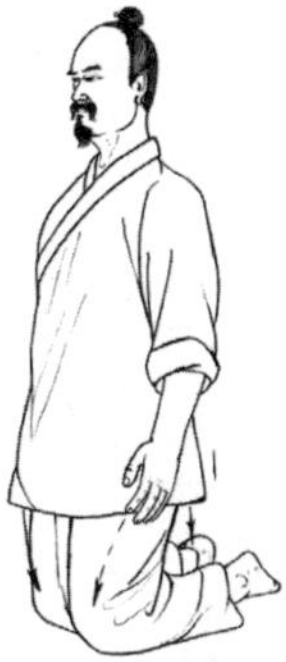

图5-209

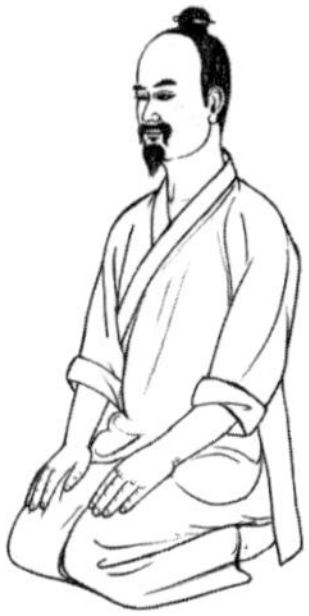

图5-210

13. 臀部下坐于两脚跟上；两掌按于两大腿上。本功收势。（图5-210）